肺曲霉病
临床诊治评析

主 编
邱 晨 陆普选 吴诗品

副主编
傅应云 苏冬娜 宋卫东 成官迅

U0253227

人民卫生出版社

图书在版编目（CIP）数据

肺曲霉病临床诊治评析/邱晨,陆普选,吴诗品主编.—北京：
人民卫生出版社,2017

ISBN 978- 7- 117- 24776- 4

Ⅰ.①肺⋯　Ⅱ.①邱⋯②陆⋯③吴⋯　Ⅲ.①肺疾病-诊疗
Ⅳ.①R563

中国版本图书馆 CIP 数据核字（2017）第 169922 号

人卫智网	**www.ipmph.com**	医学教育、学术、考试、健康，购书智慧智能综合服务平台
人卫官网	**www.pmph.com**	人卫官方资讯发布平台

肺曲霉病临床诊治评析

主　　编：邱　晨　陆普选　吴诗品
出版发行：人民卫生出版社 （中继线 010- 59780011）
地　　址：北京市朝阳区潘家园南里 19 号
邮　　编：100021
E - mail：pmph @ pmph.com
购书热线：010- 59787592　010- 59787584　010- 65264830
印　　刷：北京画中画印刷有限公司
经　　销：新华书店
开　　本：787×1092　1/16　印张：19
字　　数：462 千字
版　　次：2017 年 8 月第 1 版　2017 年 8 月第 1 版第 1 次印刷
标准书号：ISBN 978- 7- 117- 24776- 4/R · 24777
定　　价：138.00 元

打击盗版举报电话：010- 59787491　E-mail：WQ @ pmph.com
（凡属印装质量问题请与本社市场营销中心联系退换）

编　者 （按姓氏笔画排序）

丁洁珠	北京大学深圳医院	陈丹丹	暨南大学第二临床医学院
马　威	深圳市龙岗区第三人民医院	陈延伟	深圳市第六人民医院
王　辉	深圳市第三人民医院	陈步东	首都医科大学附属北京胸科医院
王光锁	暨南大学第二临床医学院	陈怀生	暨南大学第二临床医学院
王凌伟	暨南大学第二临床医学院	陈洪涛	暨南大学第二临床医学院
尹　慧	北京大学深圳医院	陈培芬	深圳市第三人民医院
邓启文	深圳市第六人民医院	卓宋明	深圳市龙岗区中心医院
邓国防	深圳市第三人民医院	金红涛	暨南大学第二临床医学院
邓群益	深圳市第三人民医院	金常娥	暨南大学第二临床医学院
卢月梅	暨南大学第二临床医学院	周嘉璇	广州医科大学附属第一医院
史　菲	暨南大学第二临床医学院	郑　健	深圳市第三人民医院
成志强	暨南大学第二临床医学院	洪澄英	暨南大学第二临床医学院
成官迅	北京大学深圳医院	袁　静	深圳市第三人民医院
朱富强	暨南大学第二临床医学院	徐　平	北京大学深圳医院
刘雪燕	暨南大学第二临床医学院	高　伟	暨南大学第二临床医学院
孙雄飞	暨南大学第二临床医学院	郭晓静	暨南大学第二临床医学院
苏冬娜	暨南大学第二临床医学院	唐文辉	深圳市蛇口人民医院
李　娜	深圳市龙岗区中心医院	涂　力	北京大学深圳医院
李晓芬	江西省人民医院	黄　嵘	北京大学深圳医院
李晓鹤	深圳市第三人民医院	黄　霞	暨南大学第二临床医学院
李晶晶	湖北医药学院附属十堰市人民医院	黄文蒂	北京大学深圳医院
杨　健	暨南大学第二临床医学院	黄国鑫	暨南大学第二临床医学院
杨敏洁	暨南大学第二临床医学院	黄晓燕	广州医科大学附属第一医院
吴　迪	暨南大学第二临床医学院	龚静山	暨南大学第二临床医学院
吴诗品	暨南大学第二临床医学院	彭树松	暨南大学第二临床医学院
吴森泉	东莞市人民医院	韩　慧	北京大学深圳医院
吴福成	暨南大学第二临床医学院	韩雪梅	暨南大学第二临床医学院
邱　晨	暨南大学第二临床医学院	喻　晴	南方医科大学附属珠江医院
何玉麟	南昌大学第一附属医院	傅应云	暨南大学第二临床医学院
何正强	暨南大学第二临床医学院	曾　辉	深圳市第三人民医院
余治健	深圳市第六人民医院	曾庆思	广州医科大学附属第一医院
宋卫东	北京大学深圳医院	曾剑锋	深圳市第三人民医院
张　平	东莞市人民医院	谢汝明	首都医科大学附属北京地坛医院
张倩倩	河南省周口市中心医院	蔡雅舟	北京大学深圳医院
张路坤	深圳市第三人民医院	漆婉玲	南昌大学第一附属医院
陆普选	深圳市慢性病防治中心	鄞孟洁	暨南大学第二临床医学院

前　言

　　肺曲霉病是一种由曲霉感染引起的肺部疾病，主要由烟曲霉引起。根据 2011 年刘又宁教授牵头进行的我国大规模的多中心研究结果，在非血液恶性疾病患者的肺真菌病中，肺曲霉病占 37.9%，高居首位。近年来，由于广谱抗生素、细胞毒药物、免疫抑制剂和肾上腺皮质激素等的广泛应用及器官移植和艾滋病病人的不断增加，该病有逐年增加的趋势。曲霉属感染已成为免疫缺陷人群如持续粒细胞缺乏、HIV 感染、遗传性免疫缺陷病病人及同种异体造血干细胞移植和肺移植受者发病和致死的重要原因。

　　为帮助临床医师正确诊断和规范治疗肺曲霉病、制订合理的治疗方案，特组织活跃在临床一线的 60 多位中青年学者，包括在呼吸内科、感染内科、ICU、影像诊断科、病理科、微生物科等多专业工作的专家编撰此书。本书收集了经微生物学、病理学确诊为肺曲霉病的病例，特别精选了临床上容易漏诊、误诊及治疗决策困难的典型案例，以图文并茂的形式叙述肺曲霉病的病史特点、实验室检查和影像学特征、临床诊断、鉴别诊断要点及治疗原则。由富有经验的临床专家对每一个病例进行案例分析点评，在深度和广度上作进一步地论述。通过对每一份病例的临床诊治评析，培养一线医师的临床思维、提高肺曲霉病的诊治水平和解决临床实际问题的能力。

　　本书内容翔实丰富、重点突出、实用性强，是一本独具特色的肺曲霉病临床诊治的专业书籍，对呼吸科、感染科、肿瘤科、ICU 及影像诊断科、病理科、微生物科的医务工作者和医学生等均有一定的参考价值。

　　本书各位编者在收集病例过程中付出了艰辛的劳动，参阅了大量的国内外文献及相关指南。在此谨向各位编者致以真诚地感谢。同时感谢人民卫生出版社积极策划、指导、推动本书的编写。感谢所有对本书付出辛苦工作和慷慨贡献的专业技术人员。

　　在本书的编写过程中，我们努力追踪学科最新发展动向，并希望尽可能详细地阐述每一个病例。但由于肺曲霉病诊治技术发展迅速、指南不断推陈出新，加上编者的水平和编写时间有限，难免错谬，不足之处，敬请读者不吝指正。

邱　晨　陆普选　吴诗品

2017 年 5 月 20 日

目 录

第一章

肺曲霉病的基础与临床

　　曲霉（aspergillus）是一类在自然界广泛存在的真菌。曲霉病（aspergillosis）是由曲霉引起的机体感染、过敏、中毒等疾病。肺曲霉病（pulmonary aspergillosis）往往是病人通过呼吸道吸入空气中散播的孢子而致病，根据病人免疫状态及潜在肺部基础疾病的不同，可以造成肺部多种形式的损害及临床、影像学表现。基于导致肺曲霉病的危险因素广泛存在（如艾滋病和结核病的流行、糖皮质激素的大量使用及器官移植的广泛开展等）和诊断技术的不断提高，使得该病的发病率呈增高趋势，已经成为免疫功能低下患者致命性感染性疾病。由于目前诊断手段的改进与诊断水平的提升，使临床所见的肺曲霉病更具有多样性，给临床医生诊疗此病提出了更大的挑战。因此，熟悉各类肺曲霉病的临床诊断要点与治疗原则十分必要。

　　肺曲霉病是一种由曲霉引起的支气管和（或）肺部疾病，主要由烟曲霉引起。2015年欧洲临床微生物学和感染性疾病联合会（European Society of Clinical Microbiology And Infectious Diseases，ESCMID）与欧洲呼吸学会（European Respiratory Society，ERS）合作，总结了关于慢性曲霉病的前期研究成果，发布了《2015 慢性肺曲霉病诊断和治疗临床指南》，替代了《2014 ECCMID 曲霉指南》。美国感染病学会（Infectious Diseases Society of America，IDSA）就曲霉病临床关注的热点问题，总结现有不同类型曲霉病相关证据，于2016年发布了新版《曲霉病诊治指南》，替代 2008 年旧版指南。本书编者和专家参考最新曲霉病相关指南，结合肺曲霉病的临床病例进行总结分析和点评，旨在为临床医生提高肺曲霉病的诊治水平提供参考。

第一节　病　原　学

　　曲霉在自然界中分布很广，约占空气中真菌的 12%，主要以枯死的植物、动物的排泄物及动物尸体为营养源，为寄生于土壤中的腐生菌。曲霉是一类性状相似的丝状真菌的总称，属于曲霉属。曲霉的营养菌丝具有分隔；菌丝的一部分形成长而粗糙的分生孢子梗，顶端产生烧瓶形或近球形的顶囊，表面产生许多小梗（一般为双层），小梗上附着成串的表面粗糙的球形分生孢子。分生孢子梗、顶囊、小梗和分生孢子合成孢子头（图 1-1-1）。已知的曲霉至少有 170 种以上，分生孢子可以是黄色、绿色、黑色、褐色、橙色等颜色。这些颜色不一样，是菌种鉴定的依据。分生孢子梗生于足细胞上，并通过足细胞与营养菌丝相连。曲霉孢子穗的形态，包括分生孢子梗的长度、顶囊的形状、小梗着生是单轮还是双轮，分生孢子的形状、大小、表面结构及颜色等，都是菌种鉴定的依据。曲霉最适生长温度为25~30℃。引起人类疾病最常见的是烟曲霉，其次为黄曲霉和黑色曲霉。其他少见的曲霉还有白色曲霉、灰绿曲霉、寄生曲霉、土曲霉、杂色曲霉和小巢形曲霉等。

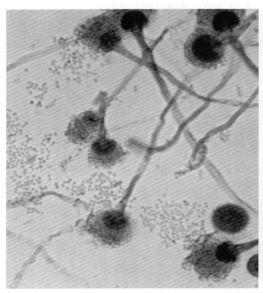 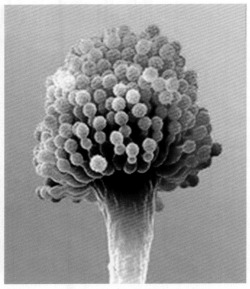

图 1-1-1　曲霉的形态

散布在空气中的分生孢子在有利的条件下菌丝可伸长增殖。菌丝形成分隔即可产生两个独立的细胞。此外称为子囊孢子的有性孢子也具有增殖的能力。显微镜下在病变部位可见大量的中性粒细胞浸润，其中可见呈 Y 字形分支即 45°分支的有隔壁的菌丝（图 1-1-2）。

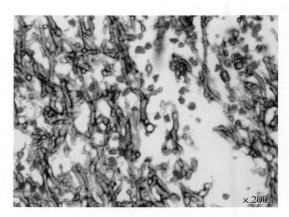

×200

图 1-1-2　曲霉涂片

大量菌丝和孢子，菌丝缠绕形成团状，菌丝
有隔，可见 45°分支（PAS 染色）

第二节　流 行 病 学

曲霉广泛分布于自然界，可存在于土壤、空气、植物、野生或家禽动物及飞鸟的皮毛中，也常见于农田、马棚、牛栏、谷仓等处。可寄生于正常人的皮肤和上呼吸道，但一般正常人对曲霉有一定的抵抗力，不引起疾病。曲霉病大多为继发性，当机体抵抗力降低时，致病菌主要经呼吸道侵犯肺部，也可侵犯皮肤、黏膜。严重者可发生败血症，使其他组织和系统受累。近年来发现一些曲霉可致癌。过敏体质者吸入曲霉孢子可触发 IgE 介导的变态反应引起支气管痉挛。

正常健康人吸入曲霉可不致病，但若机体抵抗力下降则容易发病。该病多在糖尿病、血液病、恶性肿瘤、大面积烧伤、严重营养不良或其他慢性消耗性疾病的基础上发生，或因长期应用抗生素、糖皮质激素、免疫抑制剂而诱发。也常继发于支气管扩张、空洞性肺结核、肺囊肿、肺脓肿、肺癌等结构性肺病。

肺移植患者所有真菌感染中肺曲霉感染占 44%，实体器官移植后肺曲霉病发病率约为 21%，造血干细胞移植肺曲霉病的发病率国内报道为 14%~25%，美国为 31%。2011 年由刘又宁教授牵头进行的我国大规模的多中心研究结果显示，在非血液恶性疾病患者的肺真菌病依次为肺曲霉病 180 例（37.9%），肺念珠菌病 162 例（34.2%），肺隐球菌病 74 例（15.6%），肺孢子菌病 23 例（4.8%），肺毛霉病 10 例（2.1%），肺马内菲青霉病 4 例，组织胞浆菌病 2 例。但总的来讲，目前肺曲霉的发病率尚缺乏准确的统计数据。

全球范围内，结核感染是慢性曲霉病最常见的危险因素。早期英国研究发现，结核治疗后痰液结核分枝杆菌阴性 1 年的患者中，14% 的患者检测出曲霉；痰液结核分枝杆菌阴性 4 年的患者中，22% 的患者检测出曲霉。而痰液结核分枝杆菌阴性 1 年的患者中，曲霉抗体阳性率为 25%。这些研究结论尚有被低估的可能性。研究指出，全球范围内继发于结核的慢性曲霉病患者可能多达 120 万人。在条件较差的医院中，慢性曲霉病可能被误诊为既往结核治疗的并发症，部分患者可能被误诊为结核复发，因为慢性曲霉病与结核的症状非常类似。

第三节　病理及发病机制

肺曲霉病的病变早期为弥漫性浸润渗出性改变；晚期为坏死，化脓或肉芽肿形成。病灶内可找到大量菌丝。菌丝穿透血管可引起血管炎、血管周围炎、血栓（菌栓）形成等，血栓（菌栓）形成又使组织缺血、坏死。病理上根据曲霉菌丝是否侵及肺组织（在气道侵及支气管上皮细胞基底膜），肺曲霉病分为侵袭性和非侵袭性。侵袭性多为急性病程，分为血管侵袭性和气道侵袭性。非侵袭性多见于慢性曲霉病，菌丝局限在肺原有空腔内、不侵及肺组织，呈慢性病程。侵袭性和非侵袭性肺曲霉病尚有中间型称为亚急性侵袭性肺曲霉病或慢性坏死性肺曲霉病。

急性侵袭性曲霉病呈现广泛的浸润性肺炎或局限性肉芽肿，也可引起坏死、化脓、形成多发性小脓肿（图 1-3-1）。

典型曲霉感染后早期出现胸膜下密度增高的结节实变影，数天后病灶周围可出现

"晕轮征"，表现为 CT 影像上出现的实变结节周围密度略低于结节而明显高于肺组织密度的磨玻璃样类环形阴影。其病理生理基础是曲霉破坏肺部小血管，导致肺实质出血性梗死，早期病灶中心坏死结节被出血区围绕所导致。多见于肺曲霉病的早期，具有特征性（图 1-3-2，图 1-3-3）。

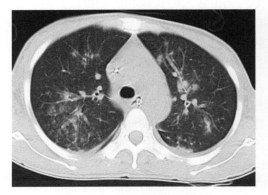

图 1-3-1　急性侵袭性曲霉病

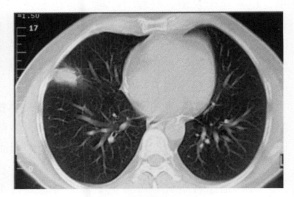

图 1-3-2　曲霉病
曲霉结节伴晕轮征

曲霉感染后约 10~15 天肺实变区液化、坏死，出现典型的"空气新月征"；空气新月征曾认为是曲霉球的特异征象，特点是随着体位的变动，空洞或空腔内的霉菌球可移动，但始终位于近地位。该征象的形成被认为是肺实变区梗死肺组织收缩的结果（图 1-3-4），也见于曲霉在已有的空腔内形成球形病变的结果。

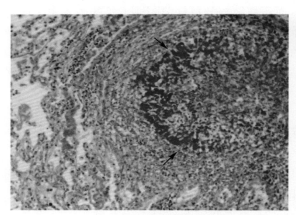

图 1-3-3　曲霉病
晕轮征的病理基础是出血性结节灶

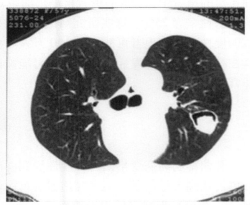

图 1-3-4　曲霉病
CT 表现空气新月征

在已存在的空洞性肺部病变内的非侵袭性或极轻微的局限性侵袭性曲霉感染，可形成曲霉球或引起其他类型慢性曲菌病。曲霉球常常发生于支气管扩张、肿瘤或结核及其他慢性肺感染所致的肺空洞内，并在其中逐渐增大（图 1-3-5）。在罕见的情况下可发生慢性坏死性曲霉病，通常与皮质类固醇治疗相关。

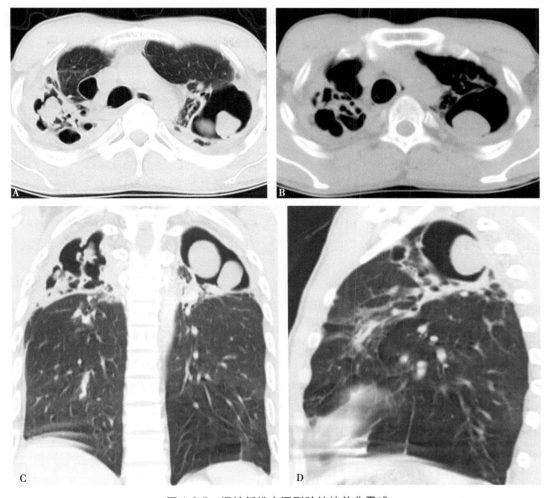

图 1-3-5 慢性纤维空洞型肺结核并曲霉球

第四节 临 床 表 现

侵袭性肺曲菌病常快速蔓延，如不及时积极地治疗，将引起进行性的最终致命性的呼吸衰竭。肺外弥散性曲菌病可侵及肝、肾、脑或其他组织，常可致命。肺部变应性曲霉病可引起与真菌侵袭组织无关的炎性浸润。

1. 非致敏性肺曲霉病临床表现分两型

（1）急性或亚急性侵袭性曲霉病：大量曲霉孢子被吸入后引起急性支气管炎，若菌丝侵袭肺组织，则引起广泛的浸润性肺炎或局限性肉芽肿，也可引起坏死、化脓、形成多发小脓肿。患者主要表现为高热或不规则发热、咳嗽、气促，咳绿色脓痰，伴有出血时咳咖啡色痰。胸痛、咯血、呼吸困难，以及播散至其他器官引起的相应症状和体征。体检发现肺部有干、湿啰音。X 线早期可出现局限性或双肺多发性浸润，或结节状阴影，病灶常迅速扩大融合成实变或坏死形成空洞；或突然发生大的、楔形的、底边对向胸膜的阴影，类似于"温和的"肺梗死。少数出现胸腔积液征象。

（2）慢性曲霉病：包括曲霉球、慢性空洞性肺曲霉病、慢性纤维化性肺曲霉病和曲霉结节等。肺曲霉球常在支气管扩张、肺结核等慢性肺疾患基础上发生，菌丝在肺内空腔中繁殖、聚集并与纤维蛋白和黏膜细胞形成球型肿物，不侵犯其他肺组织。多数患者无症状或表现原发病症状，部分病人在病情进展时也可出现发热、咳嗽、气急、咳黏液脓痰，其中含绿色或咖啡色颗粒。由于菌球周围有丰富的血管网，可反复咯血。肺部 X 线检查可见圆形曲霉球悬在空洞内，形成一个新月体透亮区，有重要诊断价值。曲霉结节症状轻微，以 3cm 以下的结节为特征，症状类似单纯曲霉球。慢性空洞性肺曲霉病以前称复杂曲霉肿，症状复杂呈慢性进展性。其所构成的衰弱综合征包括慢性肺功能不全、长期低热、咳嗽、咳血痰、脓痰等。多发生于具有支气管肺结构性病变的患者，预先具有空洞，其内可含或不含曲霉球。患者肺部具有多发空洞，是多空洞形成和扩增或预先存在的空洞扩增而成。慢性纤维化性肺曲霉病呈现广泛的肺纤维化累及至少两个肺叶伴有慢性空洞型曲霉病，导致肺功能严重受损，症状类似慢性空洞型曲霉病，但肺功能下降更严重。

2. 变态反应性曲霉病　过敏体质者吸入大量含有曲霉孢子的尘埃，引起过敏性鼻炎、支气管哮喘，支气管炎等。吸入后数小时出现喘息、咳嗽和咳痰，可伴发热。大多数患者3~4 天缓解，如再吸入又复发上述症状，痰中可检出大量嗜酸性粒细胞和菌丝。培养见曲霉生长，血嗜酸性粒细胞增多（$>1.0\times10^9/L$），血清 IgE$>1000ng/ml$。

由于曲霉是环境中的常见菌落，痰培养阳性有可能是由于环境空气中孢子污染所致或慢性肺部疾病患者的定植菌落。曲菌球病人的痰液中常不能培养出曲霉，因为空洞的壁可将其与气道隔断。痰培养甚至在侵袭性肺曲菌病患者中阳性率也不高，但在中性粒细胞减少症、接受皮质类固醇治疗或艾滋病等易感病人的痰液或支气管灌洗液培养阳性，则是存在侵袭性曲霉病的强有力的证据。

第五节　诊　　断

肺曲霉病的确诊依据是：危险因素≥1 项，1 项主要或 2 项次要临床特征以及 1 项微生物和（或）组织病理学依据。微生物学依据需要排除标本污染可能，组织病理学依据为诊断肺曲霉病的金标准。

一、危险因素（宿主因素）

1. 外周血 WBC < $0.5\times10^9/L$，中性粒细胞减少或缺乏，持续>10 天；
2. 体温>38℃或<36℃，并伴有下列情况之一：
（1）此前 60 天内出现过持续的中性粒细胞减少（≥10 天）；
（2）此前 30 天内曾接受或正在接受免疫抑制剂治疗；
（3）有侵袭性真菌感染史；
（4）AIDS 患者；
（5）存在移植物抗宿主病；
（6）持续应用糖皮质激素（简称激素）3 周以上；

（7）有慢性基础疾病；

（8）创伤、大手术、长期住 ICU、长时间机械通气、肺内留置导管、全胃肠外营养和长期使用广谱抗生素等（任何 1 项）。

二、临床特征

1. 主要临床特征　感染早期胸部 X 线和 CT 检查可见胸膜下密度增高的结节影，病灶周围可出现晕轮征；发病 10～15 天后，肺实变区液化、坏死，胸部 X 线和 CT 检查可见空腔阴影或新月征。

2. 次要临床特征

（1）持续发热>96 小时，经积极的抗生素治疗无效；

（2）具有肺部感染的症状及体征：咳嗽、咳痰、咯血、胸痛和呼吸困难及肺部啰音或胸膜摩擦音等体征；

（3）影像学检查可见除主要临床特征之外的、新的非特异性肺部浸润影。

三、微生物学检查

1. 气管内吸引物或合格痰标本直接镜检发现菌丝，且培养连续≥2 次分离到同种真菌。

2. 支气管肺泡灌洗液（bronchoalveolar lavage fluid，BALF）经直接镜检发现菌丝，真菌培养阳性。

3. 乳胶凝集法检测隐球菌荚膜多糖抗原呈阳性结果。

4. 血清 1，3-β-D-葡聚糖抗原检测（G 试验）连续 2 次阳性。

5. 血清半乳甘露聚糖抗原检测（GM 试验）连续 2 次阳性。

四、组织病理学检查

组织病理学检查是指通过经皮肺穿刺活检、支气管镜活检、肺组织手术切除等方式获得的肺组织标本进行病理学检查。银染或 PAS 染色肺组织病理学检查，可见由大小规范、呈两分叉（Y 形）的分隔菌丝的曲霉。很多侵袭性曲霉病高危病人有血小板减少症，且常伴呼吸功能衰竭，故难以获得活检标本。另外由于获取活检标本组织量少，常常导致组织病理学检查结果阴性，故大多数治疗决策是基于有力的推断性临床证据。

有关肺曲霉病的诊断，2016 年美国感染病学会（IDSA）《曲霉病诊治指南》推荐诊断意见如下：

1. 推荐采集足量组织和体液样本同时送检组织病理学/细胞学检查与真菌培养。如果分离培养得到非典型菌株或考虑存在耐药，可采用分子生物学实验方法进行菌种鉴定（强烈推荐；证据级别低）。

2. 对于采用 PCR 法检测外周血诊断肺曲霉病尚存争议。

3. 对于特定患者亚群，如血液系统恶性肿瘤、造血干细胞移植（hemopoietic stem cell transplantation，HSCT），推荐使用血清和支气管肺泡灌洗液（BAL）中的半乳甘露聚糖（GM），作为诊断曲霉病的精确标志物（强烈推荐；证据级别高）。

4. 建议对高危患者（血液系统恶性肿瘤、HSCT）使用血清试剂盒检测（1-3-β-葡聚糖）诊断曲霉病，但不具有曲霉特异性（强烈推荐；证据级别中等）。

5. 当临床怀疑侵袭性肺曲霉病时，无论胸片结果如何，推荐行胸部 CT 扫描检查（强烈推荐；证据级别中等）。不建议再行胸部 CT 增强扫描（强烈推荐；证据级别中等）。当结节或肿块靠近大血管时，推荐使用胸部 CT 增强扫描（强烈推荐；证据级别中等）。

6. 推荐对侵袭性肺曲霉病疑似病例行支气管肺泡灌洗术（bronchoalveolar lavage，BAL）支气管镜检查（强烈推荐；证据级别中等）。

第六节　临床分型

传统的曲霉病临床分型主要有 3 型：侵袭性曲霉病、慢性和腐生性肺曲霉病和过敏性支气管曲霉病。但随着国内外新指南的不断推出，肺曲霉的临床分型也不断进行了完善。

一、急性侵袭性曲霉病

急性侵袭性曲霉病多发生于全身免疫抑制患者，发展迅速，持续时间一般<1 个月。

1. 急性侵袭性肺曲霉病　急性侵袭性肺曲霉病（acute invasive pulmonary aspergillosis，AIPA）主要为炎症、脓肿、坏死的急性阶段。双肺主要呈现弥漫性实变影、云絮影、斑片影。也可以出现多发空洞（蜂窝状），空洞内可见高密度影。

2. 侵袭性气管支气管曲霉病　侵袭性气管支气管曲霉病（invasive tracheobronchial aspergillosis，ITBA）是一种相当少见的曲霉相关肺疾病，仅在一小部分患者中单独或合并侵袭性肺曲霉病存在，或者是存在于侵袭性肺曲霉病（invasive pulmonary aspergillosis，IPA）早期。侵袭性气管支气管曲霉病确诊依据是曲霉侵袭深及受累呼吸道支气管的基膜，可引起严重气道阻塞，快速发生窒息和呼吸衰竭。应尽早支纤镜检查解除气道阻塞。

二、慢性曲霉病

慢性曲霉病（chronic pulmonary aspergillosis，CPA）可无免疫抑制或轻微全身免疫抑制。目前认为有肉芽肿形成，病程超过 1 个月即归为慢性。故慢性坏死型曲霉病（chronic necrotising pulmonary aspergillosis，CNPA）可归类为慢性曲霉病，一般持续时间为 1~3 个月，其他类型的持续时间应>3 个月。近年来，随着 CPA 患病人数的逐渐增多，临床医师对该病的认识不断提高，关于 CPA 诊治的研究成果日益增多。2013 年研究发现全球并发于结节病的 CPA 为 71 907 例，美国和非洲分别占 24% 和 37%。2015 年欧洲临床微生物学和感染性疾病联合会、欧洲呼吸学会合作，总结了关于 CPA 的前期研究成果，发布了 CPA 临床诊治指南。根据该指南，慢性曲霉病可分为：

1. 曲霉球　曲霉球（aspergilloma）几乎完全由真菌菌丝和细胞外基质构成。曲霉球是 CPA 最常见的一种类型，具有特征性的临床影像学表现，通常可以通过胸部 CT 扫描观察到，常位于肺内空洞或扩张的支气管中。曲霉球是疾病晚期的表现，是沿空洞表面生长的真菌突入空洞腔内而形成的。"空气新月征"是曲霉球具有特征性的影像学表现，但该表现也可见于侵袭性肺曲霉病，空腔内的物质是含有曲霉（或其他真菌）的梗死的肺组织，称之为真菌性肺腐骨片（mycotic lungsequestrum）更为贴切，主要见于免疫功能低下的患者。

2. **单发肺曲霉球** 单发肺曲霉球（single/simple pulmonary aspergilloma）是指在单个肺空洞中含有一个单发真菌球，血清或微生物学证据提示曲霉感染，在非免疫功能低下的患者症状轻微或没有症状，随访至少 3 个月影像学没有任何进展。

3. **慢性空洞性肺曲霉病** 慢性空洞性肺曲霉病（chronic cavitary pulmonary aspergillosis，CCPA）是 CPA 最常见的形式，既往称为复杂曲霉球，通常表现为 1 个或多个肺空洞，可为薄壁或厚壁，可包含 1 个或多个曲霉球，或空洞内含有不规则物质，血清学或微生物证据提示曲霉感染，具有显著的肺和（或）全身症状，炎症因子增高，随访 3 个月影像学进展明显，可出现新的空洞、空洞周边病变浸润范围扩大或肺纤维化增多。未经治疗，数年后这些空洞将不断扩大并融合，浸润周边组织或穿破胸膜，出现新的曲霉球。

4. **慢性纤维化性肺曲霉病** 慢性纤维化性肺曲霉病（chronic fibrosing pulmonary aspergillosis，CFPA）往往是 CCPA 未经治疗逐渐发展而来的。广泛的肺纤维化累及至少两个肺叶伴有 CCPA 导致肺功能严重受损。严重的纤维化累及一个肺叶伴有一个空洞只能叫做 CCPA 侵及该肺叶，不能称为 CFPA。

5. **曲霉结节** 曲霉结节（aspergillus nodule）表现为 1 个或多个结节（<3cm），通常不出现空洞，是 CPA 的一种少见表现。其与结核球、肺癌、肺转移癌、隐球菌结节、球孢子菌病或其他罕见病原体相似，仅能通过组织学确诊。如曲霉感染病变直径>3cm，伴中心坏死，这时称之为"曲霉所致团块样病变"更为贴切。

6. **亚急性侵袭性肺曲霉** 亚急性侵袭性肺曲霉（subacute invasive aspergillosis，SAIA）既往称之为慢性坏死性（chronic necrotising pulmonary aspergillosis，CNPA）或半侵袭性肺曲霉病。SAIA 发生在轻微免疫功能低下或非常虚弱的患者，如糖尿病、营养不良、酗酒、高龄、长期使用激素或其他免疫抑制药物、慢性阻塞性肺疾病（chronic obstructive pulmonary disease，COPD）、结缔组织病、放射治疗、非结核分枝杆菌（NTM）感染或 HIV 感染者。SAIA 与 CCPA 具有相似的临床和影像学特征，但进展相对更快，病程通常在 1~3 个月。SAIA 的影像学特点包括空洞、结节、进展性实变伴有脓肿形成。组织学活检可见菌丝侵及肺组织。

三、过敏性支气管曲霉病

过敏性支气管曲霉病（allergic bronchopulmonary aspergillosis，ABPA）是机体对寄生于支气管内曲霉产生的变态反应性炎症。常发生在患有慢性哮喘或囊性纤维化患者的基础上。一般发生在特应性体质基础上，呈反复发作性喘息、发热、咳嗽、咳出棕色痰栓、咯血。体检两肺布满哮鸣音，肺浸润部位有细湿啰音。胸部 X 线示肺叶、段分布的浸润病灶，常为游走性；肺实变，或因黏液栓塞支气管致肺段或肺叶不张，便无叶间裂移位，长期反复发作可导致中心支气管扩张，受累的段或亚段支气管呈囊状扩张，而远端正常。车轨线样、平行线、环状、带状或牙膏样、指套状等阴影亦常能见到。血嗜酸性粒细胞增多。血清 IgE 浓度升高。曲菌浸出液作皮内试验可呈双相反应：试验 15~20 分钟后，出现风团和红晕反应，约 0.5~2 小时消退（Ⅰ型反应）；4~10 小时再次观察，在皮试局部出现 Arthus 反应，约 24~36 小时消退（Ⅲ型反应）。患者含曲菌特异性沉淀素，用浓缩的血清标本测定，阳性率达 92%。

第七节　治疗和随访

2016 年美国感染病学会（IDSA）《曲霉病诊治指南》关于曲霉病的预防和治疗意见如下：

一、肺曲霉病治疗药物选择

1. 两性霉素 B 脱氧胆酸盐及其脂质衍生物是曲霉感染初始治疗以及伏立康唑无法给药时补救治疗的适宜选择（强烈推荐；证据级别中等）。

2. 对于长期中性粒细胞减少患者及肺移植受者，可考虑使用两性霉素 B 雾化吸入制剂进行预防性治疗（较弱推荐；证据级别低）。

3. 棘白菌素是补救治疗肺曲霉病的有效药物（单用或联合用药），但不建议作为 IPA 常规单药治疗用药（强烈推荐，证据级别中等）。

4. 多数患者可优选三唑类药物防治肺曲霉病（强烈推荐，证据级别高）。

二、IPA 的推荐治疗方案

1. 推荐伏立康唑作为主要治疗用药（强烈推荐，证据级别高）。替代治疗用药包括两性霉素 B 脂质体（强烈推荐，证据级别中等）、艾沙康唑（强烈推荐；证据级别中等）或两性霉素 B 其他脂质制剂（较弱推荐，证据级别低）。不建议使用棘白菌素作为主要治疗用药（强烈推荐；证据级别中等）。当唑类和多烯类抗真菌药禁用时，可使用棘白菌素（如米卡芬净或卡泊芬净）治疗（较弱推荐；证据级别中等）。对于确诊为 IPA 的患者，若病情重，可考虑使用伏立康唑和棘白菌素的联合抗真菌治疗（较弱推荐；证据级别中等）。

2. 对于强烈怀疑 IPA 的患者，有必要在进行诊断性评估的同时，尽早开始抗真菌治疗（强烈推荐，证据级别高）。

3. 建议持续治疗 IPA 至少 6~12 周，治疗时间很大程度上取决于免疫抑制程度及持续时间、病灶部位和病情改善的证据（强烈推荐；证据级别低）。

4. 在可行的情况下，建议在抗曲霉治疗的过程中减少免疫抑制剂用量（强烈推荐；证据级别低）。对于确诊或疑似肺曲霉病的患者，出现中性粒细胞减少可考虑给予细胞集落刺激因子（较弱推荐；证据级别低）。若中性粒细胞减少的肺曲霉病患者行标准治疗无效，或预计该状态可能会持续超过 1 周，可考虑行粒细胞输注治疗（较弱推荐；证据级别低）。对于慢性肉芽肿病患者，推荐使用重组 γ-干扰素作为预防治疗用药（强烈推荐；证据级别高）。

5. 对于病灶易于清除的患者，应当考虑手术治疗肺曲霉病（强烈推荐；证据级别低）。

6. 临床医生应当了解唑类抗真菌药（伊曲康唑、伏立康唑、泊沙康唑、艾沙康唑）血清谷浓度及可能的药物交叉反应，如与环孢素、他克莫司和西罗莫司及其他 CYP3A4 底物（如酪氨酸蛋白激酶抑制剂）的相互作用，以优化疗效并避免潜在毒性作用（强烈推荐，证据级别中等）。

三、慢性曲霉病治疗

1. 慢性空洞性曲霉病 CCPA若无以下情形，可不进行抗真菌治疗，而是每3~6个月随访一次：未合并肺部症状、无体重减轻或明显疲劳、肺功能无重大损伤或渐进性减弱（较弱推荐；证据级别低）。CCPA患者具有全身症状或肺部症状者、肺功能进行性减弱或影像学检查病变进展者，应当至少进行6个月的抗真菌治疗（强烈推荐；证据级别低）。

口服给药优选伊曲康唑和伏立康唑（强烈推荐；证据级别高）。对于治疗出现不良反应或临床治疗失败者，可选用泊沙康唑作为三线治疗药物（强烈推荐；证据级别中等）。对于治疗失败者、三唑类耐药者和（或）具有不良反应者，可给予米卡芬净（较弱推荐；证据级别低）、卡泊芬净（较弱推荐；证据级别低）或两性霉素B（较弱推荐；证据级别低）静脉给药有一定效果，疗程可能需要延长。

治疗咯血可采用以下方法，即口服氨甲环酸（较弱推荐；证据级别低）、支气管动脉栓塞（强烈推荐；证据级别中等）。采用上述方法治疗失败者，需进行手术切除（较弱推荐，证据级别中等）。对于病灶局限、药物治疗无效（包括广泛唑类耐药烟曲霉感染或支气管动脉栓塞下仍持续性咯血）者，可选用手术切除治疗（强烈推荐；证据级别中等）。

2. 曲霉球 无症状单一曲霉球患者，以及空洞大小在既往6~24个月无进展者，仅需进行病情观察（强烈推荐；证据级别中等）。

有症状者特别是严重咯血者，应在没有禁忌证的情况下将其切除（强烈推荐；证据级别中等）。

不常规要求围手术期/术后进行常规抗真菌治疗，但如果存在术中曲霉球破裂风险，建议采用伏立康唑或棘白菌素预防曲霉脓胸（较弱推荐；证据级别低）。

四、随　　访

1. 抗真菌治疗后病情的随访 CPA抗真菌治疗后需随访影像学变化以评估病情的演变。推荐开始抗真菌治疗后每3~6个月进行一次随访，以后可减低随访频率。CPA改善的征象为胸膜增厚减少、空洞内物质减少、空腔内壁变得更光滑、结节变小、或空洞周边实变组织变小。治疗失败的征象包括空洞扩大、出现新的空洞、空洞融合、形成曲霉球、空洞周围实变范围扩大。病变演变的前后对比可通过CT等影像设备软件对体积定量。

2. 手术切除曲霉结节后的随访 除免疫功能低下外，完全切除的单发曲霉结节无需抗真菌治疗。曲霉IgG抗体血清学定量可用于监测曲霉结节是否复发，但尚未见确切数据支持的相关报道。如果单发结节没有被完全切除，需密切随访病变的演变，每间隔3个月监测曲霉IgG抗体定量、炎症指标和影像学的动态变化，以决定是否需要抗真菌治疗。对多发性结节，当一个被切除，另外的仍然存在时，建议抗真菌治疗。必需密切随访影像学（最初3个月）动态变化，以确保病变没有进展。在所有的情况下，应尽量减少糖皮质激素的使用。

五、支气管镜在曲霉病诊治中应用

2016年美国感染病学会（IDSA）《曲霉病诊治指南》关于支气管镜在曲霉病诊治中的应用相关推荐如下：

1. 明确了"组织病理学和无菌部位的真菌培养结果"是确诊曲霉病的标准。

2. 对于血液系统恶性肿瘤及造血干细胞移植患者，建议血清和肺泡灌洗液中的 GM 作为 IA 的精确诊断标志物。

3. 不建议对接受抗真菌治疗或预防性治疗的患者常规筛查血液 GM，但可对这类患者的支气管镜样本检测 GM（强烈推荐；证据级别高）。

4. 强调了早期诊断的重要性，推荐在条件允许的情况下对 IPA 疑似患者均进行支气管肺泡灌洗术（bronchoalveolar lavage，BAL）检查（强烈推荐；证据级别中等）。

5. 推荐标准化 BAL 采集过程，并将 BAL 样本常规送检行真菌培养和细胞学检查，并行以非培养方法为基础的各项检查，如 GM 试验（强烈推荐；证据级别中等）。

6. 侵袭性气管支气管曲霉病出现真菌定植时，无需进行抗真菌治疗，除非患者有症状或处于免疫功能低下状态，治疗包括支气管镜去除黏液堵塞。

7. 突破曲霉感染（breakthrough aspergillosis）主要是指在预防性抗真菌感染时出现的曲霉感染。2016 年版指南建议在这种情况下进行积极的临床检查，包括使用侵入性检查，来建立明确的诊断。

（苏冬娜 邱晨 陆普选 吴诗品）

参 考 文 献

［1］Cunha C，Aversa F，Lacerda JF，et al. Genetic PTX3 deficiency and aspergillosis in stem-cell transplantation. N Engl J Med，2014，370：421-432.

［2］Denning DW，Cadranel J，Beigelman-Aubry C，et al. Chronic pulmonary aspergillosis：rationale and clinical guidelines for diagnosis and management. Eur Respir J，2016，47：45-68.

［3］Godet Cl，Philippe B，Laurent F，et al. Chronic pulmonary aspergillosis：an update on diagnosis and treatment. Respiration，2014，88（2）：162-174.

［4］Patterson TF，Thompson Ⅲ GR，Denning DW，et al. Practice guidelines for the diagnosis and management of aspergillosis：2016 update by the infectious diseases society of america. Clinical Infectious Diseases，2016，63（4）：e1-60.

［5］Walsh TJ，Anaissie EJ，Denning DW，et al. Treatment of aspergillosis：clinical practice guidelines of the Infectious Diseases Society of America. Clin Infect Dis，2008，46：327-360.

［6］刘又宁，佘丹阳，孙铁英，等. 中国 1998 年至 2007 年临床确诊的肺真菌病患者的多中心回顾性调查. 中华结核和呼吸杂志，2011，34（2）：86-90.

［7］Arwanitis M，Ziakas PD，Zacharioudakis IM，et al. PCR in diagnosis of invasive aspergillosis：a meta-analysis of diagnostic perfoumance. J Clin Microbiol，2014，52：3731-3742.

［8］Heng SC，Morrissey O，Chen SC，et al. Utility of bronchoalveolar lavage fluid galactomannan alone or in combination with PCR for the diagnosis of invasive aspergillosis in adult hematology patients：a systematic review and meta-analysis. Crit Rev microbial，2015，41：124-134.

［9］Kosmidis C，Denning DW. The clinical spectrum of pulmonary aspergillosis. Thorax，2015，70（3）：270-277.

［10］Denning DW，Alex P，Cole DC. Global burden of chronic pulmonary aspergillosis complicating sarcoidosis . Eur Respir J，2013，41（3）：621-626.

第二章

肺曲霉病典型病例精选

第一节　酷似结核的肺曲霉病

病例 1　反复咯血 1 年，加重 4 天

【病史摘要】

患者，男，36 岁。因"反复咯血 1 年，加重 4 天"于 2012 年 8 月 19 日入院。患者于一年前无明显诱因出现间断咯血，量不多，多为痰中带血，呈鲜红色，每周 1 至数次不等。伴轻度咳嗽、胸痛；无发热、盗汗及消瘦等。在某二甲综合医院就诊，因"右肺上叶病变"考虑"肺结核"，转至某慢病院抗结核治疗（具体不详）约 1 年。治疗 1 个多月后复查胸部 X 线片示"病灶似有好转"，但仍有间断咯血，持续近 1 年。入院前 4 天再次咯鲜红色血约 50ml，伴头晕、乏力、胸闷、恶心、腹胀等。门诊以"咯血查因"收治入院。近 1 年体重减轻约 5kg。

体格检查：发育正常，营养尚好，呼吸稍促，24 次/分。全身皮肤黏膜无黄染，浅表淋巴结无肿大。口唇无发绀，咽红。双肺呼吸音稍粗，未闻及干湿性啰音。心腹查体无异常。

辅助检查：

2012 年 5 月 31 日胸部 HRCT 平扫：两肺纹理走行、分布尚可，右肺上叶尖段见斑片状及斑点状不均匀高密度影，部分边缘模糊。余肺实质内未见明确异常密度影。气管、支气管未见狭窄、阻塞。纵隔和两肺门区未见肿大淋巴结。心脏及大血管形态未见明显异常（图 2-1-1）。

初步诊断：咯血查因（右肺浸润性结核？肺曲霉病？）

【诊疗经过】

入院后完善相关检查。2012 年 8 月 20 日血常规基本正常。肿瘤标志物 5 项检查：癌胚抗原（CEA）、糖抗原 125（CA125）、糖抗原 19-9（CA19-9）、神经元特异性烯醇化酶（NSE）、细胞角蛋白 19（Cyfra 21-1）均在正常范围。2012 年 8 月 21 日和 2012 年 8 月 22 日两次痰涂片未查见抗酸杆菌、真菌菌丝及孢子。2012 年 8 月 22 日痰培养：上呼吸道正常菌群生长。

2012 年 8 月 20 日 CT 平扫及增强示：与前片（2012 年 5 月 31 日）对比，双肺可见斑

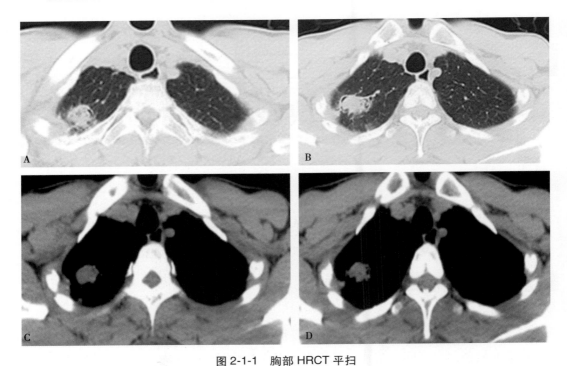

图 2-1-1　胸部 HRCT 平扫

A. 右上肺尖段见高密度结节影，外后与侧胸膜相连；B. 右上肺高密度结节影内可见新月征；

C. 锁骨下静脉层面见结节影；D. 锁骨下静脉层面见不均匀结节影

片状及斑点状不均匀高密度影，边缘模糊，右上肺病灶内可见新月形透亮影，内部结节长径约 2.9cm。右肺中下叶部分肺段内可见小片状磨玻璃样稍高密度影，边界不清。右肺中叶外侧段及左肺下叶外基底段可见小斑点状稍高密度影，边界欠清晰。右肺下叶背段可见多个小椭圆形透亮影。气管右侧旁见卵圆形气腔，纵隔窗示与气管相连，气管、支气管未见狭窄、阻塞。纵隔淋巴结稍大。增强：右上肺病灶呈不均匀轻度强化。考虑：①双肺感染，右肺中叶较前进展，考虑曲霉可能性大；②右肺中下叶部分肺段出血；③右肺多发肺大疱形成；④纵隔淋巴结稍大；⑤双侧局部胸膜增厚（图 2-1-2）

　　入院后给予左氧氟沙星抗感染及对症治疗。为明确诊断，于 2012 年 8 月 23 日在 CT 定位引导下行右上肺病灶穿刺术。术后复查 CT 示气胸，肺压缩约 50%。遂行胸腔闭式引流术。活检组织病理结果回报：右上肺镜检少许肺泡组织及多量变性霉菌菌丝，形态符合曲霉。临床诊断肺曲霉球，于 2012 年 9 月 11 日在全麻胸腔镜下行右上肺病灶切除术。术后病理报告：肺组织一块 8.3cm×4.5cm×2.5cm；（右侧）肺组织霉菌感染，形态符合"曲霉"改变（图 2-1-3）。术后予头孢替安抗感染、氟康唑抗真菌治疗；2012 年 9 月 14 改伏立康唑抗真菌治疗。复查胸片提示右肺膨胀良好，于 2012 年 9 月 27 日出院。

　　最后诊断：右上肺曲霉球

　　转归：术后痊愈。出院后随访，病人未再出现咯血等。

【讨论】

　　本病例系青壮年男性，因反复咯血 1 年伴右上肺多形性病灶诊断为肺结核，予抗结核

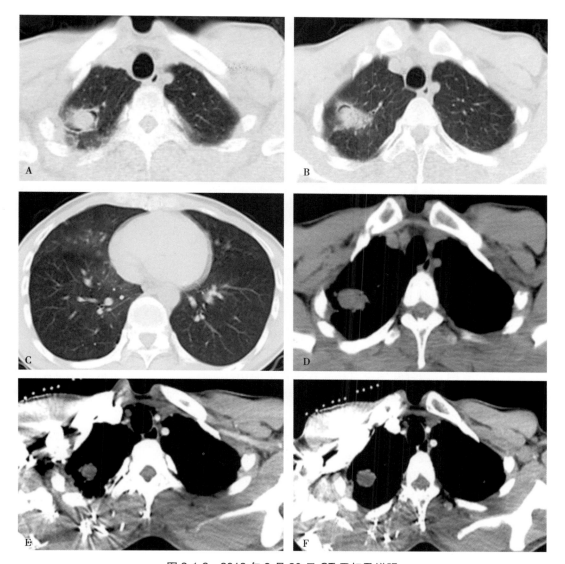

图 2-1-2　2012 年 8 月 20 日 CT 平扫及增强

A. 肺尖层面见高密度结节影，实性结节周围见新月征；B. 肺尖层面显示高密度影伴新月影形成；
C. 右肺中下叶磨玻璃密度影；D. 锁骨下静脉层面不均匀致密影，侧胸膜局限性增厚；E、F. CT 增强显示锁骨下静脉层面病灶见不均匀强化

治疗 1 年。治疗期间仍有间断少量咯血，后因咯血量增多转诊三级医院。经胸部 CT 检查、右上肺病灶穿刺术及外科手术术后病理检查，明确为肺组织曲霉感染。本例诊断肺曲霉球是明确的。

　　本例患者 CT 表现主要为右上肺团块样病灶，并可见新月征，周围未见钙化及卫星灶；抗结核治疗 1 年咯血未见好转反而加重，故本病例属于误诊为结核病的曲霉病例。因此，对胸部 CT 出现新月征、特别是怀疑肺结核但治疗效果不佳患者，应高度警惕肺曲霉病的可能；即使抗结核治疗有效，但病灶吸收不理想，仍应考虑肺曲霉病可能，因两者可合并存在。

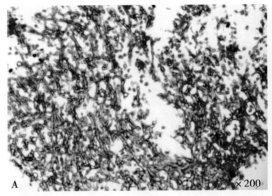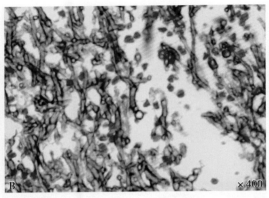

图 2-1-3　肺组织病理
A、B. H-E 染色，可见大量菌丝及孢子

从本病例诊疗中，我们总结如下经验教训：

（1）肺曲霉病可独立存在亦可合并其他疾病存在，而肺结核是最常见的基础疾病。常见合并的其他疾病有癌性空洞、结节病、肺脓肿空洞、支气管扩张等。患者可无明显症状，以咯血最为常见，多为少量咯血。肺曲霉感染引起的咯血机制尚未完全明确，文献报道可能机制有：①曲霉内毒素及溶蛋白酶引起组织溶解坏死，侵蚀血管导致出血；②曲霉周围有丰富血管网，当合并感染时易导致血管壁损伤，血管瘤破裂；③曲霉球在空洞内活动摩擦血管网导致血管壁损伤。少量咯血者，以内科保守治疗为主；如出现大咯血，可考虑介入栓塞或手术治疗。

（2）肺曲霉球特征性 CT 表现为"球中球"：肺空洞或空腔内圆形或类圆形致密影；球体周围可见新月形或环形透亮影，部分患者改变体位有相应移位。癌性空洞一般无球形内容物，且球体内透亮影无随体位变动而移位特性；结核性空洞非常近似该型的空气新月征，但结核空洞内球体与结核球部分连接紧密，无移动特性，此为重要鉴别要点。

（3）曲菌球位于空洞内，空洞壁厚，病灶灌注差，抗真菌药物难以渗入其内，故单纯药物治疗效果不佳。肺曲霉球一般手术治疗效果满意。

（卓宋明　李　娜　邱　晨）

【专家点评】

本例患者年轻男性，病程 1 年，呈慢性起病，主要症状为咯血；曾诊断为肺结核，但经专科医院抗结核治疗 1 年后咯血未能改善；肺部 CT 见右上肺结节内新月形透亮影，周围伴有晕征，临床诊断肺曲霉球是可以成立的。该病例显然为误诊肺结核的肺曲霉病。

根据《2015 年慢性肺曲霉病诊断与治疗临床指南》，慢性肺曲霉病可分为：曲霉球、单发曲霉球、慢性空洞性肺曲霉病、慢性纤维化性肺曲霉病、亚急性侵袭性肺曲霉病。该病例分型应归为单发曲霉球。单发曲霉球是指在单个肺空洞中含有一个单发真菌球，血清或微生物学证据提示曲霉感染，至少随访 3 个月影像学没有进展。在临床上咯血的患者，容易误诊为肺结核，如果经过正规抗结核治疗病情未能控制的患者，尤其是出现新月形的空洞影者，应尽早进行相关检查明确是否为肺曲霉病。目前肺曲霉病相关的检查包括留取痰涂片、痰真菌培养、G 试验、GM 试验等取得微生物学证据；行支气管镜、经皮肺穿刺、肺叶切除术等取得病理学证据。对于本例曲霉球患者，手术切除是治疗的首选手段。在入院第二天胸部 CT 已提示有典型新月形空洞病灶，应考虑到肺曲霉病可能。结合患者咯血症状，可考虑行右上肺病灶切除手术，手术切除后送病理检查明确诊断即可。可简化检查及治疗手段，免去经皮肺穿刺活检手术。术后早期使用氟康唑抗曲霉治疗是不恰当的，因氟康唑对曲霉不敏感。多个指南都指出，治疗肺部曲霉病应首选伏立康唑。

外科手术切除曲霉球是对肺功能足够好的患者的最终治疗选择。严重咯血患者都应考虑外科手术治疗，操作成功与否取决于曲霉球切除是否彻底，真菌菌体成分是否漏入到胸膜腔。因此，单发曲霉球病灶和咯血症状在手术切除后很少反复，而慢性空洞性曲霉病的手术成功率较低。

（苏冬娜　傅应云　吴　迪）

参考文献

［1］ Chabi ML, Goracci A, Roche N. Pulmonary aspergillosis. Diagn Interv Imaging, 2015, 96 （5）: 435-442.

［2］ Tashiro T. Pathogenesis of chronic necrotizing pulmonary aspergillosis. Med Mycol J, 2015, 56 （1）: 3-13.

［3］ Warris AI. The biology of pulmonary aspergillus infections. J Infect, 2014, 69 （1）: 36-41.

［4］ Raul Lopes Ruiz Júnior, Frederico Henrique Sobral de Oliveira, Bruno Luiz Burgos Piotto, et al. Surgical treatment of pulmonary aspergilloma. J Bras Pneumol, 2010, 36 （6）: 779-783.

［5］ Blandin S, David G. Aspergillosis for the pulmonologist Rev Pneumol Clin, 2008, 64 （4）: 202-210.

病例 2　反复咯血 15 个月余，再发 6 天

【病史摘要】

患者，女，31 岁。因"反复咯血 15 个月余，再发 6 天"于 2013 年 11 月 6 日入院。患者 2012 年 7 月无明显诱因出现咯血，为鲜红色血，量约 50ml。无明显咳嗽、咳痰；无发热、畏寒、胸闷、胸痛、气促等。曾到某市某区人民医院就诊，因 X 线胸片发现"右上肺病灶"，诊断"肺结核"，予"异烟肼、利福平、吡嗪酰胺和乙胺丁醇"规范抗结核治疗 6 个月。但疗效不佳，抗结核治疗期间仍间有咳少量暗红色血丝痰。2013 年 3 月开始予"伊曲康唑"抗真菌治疗，2 月后自行停药并服用中药治疗。6 天前无明显诱因再次出现咯血，鲜红色血，量约 30ml，伴胸闷不适。自觉有发热，但未监测体温；无咳嗽、咳痰、气促等。遂来我院门诊就诊，查胸部 CT 示"右肺上叶尖段纵隔旁空腔或空洞样病变，其内见团块状软组织密度病灶"。为求进一步诊治收住院。发病以来，患者精神好，胃纳、睡眠可；大小便无异常；体重稍有下降。

既往史：否认高血压、糖尿病病史；否认肝炎等传染病病史；无手术、外伤及输血史；无药物及食物过敏史。

体格检查：神清，口唇无发绀。双侧呼吸运动对称，双侧胸廓扩张度正常，双侧语音震颤正常，双肺叩诊清音，双肺呼吸音粗，未闻及干湿性啰音。心律齐，各瓣膜区未闻及杂音。腹软，无压痛、反跳痛，双下肢无水肿。

辅助检查：2013 年 11 月 4 日某市人民医院门诊胸部 CT 示：右肺上叶尖段纵隔旁空腔

或空洞样病变，其内团块状软组织病灶，考虑先天性支气管扩张或肺结核继发空洞，并腔内曲菌球形成？周围肺泡积血（图 2-1-4）。

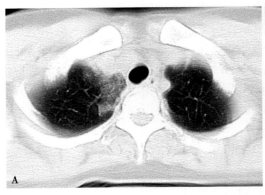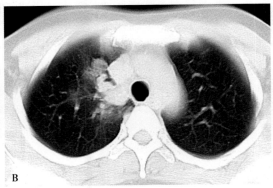

图 2-1-4　胸部 CT

右肺上叶尖段纵隔旁见囊腔样透光，其内见一不规则团块状软组织灶，两者间局部可见裂隙，上下连续约 6 个层面可见，较大层面处范围约 2.2cm×1.8cm，内见少量斑点、小结节状钙化密度影，周围见不规则类圆形、柱状、弧形透亮区，软组织病灶部分密度欠均匀，CT 值约 50~60Hu；软组织病灶周围见不规则斑片状磨玻璃样密度增高影，边缘模糊

初步诊断：咯血查因（右上肺浸润性结核？肺曲霉病？）

【诊疗经过】

入院后予头孢他啶抗感染及酚磺乙胺、卡巴克洛（安络血）止血治疗。血常规、肿瘤标志物、ESR、CRP、痰涂片、痰培养、结核分枝杆菌 DNA 检测等均未见明显异常。2013 年 11 月 11 日完善纤维支气管镜检查各级支气管未见异常。

2013 年 11 月 14 日复查胸部 CT（图 2-1-5）。

鉴于患者肺部病变性质不明，请胸外科会诊后建议手术切除右上肺叶，遂于 2013 年 11 月 20 日电视胸腔镜下行右上肺叶切除术，并送病理检查，病理诊断肺曲霉病（图 2-1-6）。

病理诊断：肺曲霉病

术后予伊曲康唑 0.2g 每天 1 次，服用 3 个月。3 个月后随访未再咯血。复查胸片提示右上肺术后改变，余未见明显异常。

最后诊断：右上肺曲霉球

【讨论】

肺曲霉病主要因为吸入曲霉属孢子而发病。曲霉是条件致病菌，免疫功能受抑制或损伤及使用糖皮质激素、免疫抑制剂等会增加感染的危险性，特别当中性粒细胞缺乏时更易受累。本例患者影像学提示空腔内曲菌球形成，诊断分型为曲霉球。

近年来临床上无宿主因素的肺曲霉病多有报道。曲霉常定植在上呼吸道，痰液培养曲霉阳性并不能确定其为感染的病原体，除非真菌镜检同时见大量菌丝或反复培养同一菌种或多处标本培养均为同一菌种。通常取自无菌部位（如血液、胸腔积液、活检组织）标本中分离出来的曲霉有临床诊断意义，但必须排除操作时的污染。因此，特异的影像学表现往往是诊断的依据，而组织病理学是肺曲霉病的确诊依据。本例曲霉病患者影像学提示空

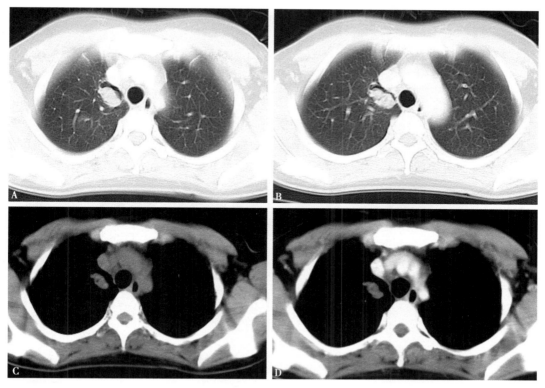

图 2-1-5 胸部 CT

A、B. 右肺上叶尖段纵隔旁见囊腔样透光区，其内见一不规则团块状软组织密度病灶，两者间局部可见裂隙，大小约 2.1cm×1.3cm，内见少量斑点、小结节状钙化密度影；C. 软组织病灶部分密度欠均匀，CT 值约 43Hu；D. 增强扫描轻度强化，CT 值约 60Hu

腔内曲菌球形成，微生物学检查阴性，最后通过手术病理确诊为肺曲霉病。

曲霉球常继发于肺结核空洞、支气管扩张等疾病，一般不侵犯肺组织，但在一定条件下可发展成侵袭性肺曲霉病。咯血是最常见的症状，有时甚至可发生威胁生命的大咯血，该例患者就是因为反反复复咯血前来就诊。

典型的曲霉球在 CT 上表现为肺空洞或空腔性病变内球形内容物，曲霉球与空腔之间有一新月形空隙，常位于空腔的上方或外方，曲霉球在空洞或空腔内常呈游离状态，改变体位后位置可发生变化。所以临床上如怀疑曲霉球可行仰卧位和俯卧位不同方位 CT 扫描对比显示曲霉球的活动性。曲霉球形态可不规则，也可有分叶，但曲霉球边缘和洞壁内缘通常较为光滑，为活动的曲霉球与洞壁内缘的机械摩擦而导致。该例患者 CT 可见空腔性病变内不规则团块状软组织病灶，与空腔之间有一新月形空隙，但当时并未行仰卧位和俯卧位两不同方位 CT 扫描对比显示曲霉球的活动性。肺空洞或空腔性病变内球形内容物且曲霉球与空腔之间有一新月形空隙为曲霉球较为特征性的影像学表现，但尚可见于其他疾病，需注意鉴别。肺内球形阴影还可出现在结核球、良性肿瘤、肺脓肿等疾病，需结合其他征象和临床加以鉴别。而新月形空隙特别需要与侵袭性肺曲霉病的空气新月征相鉴别。侵袭性肺曲霉病的空气新月征是空洞进程中出现的特征性征象，为梗死的肺组织与周围正常肺实质分离形成，壁内缘不规则，且常伴有空洞周围浸润影；而曲霉球为曲霉在其他疾

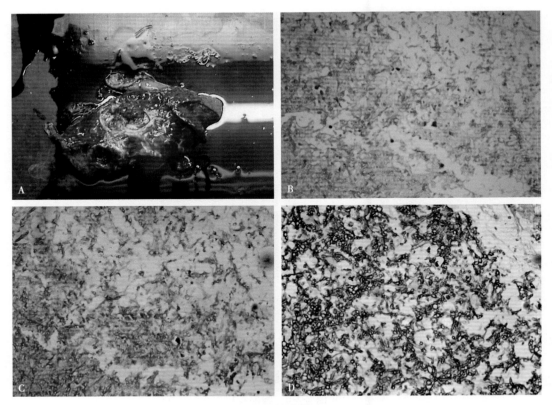

图 2-1-6　肺曲霉病理

A. 肉眼所见：右上肺肺组织一块，大小 11cm×8cm×3.5cm，近切缘处切开见一直径约 3.5cm 的空洞，周缘见囊壁样结构，囊内见灰红色棉絮样物质；B. 光镜所见：可见大量的菌丝及孢子；C、D. 分别为特殊染色 PAS、PASM，均可见曲霉。免疫组化结果：CK、TTF-1（肺泡上皮＋），Vimintin（纤维＋）

病形成的空洞或空腔中寄生后形成，改变体位曲霉球的位置可变动，洞壁内缘常因曲霉球的机械摩擦而较为光滑。

　　曲霉球在 2008 年美国感染病学会指南上推荐不治疗或者外科手术治疗。该患者反复咯血，本次再发加重入院，不能排除进展成危及生命的咯血可能；且患者年轻，无慢性基础疾病，肺功能好，无明显手术禁忌证，故选择外科手术治疗。外科手术治疗是唯一能够治愈曲霉球的方法，也为确诊提供了依据。术后予伊曲康唑治疗防止复发，伏立康唑也是曲霉球的备选方案，因为其对空洞的穿透性较好。

（吴森泉　张　平　邱　晨）

【专家点评】

　　该病例患者年轻女性，慢性病程，以咯血为首发症状；CT 检查表现为空腔性病变内不规则团块状软组织病灶，与空腔之间有一新月形空隙。从影像改变上来看，未发现结核病的明确证据，而呈现典型新月形空洞影，故该例是误诊为肺结核的慢性曲霉病。根据《2015 年慢性肺曲霉病诊断与治疗临床指南》，本病例的临床分型应归类为单发曲霉球。早期患者抗结核治疗疗效欠佳，应考虑到曲霉感染可能。2013 年 3 月曾开始予"伊曲康唑"抗真菌治疗，但由于患者依从性不好，2月后自行停药并服用中药治疗。导致病情进展，再次出现咯血。2013年11月4日患者CT发现右肺上叶结节影、周围伴有晕轮征，纵隔旁见囊腔样透光区，即应考虑到曲霉感染可能。后期2013年11月14日出现典型新月征表现，符合典型的曲霉感染病变临床演变过程。

鉴于患者有咯血症状，可直接行手术切除病灶治疗，术后病理活检明确诊断。手术切除治疗是目前单发曲霉球的主要治疗方法。严重咯血的患者手术前支气管动脉导管栓塞可能抢救严重咯血患者的生命。但栓塞术很少能完全有效地控制严重咯血，因此通常只作为最终手术治疗的前期工作。当手术病灶不能被完全切除时，抗真菌治疗可用于防止曲霉脓胸或避免疾病复发。2015年ESCMID/ERS慢性肺曲霉病诊断和处理指南指出：病灶切除后，需密切监测，每3个月定期检查曲霉抗体定量、炎症标志物及肺部影像学，以确保病灶无进展。

（苏冬娜　彭树松　黄　嵘）

参考文献

［1］Yoon SH，Park CM，Goo JM，et al. Pulmonary aspergillosis in immunocompetent patients without air-meniscus sign and underlying lung disease：CT findings and histopathologic features. Acta Radiologica，2011，52：756-761.

［2］徐思成，董旭南，邓丽静，等. 侵袭性肺曲霉病的初次CT特点. 中华危重病急救医学，2013，25（4）：229-232.

［3］Walsh TJ，Anaissie EJ，Denning DW，et al. Treatment of aspergillosis：clinical practice guidelines of the Infectious Diseases Society of America. Clin Infect Dis，2008，46（3）：327-360.

病例3　反复咯血2年余

【病史摘要】

患者，男，51岁。因"反复咯血2年余"于2014年11月28日入院。患者于2012年2月无明显诱因反复出现咯血，每周1至数次，每次量10~200ml不等，伴乏力、气短；无发热、胸痛、咳嗽、咳痰、盗汗及消瘦等，给予利福平和乙胺丁醇等抗结核治疗近1年，复查胸片示"右上肺空洞形成"。2014年11月21日再次咯血，量超过100ml，为进一步诊治入院。自发病以来，精神尚好，食欲正常，睡眠尚可；体重无明显变化；大小便正常。

既往史：否认糖尿病、高血压史等。

体格检查：T 36.2℃，P 84次/分，R 20次/分，BP 120/80mmHg。发育正常，营养一般，神志清楚，慢性病容，自主体位，查体配合。全身浅表淋巴结未触及肿大。双肺呼吸音清，未闻及干湿性啰音。心脏不大，心率84次/分，节律整齐，各瓣膜听诊区未闻及病理性杂音。腹平软，肝脾未及，移动性浊音阴性，肝肾区无叩击痛，肠鸣音正常。

辅助检查：

血常规：WBC $1.40×10^9$/L，N 85.8%，L 5.0%，RBC $3.61×10^9$/L，PLT $295×10^9$/L。CRP 123.14mg/L。肝功能：ALT 7.0U/L，AST 20.0U/L。肾功能及血电解质正常。

初步诊断：咯血查因（右上肺空洞型肺结核？）

【诊疗经过】

入院后按"咯血查因"完善相关检查。2014 年 12 月 2 日肺部 CT 检查：右上叶可见一厚壁空洞性肿块，洞内可见一密度不均匀结节灶，结节灶周围显示空气新月征；病灶周围可见絮状影及凌乱索条影，病变邻近胸膜增厚粘连（图 2-1-7）。

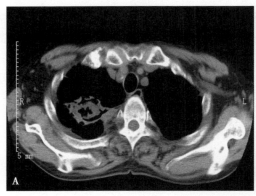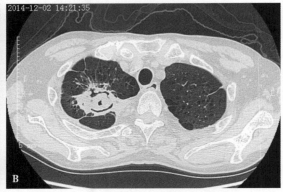

图 2-1-7　肺部 CT 检查

A. 软组织窗显示右上叶尖段厚壁空洞病变，洞内可见一密度不均匀结节灶，结节灶周围显示空气新月征，局部胸膜肥厚；B. 肺窗显示右上叶一厚壁空洞病变，洞内可见高密度结节灶，结节周围显示空气新月征，病变内缘与胸膜可见粘连改变，邻近肺实质显示凌乱索条，双肺上可见多发大小不等无壁含气腔隙及泡影

2014 年 12 月 03 日结核 T-SPOT 试验阳性。2014 年 12 月 5 日纤维支气管镜显示：隆凸锐利，右上叶支气管黏膜轻度充血，各支气管管腔通畅，未见新生物。灌洗并刷检，涂片送病理及细菌和真菌培养。内镜诊断：右上叶支气管慢性炎症（图 2-1-8）。

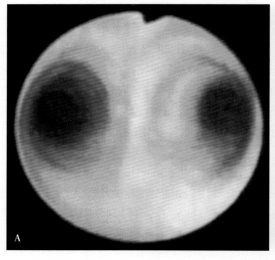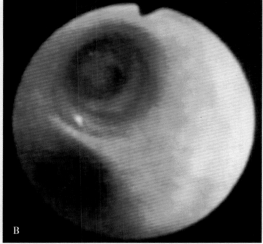

图 2-1-8　纤维支气管镜显示

A. 支气管镜显示气管隆嵴光滑锐利；

B. 右上叶支气管黏膜轻度充血，管腔通畅，未见新生物

　　2014 年 12 月 9 日支气管肺泡灌洗液检查未见真菌生长。同日气管镜刷检涂片：抗酸染色阴性。由于咯血反复且咯血量较大，故于全麻下行右上肺切除术。肺组织病理诊断：右上叶支气管扩张伴曲霉感染及化脓性炎症（图 2-1-9，图 2-1-10）。

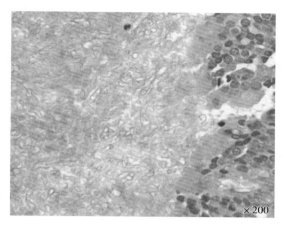

图 2-1-9　肺组织病理

扩张的支气管腔内见大量曲菌菌丝及孢子，菌体粗大，可见分枝和横隔，扩张的支气管黏膜呈慢性炎伴上皮增生（H-E 染色）

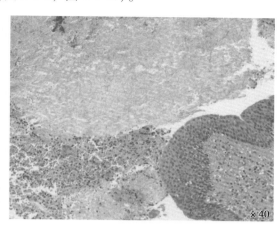

图 2-1-10　肺组织病理

扩张的支气管腔内见大量曲菌菌丝及孢子，菌体粗大，可见分枝和横隔，扩张的支气管黏膜呈慢性炎症伴鳞状上皮化生（H-E 染色）

　　最后诊断：右上肺慢性空洞型肺曲霉病

【讨论】

　　肺曲霉病常继发于其他基础疾病，免疫力低下与该病密切相关。在高龄、低蛋白血症、长期使用激素和抗生素及免疫抑制剂治疗的患者易患此病。Chotirmall 等人认为免疫功能低下的患者容易发生肺曲霉病，其中中性粒细胞减少与该病发病风险呈正相关。免疫异常也与肺曲霉病有关，变应性支气管肺曲霉病患者血清曲霉特异性 IgE 抗体增高，血清总 IgE 浓度通常>1000ng/ml；组织病理学可见嗜酸性粒细胞和淋巴细胞的肉芽肿改变，这佐证了免疫异常在肺曲霉病发病中的作用。肺曲霉病好并发于 COPD、支气管扩张、肺结核、慢性肺脓肿空洞等患者，此类患者一方面免疫力较差，另一方面这些疾病通常存在引流不畅等问题促进了曲霉在空洞或空腔内的生长。

　　肺曲霉病影像学表现多种多样，可表现为大小不等结节或团块、大小不等渗出性病变、空洞形成伴空气新月征以及在慢性肺脓肿、支气管扩张、支气管肺囊肿等疾病基础上并发曲菌球等。曲霉球是慢性肺曲霉病最常见形式，动态 X 线检查可见曲菌球在空洞或空腔内移动。该病例最终经过病理证实属于慢性空洞型曲霉病。

（谢汝明　陈步东　陆普选）

【专家点评】

　　肺曲霉病常好发于支气管肺囊肿、支气管扩张、肺脓肿或肺结核空洞内。本病例就是发生在支气管扩张基础上的肺曲霉病。患者为中年男性，无其他慢性疾病史，入院后查外周血白细胞仅 $1.40×10^9$/L，明显低下，患者是否存在粒细胞减少或缺乏，值得注意。众所周知，粒细胞缺乏是曲霉感染的高危因素，可惜该病例病程中未见有相关复查数据，显然未引起主管医师重视。

肺曲霉病常常表现为反复咯血等，该患者就是因反复咯血 2 年余而入院的。据文献报道，肺曲霉球咯血发生率 50%～90% 不等，咯血量亦不定，可以从很少量的咯血到大量致死性的咯血等。咯血的原因有多种可能，如随呼吸运动曲霉球对血管的机械性摩擦与损伤及曲霉内毒素所致溶血作用与抗凝作用等。

咯血是内科医生尤其是呼吸科医生经常遇见的临床急症，需注意加以鉴别诊断。本病例入院前因反复咯血、右上肺病灶曾按"结核病"治疗近 1 年，显然属于误诊误治，并最终导致肺内空洞出现，临床医师应引以为戒。

该病例 CT 表现为右上叶尖段厚壁空洞病变，洞内可见一密度不均匀结节，结节灶周围显示空气新月征。结合患者反复咯血两年多的病史及抗结核治疗无效，根据影像学典型的空气新月征不难考虑肺曲霉病。但从影像上尚无法判断肺曲霉病继发的基础性疾病，如慢性肺脓肿空洞、支气管扩张、支气管肺囊肿或结核空洞等，必须紧密结合临床。该病例最终是通过病理检查明确诊断，临床分型为慢性空洞型曲霉病。

（吴诗品　韩　慧　周嘉璇）

参 考 文 献

［1］ Chotirmall SH, Al-Alwai M, Mirkovic B, et al. Aspergillus-associated airway disease, inflammation and the innate immune response. Biomed Res Int, 2013, 1（723129）: 1-15.

［2］ Patterson KC, Strek ME. Diagnosis and treatment of pulmonary aspergillosis syndromes. Chest, 2014, 146（5）: 1358-1368.

［3］ Schweer KE, Bangard C, Hekmat K, et al. Chronic pulmonary aspergillosis. Mycoses, 2014, 57（5）: 257-270.

［4］ 叶再挺，曹卓，潘炯伟，等. 55 例肺曲霉病的临床及 CT 表现分析. 医学影像学杂志，2015, 25（6）: 998-1001.

病例4　间断咳嗽、咳痰伴咯血1年

【病史摘要】

患者，女性，26 岁，家庭主妇。因"间断咳嗽、咳痰伴咯血 1 年"于 2013 年 1 月 20 日入院。患者于 2012 年 1 月无明显诱因出现咳嗽，咳痰，痰中带血，量不多，无发热、胸痛、气促、盗汗、消瘦等。在某社康医疗中心就诊，考虑"急性支气管炎"，给予对症处理（具体不详）后未进一步诊治。2012 年 5 月因再次咯血，量约 150ml，在当地医院查胸部 CT 提示"肺结核可能；肺曲霉感染不排除"，给予"异烟肼、利福平和乙胺丁醇"抗结核治疗至今。服药期间时有间断咳嗽、咳痰、痰中带少量血丝。今日无明显诱因再次出现咯血，量约 20ml，门诊拟"肺结核并咯血"收治住院。发病以来，无畏寒、发热；无胸痛、气促。精神、食欲尚可，体重无明显减轻。

既往素健。否认肝炎等传染病史。无手术外伤史；无输血史及药物过敏史。

体格检查：T 36.3℃，P 94 次/分，R 20 次/分，BP 110/70 mmHg。发育正常，营养

中等，自动体位，查体合作。浅表淋巴结未及肿大。颈软，气管居中。胸廓对称，双侧触觉语颤对称，双肺叩诊呈清音，听诊左上肺呼吸音减弱，余肺呼吸音粗，未闻及干湿性啰音。心前区无隆起，心率94次/分，律齐，各瓣膜听诊区未闻及杂音。腹平软，肝脾肋下未触及，移动性浊音阴性，肠鸣音正常。生理反射存在，病理反射未引出。

辅助检查：

一、实验室检查

血常规：WBC $5.47×10^9$/L，N 63.1%，L 27.9%，RBC $3.9×10^{12}$/L，PLT $182×10^9$/L。痰抗酸染色阴性，痰 TB-DNA 阴性。痰普通细菌、真菌、结核菌培养均阴性。G 试验阴性。PPD 15mm×13mm。肝功能、肾功能、电解质、血沉、CRP、PCT 均正常。血 CEA 阴性，呼吸道肿瘤标记物阴性。

二、影像学检查

2012 年 5 月 31 日胸部 CT 示：肺结核可能，肺曲霉感染不排除（图 2-1-11）。

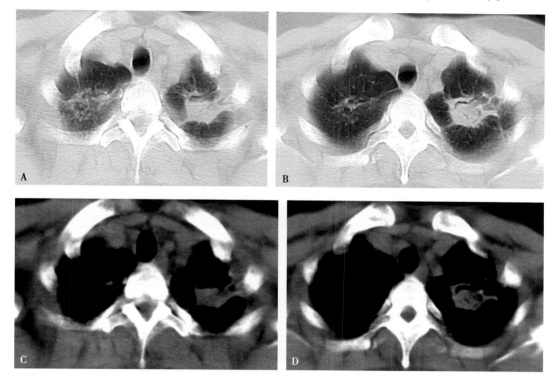

图 2-1-11 胸部 CT

A、B. 肺窗，左肺上叶尖后段见长结节状阴影，右肺尖区见少许斑片状及条索状致密影；C、D. 纵隔窗，左上肺结节影边缘见充气气管环绕，多发长毛刺征象，周边似见新月征，边缘局限性胸膜粘连

初步诊断：

1. 继发性肺结核：双上肺涂（−）初治

2. 左上肺曲霉球？

【诊疗经过】

入院后给予头孢呋辛钠抗感染、垂体后叶素止血、抗结核（异烟肼、利福平和乙胺丁醇）等治疗，症状无明显好转。于 2013 年 1 月 21 日复查胸部 CT 示：肺结核；肺曲霉感染可能（图 2-1-12）。

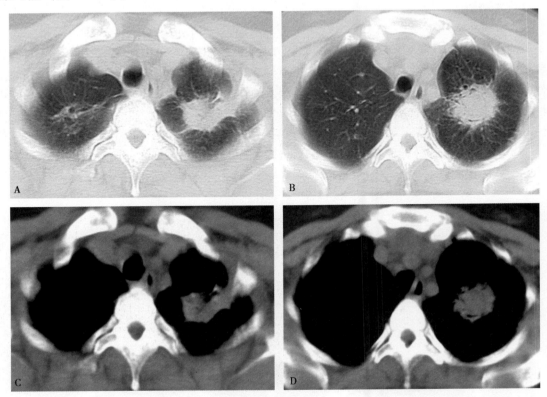

图 2-1-12 胸部 CT

A、B. 肺窗，左肺上叶尖后段见一长结节状病变，自肺尖区向左肺门延伸，最大层面约 28mm×26mm，右肺尖区见少许斑片状及条索状致密影；C、D. 左上肺结节影边缘见充气气管环绕，多发长毛刺征象，周边似见新月征伴局限性胸膜粘连。与 2012 年 5 月 31 日胸部 CT 比较，病灶无明显变化

为明确肺部肿物性质，于 2013 年 1 月 28 日在 CT 引导下行肺穿刺活检术。病理组织光镜见：少许肺组织，肺泡腔内见水肿液，其内及肺间隔内较多淋巴细胞、浆细胞及少数中性粒细胞浸润；见真菌团，六胺银染色（+），未见结核样结节及干酪样坏死，抗酸染色（－）（图 2-1-13）。

由于考虑肺曲霉球可能，且患者反复咯血，认为有手术指征，遂于 2013 年 2 月 18 日行左上肺切除术。术后给予伏立康唑抗真菌治疗 2 个月。患者病情稳定，随访至今未再出现咳嗽，咳痰和咯血。

最终诊断：肺曲霉球；右上陈旧性肺结核

【讨论】

近年来随着肺结核发病率的上升以及免疫抑制剂、激素的广泛使用，肺曲霉球有逐年增

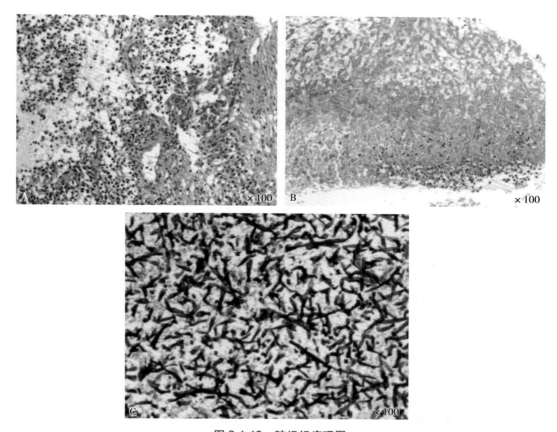

图 2-1-13　肺组织病理图

A. 肺泡腔内见水肿液，其内及肺间隔内见较多淋巴细胞、浆细胞及少数中性粒细胞浸润（H-E 染色）；B. 曲菌丝成团（H-E 染色）；C. 分枝状曲菌丝（PASM 染色）

多的趋势。Denning 等对相关文献进行回顾并分析肺结核合并慢性肺曲霉病的全球发病率，结果发现，21%～35%的肺结核产生肺空洞，其中约 22%并发慢性肺曲霉病。而肺曲霉球是慢性肺曲霉病的一种较常见类型，属于寄生型（腐生型）曲霉病，故肺结核合并肺曲霉球病应引起呼吸科和结核科医生的高度重视，以免漏诊和误诊。本病例就是在肺结核基础上继发曲霉感染。第一次住院时因诊断肺结核规律抗结核治疗半年，但症状未能改善，且右上肺病灶无变化，说明患者临床症状是由肺曲霉球导致，而非肺结核引起，应该接受教训。

肺曲霉感染与肺结核在影像上有很多相似之处，当肺结核合并曲霉感染时会给诊断造成更大困难，应与肺结核空洞伴结核球区别。影像学的一些特异性征象对诊断有重要的临床意义，但确诊仍需依靠病原学和病理学等方法。本病例就是在肺穿刺活检下得以确诊，而排除了左上肺结核球可能，也说明肺穿刺活检病理检查对诊断起到的关键作用，对临床有一定的启示。肺结核合并肺曲霉球治疗方案尚未统一。对于肺曲霉球是否进行常规预防性外科手术治疗，国内外学者均有争议。目前没有证据证明抗真菌药物治疗曲霉球有效。一般来说，对于无症状的曲霉球患者无需特殊治疗，可以定期观察；只有在曲霉球患者有症状时（通常是咯血）才考虑手术治疗，而且多数学者认为手术是最佳的治疗方式。本病例也是通过手术治疗得到临床治愈。但术后不推荐抗真菌治疗。而本例患者术后给予伏立康唑抗真菌治疗 2 个月，治疗意义值得商榷。当然，肺结核合并肺曲霉球患者行手术治疗需慎重，应综合考虑结核病灶、手术时机，权衡利弊，使患者更多受益。本病例是在结核病灶相对稳定状态下行手术治疗，时机恰当。从随访情况看，该患者获得了最大受益，无疑治疗是成功的。而对于心肺功能差、肺结核处于活动期患者，外科手术常受到限制，可行支气管动脉栓塞以达到止血目的。也可以尝试使用经皮腔内注射抗真菌药物，但成功率较低。因此，需要不断积累临床经验和有关资料，提高该病的治疗效果。

（邓国防　陈培芬　陆普选）

【专家点评】

本病例是肺结核基础上合并曲霉感染的较好病例。作者对肺结核合并曲霉感染进行了很好的讨论。总结以下几点供临床医师参考：

（1）肺结核合并慢性肺曲霉病并非少见。文献报道，肺结核空洞中约 22%并有慢性肺曲霉病，应引起临床医师特别是呼吸科医生的高度重视，以免漏诊和误诊。

（2）肺曲霉感染与肺结核在影像上有许多相似之处，诊断本身就有困难；而当肺结核合并曲霉感染时更给影像学诊断造成更大困难。如何鉴别肺结核空洞伴结核球和肺结核空洞并曲霉球形成有困难，应积累更多经验。

（3）肺曲霉球治疗方案还有争议。一般来说，对于无症状的曲霉球患者无需特殊治疗，可以定期观察；而手术治疗则是治疗曲霉球咯血的最佳方式。目前没有证据证明抗真菌药物治疗曲霉球有效。术后抗真菌治疗的意义也不清楚。

（4）肺结核合并肺曲霉球咯血患者的手术时机要权衡利弊。既要考虑结核是否活动，也要考虑曲霉球咯血带来的致命性威胁。因此需积累更多临床经验。

（吴诗品　邱　晨　成官迅）

参 考 文 献

［1］冯春来，施毅. 肺曲霉球诊治进展. 中国呼吸与危重监护杂志，2014，13（4）：427-429.

［2］Denning DW，Pleuvry A，Cole DC. Global burden of chronic pulmonary aspergillosis as a sequence to pulmonary tuberculosis. Bull World Health Organ，2011，89（12）：864-872.

［3］Limper AH，Knox KS，Sarosi GA，et al. American thoracic society fungal working group. An official American thoracic society statement：treatment of fungal infections in adult pulmonary and critical care patients. Am J Respir Crit Care Med，2011，183：96-128.

［4］Godet C，Philippe B，Laurent F，Cadranel J. Chronic pulmonary aspergillosis：an update on diagnosis and treatment. Respiration. 2014，88（2）：162-174.

［5］Marghli A，Zairi S，Osmen M，et al. Conservative surgery in pulmonary aspergilloma. Rev Mal Respi，2012，29：384-390.

病例 5　反复气促和咯血 6 年余

【病史摘要】

患者，男性，65 岁。因"反复气促和咯血 6 年余"于 2005-2011 年先后 17 次住院治疗。患者于 2004 年 3 月外院诊断为"继发性肺结核并咯血"，经规范抗结核治疗 1 年，咯血症状减轻，胸部 CT 检查显示"病灶吸收"，但仍间断咳大量白色泡沫痰及活动后气短。2005 年 3 月因"慢性支气管炎急性发作、阻塞性肺气肿、支气管扩张"住院治疗。体格检查：神志清楚，端坐位，呼吸稍促。口唇轻度发绀。桶状胸，双肺呼吸运动减弱，语颤减弱，叩诊过清音，双肺呼吸音减低，未闻及干湿性啰音。经"抗生素、氨茶碱、甲泼尼龙"等治疗好转。此后因类似发作至 2007 年 1 月先后 4 次住院治疗。缓解期患者生活自理，轻微活动后稍气促。2007 年 1 月住院期间肺 CT 提示"肺曲霉球可能"，使用"伏立康唑" 2 周后患者自行停药。2008 年 1 月至 2010 年 9 月期间多次因咯血住院，多次复查胸部 CT 示：肺部曲霉球进行性增大并逐渐液化。2010 年 9 月再次因大咯血住院，考虑"肺曲霉球并咯血"，先予抗感染药物（先后用头孢哌酮钠/他唑巴坦和亚胺培南联合伏立康唑）等治疗 1 月。由于咯血控制不佳而行支气管镜检查，结果提示"右上叶后段支气管内见活动性出血"。继之予支气管动脉造影及栓塞介入术治疗，效果仍欠佳，遂于 2010 年 11 月行"右肺叶切除及胸膜腔粘连松解术"。切除的肺组织病理诊断提示"肺部曲霉球和支气管扩张"。术后咯血停止而出院，院外随访至 2011 年 7 月病情稳定。

既往史：1995 年诊断类风湿关节炎，间断口服"甲泼尼龙，西乐葆，雷公藤等"治疗。2008 年诊断慢性肾功能不全（2 期）；吸烟史 40 余年，每天 2 包。

【诊治经过】

一、血液常规及生化

2008—2010 年期间血常规、C 反应蛋白、血沉、血清白蛋白、肾功能（表 2-1-1）。

表 2-1-1　患者住院期间血液常规及生化结果

	白细胞总数 （10⁹/L）	中性粒细胞 比例（%）	中性粒细胞 计数（10⁹/L）	CRP （mg/L）	ESR （mm/h）	白蛋白 （g/L）	肌酐 （μmol/L）
2008 年 1 月 10 日	8	78.4	6.3	88	140	24	185
2008 年 5 月 1 日	6.4	73.9	4.71	52	105	26	193.5
2008 年 7 月 23 日	5	65.9	3.31	71	108	24	145.9
2009 年 1 月 24 日	12.4	87.6	10.88	83.5	93	25	144
2009 年 2 月 2 日	8.6	73.1	6.25	22.6	90	25	117.7
2009 年 6 月 7 日	6.5	76.5	4.3	53.9	95	25	125.3
2009 年 12 月 24 日	6.8	78.5	5.3	79.2	90	27.4	118.1
2010 年 1 月 5 日	4.5	65.2	2.97	54.1	65	29.1	113.5
2010 年 3 月 20 日	4	63.2	2.53	58.4	140	29.1	121.4

续表

	白细胞总数 （10⁹/L）	中性粒细胞 比例（%）	中性粒细胞 计数（10⁹/L）	CRP （mg/L）	ESR （mm/h）	白蛋白 （g/L）	肌酐 （μmol/L）
2010 年 4 月 13 日	7.5	77.4	5.77	45.2	110	30.6	89.8
2010 年 6 月 4 日	6.2	74.8	4.61	26.3	55	33.5	79.6
2010 年 8 月 23 日	7.8	80.4	6.25	60.8	60	33.9	259
2010 年 9 月 7 日	4.4	55.1	2.42	17.6	35	31.8	103
2010 年 10 月 26 日	4.8	51.8	2.46	54.8	70	30.9	95.1
2010 年 11 月 23 日	4.4	54.2	2.37	51.2	67	32.1	93.1

注：1. 白细胞正常值：（4~10）×10⁹/L；CRP 正常值<5mg/L；ESR 正常值<40mm/h。

2. 痰涂片及细菌培养：反复多次痰涂片及痰培养均未检出抗酸菌。多次痰培养鉴定为铜绿假单胞菌。

3. 血细菌培养：多次血培养均无致病菌生长。

4. 血真菌（1，3）-β-D-葡聚糖试验：多次检查均阴性。

二、影像学检查

1. 胸片　2008 年 5 月 16 日胸片示右上肺空洞样病变（图 2-1-14）；2010 年 4 月 14 日胸片提示右上肺曲霉球病灶范围似稍变大，其内新月体形气体密度影（图 2-1-15）。

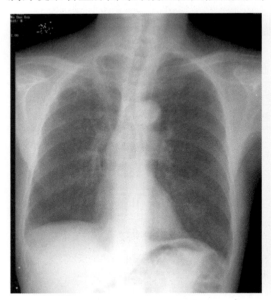

图 2-1-14　胸部正位
右上肺空洞样病变伴胸膜增厚

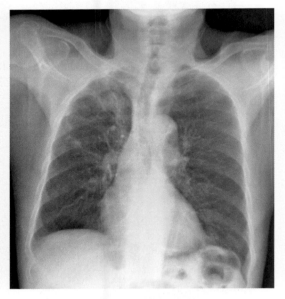

图 2-1-15　胸部正位
右上病灶范围似稍变大其内新月形气体
密度影较前增多，病变境界较前清晰

2. 胸部 CT 检查　2006 年 10 月 16 日至 2011 年 06 月 23 日胸部 CT 结果见图 2-1-16~图 2-1-20。

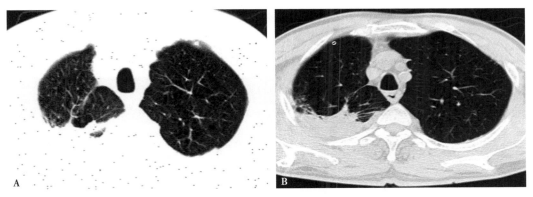

图 2-1-16　胸部 CT 平扫

右上肺尖后段见大片状高密度影及周围条索状密度影，形态不规则，
考虑两肺陈旧性肺结核并轻度支气管扩张

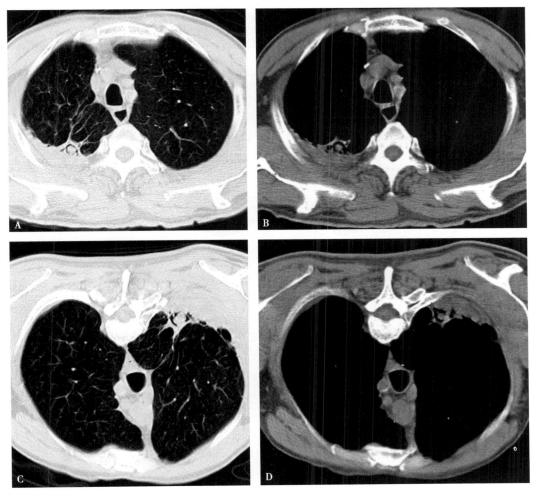

图 2-1-17　胸部 CT

A. CT 肺窗，右上肺后段见空洞性病灶中心结节周围见环形透亮；B. CT 纵隔窗右上肺空洞内结
节显示清楚，局部胸膜肥厚与后空洞局部胸膜肥厚与空洞病灶相连；C、D. 俯卧位结节位置稍
有变化（空洞较小）

诊断：（1）右上肺曲霉球感染可能。

（2）慢性肺气肿并右上肺支扩。

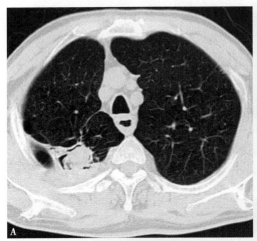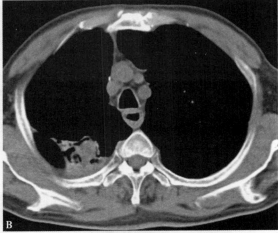

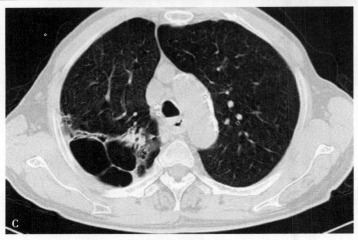

图 2-1-18 胸部 CT

A、B. 与 2007 年 01 月 29 日 CT 右肺上叶比较，空洞内结节病灶较前增大；

C. 右肺上叶及下叶背段见多个不规则透亮区，侧壁胸膜肥厚，近纵隔处肺内见不规则斑片影

三、支气管镜检查

2010 年 10 月 26 日支气管镜检查见右上叶后段见活动性出血。内镜诊断：右上叶后段支气管内见活动性出血。

2010 年 11 月 5 日术后支气管镜检查提示右上叶支气管手术残端闭合，右下叶各级支气管软骨环清晰，未见新生物。内镜诊断：右上叶支气管术后改变。

四、支气管动脉造影

2010 年 9 月 30 日支气管造影并行栓塞术（图 2-1-21）。

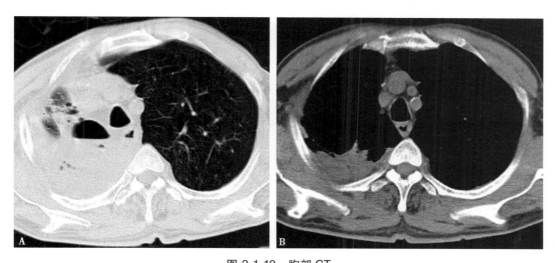

图 2-1-19　胸部 CT

A、B. 右肺上叶及下叶背段病灶与 2010 年 8 月 27 日 CT 片比较病灶范围扩大，
空洞内见液气平面。右侧胸腔及叶间胸膜积液增多

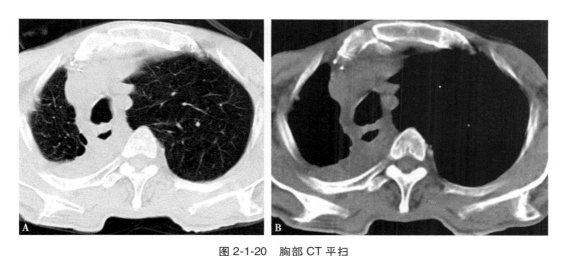

图 2-1-20　胸部 CT 平扫

A、B. 右上肺切除术后右侧胸廓缩窄，右肺体积缩小，右肺散在纤维条索状影

五、病理检查

2010 年 10 月 27 日在全麻下行右上肺叶切除术。病理报告示右肺上叶扩张支气管周围
见多量慢性炎性细胞浸润伴淋巴滤泡增生，右上肺空洞曲霉团，部分肺组织坏死伴大量霉
菌（图 2-1-22）。

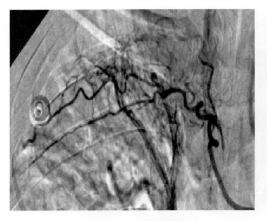

图 2-1-21　支气管动脉造影

支气管动脉造影见右支气管动脉主干级分支显示清晰，右侧支气管血管动脉远端局部血管异常增粗，扭曲，供血区闭塞。左支气管动脉主干及分支显示清晰

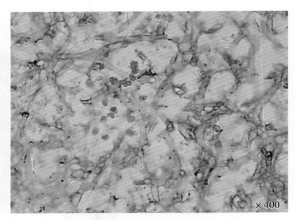

图 2-1-22　肺组织病理

可见大量曲菌菌丝和曲菌孢子（H-E 染色）

最后诊断：慢性空洞型肺曲霉病

【讨论】

从病史分析看，该患者存在如下曲霉感染危险因素：①结核感染导致肺组织结构破坏；支气管扩张或堵塞引起分泌物引流不畅。这些因素给曲霉的定植、生长提供了有利环境；②慢性阻塞性肺疾病反复急性发作和类风湿关节炎需要间断抗感染治疗和使用激素也是另一诱发曲霉感染危险因素。继发性肺结核合并肺曲霉病全球发病率超过 20%，其中空洞型肺结核病人患有慢性肺曲霉病比例可达 22%。该病例在 2006 年前后慢性阻塞性肺疾病反复急性发作过程中多次血清学、影像学和病原学检查都没有肺真菌感染的阳性发现；2007 年 1 月肺部影像学发现肺部空洞性病灶，曲霉球可能。动态胸部 CT 检查提示肺部大片状高密度影，病灶范围逐渐增大，继之出现晕轮征和空气新月征，最后形成曲霉球并有液化坏死。因此通过影像学动态监测病灶演变有助于协助早期诊断。

由于抗真菌药物难以有效地渗入空洞及曲霉球内，而已形成的曲霉球又难以通过堵塞或狭窄的引流支气管排出，单纯用抗真菌药物治疗效果欠佳。本例患者由于肺曲霉球合并咯血，首先选择了介入治疗。部分肺曲霉球采用 CT 或 MRI 血管造影检查可见支气管新生小血管异常增多成团状、支气管动脉不同程度扩张、扭曲，毛细血管有淤滞征象及局部动脉瘤样扩张等。这类患者往往由于支气管动脉侧支较复杂，栓塞效果较难以保证。该患者经过介入治疗后未能解决咯血问题，也说明本次介入栓塞术效果不理想。肺曲霉病早期可用伏立康唑等药物治疗，如发展为肺曲霉球，不论症状轻重，如无手术禁忌证，均应积极手术治疗。手术以肺叶切除为主，肺脏外周局限性孤立性病灶可行楔形或肺段切除，早期手术切除可望达到根治效果。

（余治健　陈延伟　邓启文）

【专家点评】

该病例有慢性阻塞性肺疾病、支气管扩张症及类风湿关节炎等基础疾病，病程长。因慢性阻塞性肺疾病急性发作而多次反复住院治疗，在病程中发现肺部出现新的病灶并反复咯血。曲霉球最常发生于已经存在的肺空洞内，包括肺结核、支气管扩张、肺囊肿、恶性肿瘤等疾病形成的肺空洞。因此慢性阻塞性肺疾病、支气管扩张症患者若反复咯血，要密切随访，通过影像学动态监测病灶演变有助于早期诊断合并肺曲霉感染。本病例因类风湿关节炎及反复慢性支气管炎急性发作，间断使用甲泼尼龙等免疫抑制药物，也是导致肺曲霉感染的重要原因。

肺曲霉球的最常见症状是咯血，发生率50%～90%不等，咯血量可从很少量到大量致死性咯血不等。咯血原因包括：呼吸运动时曲霉球对血管的机械性摩擦与损伤；曲霉内毒素所致溶血作用与抗凝作用；空洞壁血管的局部性侵蚀等。5%～10%曲霉球病人可因大咯血致死。本病例病程中就因反复咯血，曾于2008年1月—2010年9月期间多次住院治疗。

少部分肺曲霉球患者未接受治疗其病灶就能缩小或完全消退。但在使用免疫抑制剂的情况下，曲霉球可能发展为慢性坏死性（"半侵袭性"）肺曲霉病。本病例于2008年1月—2010年9月期间多次复查胸部CT见肺部曲霉球进行性增大并逐渐液化，就是该病病情演变的最好例子，是否与长期使用免疫抑制剂有关，值得重视。

曲霉球的处理措施争议颇多。一般来说，无症状或症状轻微者可进行医学观察。有症状、但不适宜或拒绝手术者可试用抗真菌药物治疗，但目前还没有一致的证据证明抗真菌药物治疗曲霉球有效。手术切除是唯一根治治疗，适用于反复咯血或致命性咯血时。胸腔镜下切除肺曲霉球是一种新的治疗方式，手术并发症少，住院时间减少。倘若患者因心肺功能不全等原因有手术禁忌证时，支气管动脉栓塞是控制大咯血有效的治疗，但由于曲霉球的侧支循环丰富，支气管动脉栓塞术后咯血仍可能复发。本病例曾予以内科治疗，后给予支气管动脉栓塞治疗，最后因效果不佳手术治疗，随访至今效果良好，这是对上述治疗措施利弊的最好诠释，值得进一步探讨。

（吴诗品　陈洪涛　傅应云）

参 考 文 献

[1] Denning DW，Pleuvry A，Cole DC. Global burden of chronic pulmonary aspergillosis as a sequence to pulmonary tuberculosis. Bull World Health Organ，2011，89（12）：864-872.

[2] Koyama K，Ohshima N，Suzuki J，et al. Evaluation of clinical characteristics and prognosis of chronic pulmonary aspergillosis depending on the underlying lung diseases：Emphysema vs prior tuberculosis. J Infect Chemother，2015，21（11）：795-801.

[3] Gazzoni FF，Severo LC，Marchiori E，et al. Pulmonary diseases with imaging findings mimicking aspergilloma. Lung，2014，192（3）：347-357.

[4] Sherif R，Segal BH. Pulmonary Aspergillosis：clinical presentation，diagnostic tests，management and complications. SegalCurr Opin Pulm Med，2010，16（3）：242-250.

[5] Ba PS，Ndiaye A，Diatta S，et al. Results of surgical treatment for pulmonary aspergilloma. Med Sante Trop，2015，25（1）：92-96.

[6] Moodley L，Pillay J，Dheda K. Aspergilloma and the surgeon. J Thorac Dis，2014，6（3）：202-209

病例6 间断咳嗽、咳痰、痰中带血9个月

【病史摘要】

患者，女性，67岁。因"间断咳嗽、咳痰、痰中带血9个月"于2013年5月29日入院。患者9个月前因感冒出现咳嗽、咳痰，伴痰中带血。无胸闷、气急、胸痛、发热、潮热盗汗；无头晕、心悸；无腹痛、腹泻、黑便等。在当地医院按"肺结核"给予抗结核治疗（具体用药不详），症状缓解，用药4个月后自行停药。1月前再次出现咳嗽、咳痰量较多，且痰中带血，于2013年5月6日在深圳某区医院查胸部CT示"左上肺毁损、空洞形成；曲霉感染；左下肺背段、右下肺背段陈旧性肺结核"。5月13日在我院支气管镜示"左上叶支气管炎症改变，肺泡灌洗液涂片未见结核"。按"肺曲霉感染"给予口服"伊曲康唑"治疗，症状无明显好转，为进一步诊治以"肺结核空洞"收入外二科。自发病以来，精神尚好、食欲和睡眠一般。

既往史：否认糖尿病、高血压等病史；否认有烟酒嗜好。

体格检查：T 36.4℃，P 82次/分，R 18次/分，BP 130/65mmHg。发育正常，营养一般，神志清楚，慢性病容，自主体位，查体合作。全身皮肤无黄染，未见皮疹。全身浅表淋巴结未扪及肿大。眼、耳、鼻、口腔无明显阳性体征。胸廓对称无畸形。呼吸节律规整，呼吸运动度及语颤对称，无胸膜摩擦感。双肺叩诊清音，呼吸音清晰，未闻及明显干、湿啰音，双肺语音传导对称，无胸膜摩擦音。心前区无异常隆起及搏动；叩诊心界无扩大；心率82次/分，心律齐，各瓣膜区未闻及明显病理性杂音。腹平软，无压痛及反跳痛，肝脾肋下未及，肝颈回流征（-），肠鸣音5次/分。双下肢无水肿。神经系统查体未见异常体征。

辅助检查：

一、实验室检查

2013年5月19日肺泡灌洗液细菌培养：白色假丝酵母菌（+）；丝状真菌（+）。

二、影像学检查

2013年5月5日某区医院胸部CT示：左上肺毁损、空洞形成；曲霉感染；左下肺背段、右下肺背段陈旧性肺结核。

三、支气管镜

2013年5月13日支气管镜检查示：左上叶支气管炎症改变。

初步诊断：左上肺毁损（肺结核并空洞形成？侵袭性肺曲霉病？）

【诊治经过】

入院后完善相关检查，查外周血常规：WBC 8.82×10⁹/L，N 5.97×10⁹/L，Hb 127g/L，PLT 218×10⁹/L；肝、肾功能均正常。血沉26mm/h。CRP 118mg/L。结核抗体弱阳性。痰TB-DNA < $5×10^2$copis/ml。结核免疫三项（Elispot）：阴性。痰结核菌涂片及培养阴性。胸片示：左上肺病变，考虑结核合并空洞或支扩。2013年5月30日胸部增强CT示：双肺病灶考虑继发性肺结核合并左肺上叶部分肺不张、支扩可能（图2-1-23）。

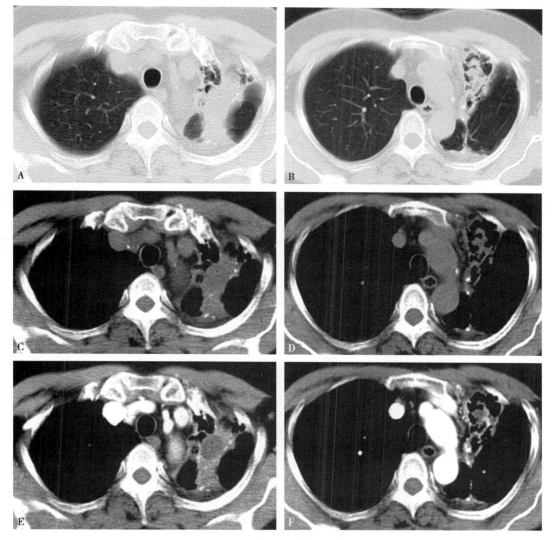

图 2-1-23 胸部增强 CT

A~D. CT 肺窗，左侧胸廓稍塌陷，左肺上叶体积缩小，左肺上叶见较多的不规则斑片影，密度较高，且不均匀，部分病灶内呈蜂窝状改变，病灶内见较多钙化灶，左上胸膜增厚；E、F. 增强扫描，左肺上叶病灶可见明显不规则强化，CT 值约 23Hu

经结核科和胸外科联合会诊后认为，患者可能存在肺结核和肺曲霉感染可能，且左上肺毁损，建议采用左氧氟沙星、异烟肼、利福喷丁抗结核和伏立康唑抗曲霉治疗；待病情稳定后，行毁损肺切除术。于 2013 年 6 月 6 日行胸腔镜辅助左上肺叶切除术，手术顺利。2013 年 7 月 6 日脓液结核菌培养：无结核分枝杆菌。手术病理检查结果（图 2-1-24~图 2-1-26）：肺切除标本大小 12.5cm×4cm，大部分呈灰褐色，少部分呈灰色；切面灰白、灰褐色，实性变，见多个囊腔形成，直径 0.5~2.5cm 不等，内含灰褐色物，质较软。光镜：肺组织大部分结构已破坏，部分支气管扩张，内含真菌团；支气管壁及周围肺组织间质充血及出血，伴淋巴细胞、浆细胞浸润；少数肺泡腔内含浆液、红细胞及吞噬含铁血黄素的巨噬细胞。无结核样结节及干酪样坏死。抗酸染色（-）、六胺银染色（+）。病理诊断：左上肺炎性病灶；真菌感染，考虑为曲霉。

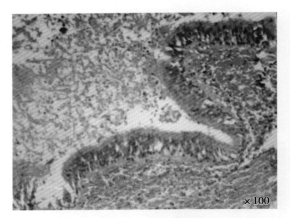

图 2-1-24 肺组织病理
肺组织部分结构破坏，部分支气管扩张，
内含曲菌菌团（H-E 染色）

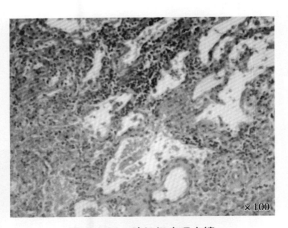

图 2-1-25 肺组织病理光镜
肺组织间质充血及出血，伴淋巴细胞、浆细胞
浸润；少数肺泡腔内含渗出液、红细胞及吞噬
含铁血黄素的巨噬细胞（H-E 染色）

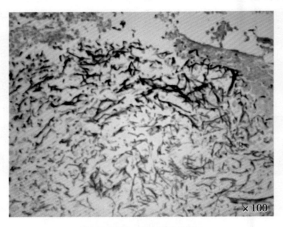

图 2-1-26 PASM 染色

2013 年 6 月 11 日复查胸部 CT 提示：左肺上叶切除术后改变，左下肺结核并左侧胸腔积液、胸膜增厚。术后继续抗结核和伏立康唑抗真菌治疗。2013 年 7 月 11 日复查胸部 CT 结果示：左上肺叶切除术后改变，左下肺结核并左侧胸腔积液、胸膜增厚；与 2013 年 6 月 11 日 CT 片对比，左肺渗出病灶较前减少，左侧胸腔积液较前吸收好转。经过治疗，患者体温正常，无咳嗽、咳痰及咯血，好转出院。

出院诊断：

1. 慢性纤维化性肺曲霉病。

2. 左上肺毁损。

3. 肺结核，双肺，涂（-），复治。

出院后继续伏立康唑抗真菌和抗结核治疗，病情稳定，随访至今未再出现咯血。

【讨论】

肺曲霉感染易继发于慢性肺病尤其是肺结核病人。我国有庞大的结核感染人群，据中国结核病预防控制中心2013年度报告，我国肺结核年发病人数为90万~100万人。近年来曲霉病的发病率有上升趋势，1978—1992年尸解证实的系统性曲菌感染自1.5%上升到6%，病死率自17%上升到60%。因此，肺结核患者应警惕合并肺曲霉感染。

肺结核容易合并曲霉感染的发病机制，主要归结为以下几点：①肺结核为慢性肺部疾病，肺组织结构多有严重的破坏。这些病理改变使气道的净化作用减退，口咽部的真菌易下行侵犯肺组织。肺结核患者多有空洞形成、支气管扩张或堵塞引起肺不张，使分泌物引流不畅，给曲霉的定植、生长提供了有利环境。Denning等对相关文献进行大范围回顾，估计肺结核之后慢性肺曲霉病的全球发病率为21%（美国）~35%（中国台湾）；②肺结核为慢性消耗性疾病，患者T淋巴细胞数量及（或）功能下降，细胞免疫功能低下，使曲霉感染率增高；③由于治疗肺结核需要使用多种抗结核药物，这些药物的联合应用容易导致菌群失调，使条件性致病真菌乘虚而入。

由于肺曲霉病起病隐匿，大多数表现为慢性咳嗽、全身不适、体重下降和咯血等症状，症状缺乏特异性，容易误诊为结核病进展，给诊断带来一定困难。肺曲霉病的诊断应注意到以下特点：①频繁咯血或血痰，且抗结核治疗不易控制；②空洞腔大部消失而代之以团块状致密阴影；③X线及CT片典型曲霉球及新月状空气半月征；④纤支镜活体组织检查可见肉芽组织增生，呈息肉样、菜花样；⑤痰霉菌培养阳性率高，但痰液镜检阳性率低，故单纯靠痰液镜检是不够的；⑥必要时应该进一步行支气管肺泡灌洗术或活检确诊。本例患者也是频繁咯血，抗结核治疗虽有好转，但未控制病情；后来通过支气管肺泡灌洗液细菌培养和手术病理组织活检才最后确诊。

目前大多数学者趋向于对肺曲霉病大咯血、重度咯血、中度咯血给予手术：手术治疗使患者消除了咯血并可从根本上切除病灶，延长患者生存率。有报道肺曲霉病并不能从抗真菌治疗中获益，且抗真菌药物毒性较大患者难以耐受其毒性。目前大多数学者认为无症状的患者，只要术前评估能耐受手术的打击，也应该积极行手术治疗，因为手术的获益远远高于手术带来的风险。本例肺结核合并曲霉病变广泛，已为毁损肺且反复咯血，肺叶切除术是最常见的手术方法。患者经及时手术切除、积极抗结核及伏立康唑抗曲菌治疗，取得了满意疗效。

（袁　静　李晓鹤　陆普选）

【专家点评】

本病例是在肺结核病变基础上合并肺曲霉感染。作者已对肺结核合并曲霉感染的发生率和发病机制进行了深入讨论；并对合并曲霉感染的诊断提出了注意要点。肺结核基础上合并曲霉感染影像学表现往往变得不典型，诊断有困难，为此国内外许多学者进行了大量探讨。国内李清锋等总结了肺结核合并真菌感染的影像学特点，可供参考：①病变累及范围扩大；②病变形态多样化，边缘更加模糊，以多发不规则斑片状影、支气管肺炎状改变及大叶性浸润多见；③支气管播散病灶增多；④胸腔积液发生率增高、积液量增多；⑤空洞扩大、增多，常为多发小空洞；⑥可有真菌感染的特异征象，如空洞内霉菌球等。即使如此，上述改变也不是结核合并曲霉感染的特异影像学征象，还需进一步总结。

正是由于影像学鉴别诊断的困难，有条件的医院应积极开展曲霉感染的血清学检查，包括血清沉淀素抗体和半乳甘露聚糖（GM）检测。2015 年欧洲呼吸学会和欧洲临床微生物学会与感染性疾病学会联合制定的《2015 年慢性肺曲霉病诊断与治疗临床指南》指出，超过 90% 的患者曲霉抗体（沉淀素）升高。但国内医院多未开展该项检查。半乳甘露聚糖检测对诊断曲霉感染有重要价值。国外作者对血清 GM 检测的 meta 分析发现，GM 检测诊断曲霉感染敏感度可达 71%，特异度达 89%。GM 检测在支气管肺泡灌洗液（BALF）中的敏感性更高，一项 meta 分析结果显示，BALF 中 GM 检测诊断侵袭性肺曲霉病的敏感度可达到 90%，特异度达 94%。值得强调的是，若影像学没有特征性改变，血清 GM 试验也不支持，应积极行支气管镜肺活检、经皮肺活检做微生物学和病理检查，以尽早明确诊断。

随着对肺曲霉病认识的提高，肺曲霉疾病谱也在不断演变。目前肺曲霉病的常用分类包括侵袭性肺曲霉病、慢性坏死性肺曲霉病（也称亚急性侵袭性肺曲霉病或半侵袭性肺曲霉病）、慢性肺曲霉病（分为曲霉结节、单发曲霉球、慢性空洞性肺曲霉病、慢性纤维化性肺曲霉病）、过敏性肺曲霉病及重叠综合征等。根据本病例的病程、基础性疾病、影像学检查及光镜下肺组织大部分结构已破坏等，本病例似乎更符合慢性纤维化性肺曲霉病。

（吴诗品　张倩倩　成官迅）

参 考 文 献

［1］韩俊垒，汤兵祥. 陈旧性肺结核合并肺曲霉病 75 例临床分析. 河南医学研究，2011，20（1）：76-78.

［2］张玲莉，郭胜利，翟守恒. 肺结核并肺部真菌感染 128 例临床分析. 中国医学创新，2013，10（19）：92-93.

［3］Denning DW, Pleuvry A, Cole DC. Global burden of chronic pulmonary aspergillosis as a sequel to pulmonary tuberculosis. Bulletin WHO, 2011, 89（12）：864-872.

［4］曾东，冯艳玲，郑叶，等. 肺结核合并肺曲霉感染的临床病理学分析. 中国临床医学，2013，20（3）：316-318.

［5］钱绍文，谷华，卢美丽，等. 肺结核合并曲霉属感染患者 CT 的临床诊断. 中华医院感染学杂志，2014（2）：418-420.

［6］陈嘉麟，栾立，王伟. 肺曲霉病的 CT 表现及鉴别诊断. 中国中西医结合影像学杂志，2011，9（4）：335-337.

［7］Farid S, Mohamed S, Devbhandari M, et al. Results of surgery for chronic pulmonary Aspergillosis, optimal antifungal therapy and proposed high risk factors for recurrence -a National Centre's experience. J Cardiothorac Surg, 2013, 8（1）：1-9.

［8］Massard G, Olland A, Santelmo N, et al. Surgery for the sequelae of postprimary tuberculosis. Thorac Surg Clin, 2012, 22（3）：287-300.

［9］Lazovic B, Stajic Z, Puthikovic B. Pulmonary aspergilloma. Med Arh, 2012, 66（6）：420-422.

［10］Sagan D, Gozdziuk K. Surgery for pulmonary aspergilloma in immunocompetent patients：no benefit from adjuvant antifungal pharmacotherapy. Ann Thorac Surg, 2010, 89（5）：1603-1610.

病例 7　发现右上肺病变 3 年，右上肺部分切除术后间断咯血 1 年

【病史摘要】

患者，男性，22 岁，广西桂林籍。因"发现右上肺病变 3 年，右上肺部分切除术后间断咯血 1 年"于 2008 年 8 月 8 日入院。患者 2005 年 6 月体检发现"右上肺病变"（具体不详），无发热、咳嗽、胸痛、胸闷等不适，某慢性病防治院按"肺结核"给予抗结核治疗（具体不详）1 年。2006 年 6 月复查胸部 CT 示"右上肺空洞，考虑曲霉感染可能"，于 2007 年 7 月在外院行"右上肺部分切除术"。术后病理提示"良性改变"（具体不详）。术后间断咳嗽、胸闷、咯血，咯血量不多，多为痰中带血丝。曾多次复查胸片再次示"右上肺空洞改变"。今门诊以"右上肺空洞查因"收入院。起病来无发热、午后潮热、盗汗，消瘦等。

既往体健。否认肝炎、糖尿病史。其哥患有肺结核。

体格检查：T 36.6℃，P 62 次/分，R 20 次/分，BP 118/85mmHg。全身浅表淋巴结未触及肿大。气管居中。胸廓对称无畸形，右上胸前外侧第 4 肋间 7cm 手术瘢痕；呼吸运动对称，双侧触觉语颤对称，未触及胸膜摩擦感；双肺叩诊呈清音；呼吸音清，未闻及明显干湿性啰音。

辅助检查：

外院胸部 CT（2006 年 06 月）：右上肺空洞形成，曲霉球？

初步诊断：右上肺空洞查因（肺曲霉病？肺结核？）

【诊疗经过】

入院后查：WBC $5.2×10^9$/L，N 39.6%，L 48.3%；RBC $4.24×10^{12}$/L，PLT $121×10^9$/L。肝功能正常。血沉 8mm/h。2008 年 8 月 10 日胸部 CT：右肺上叶后段可见厚壁空洞，空洞内壁较光整，并可见腔内包涵体，灶周可见磨玻璃样淡片影及少许纤维条索；右肺中叶、左肺上叶舌段见少许散在斑片影。影像诊断：右肺上叶未除外真菌感染；右肺中叶、左肺上叶舌段考虑感染性病变（图 2-1-27）。

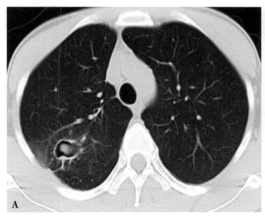
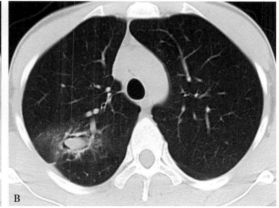

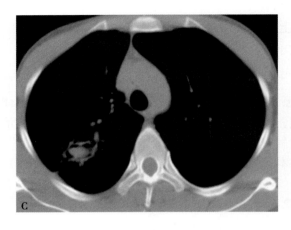

图 2-1-27　胸部 CT

A. 肺窗，右肺上叶后段可见厚壁空洞，空洞内壁较光整，并可见腔内包涵体，灶周可见磨玻璃样淡片影及少许纤维条索；B. 肺窗，右肺上叶厚壁空洞并腔内包涵体，灶周可见磨玻璃样淡片影，外后侧纤维影与胸膜相连；C. CT 纵隔窗，右肺上叶后段可见厚壁空洞，空洞内壁较光整，并可见腔内包涵体

　　入院后完善相关检查后未发现手术禁忌证，为进一步明确诊断，于 2008 年 8 月 12 日在全麻下行右上肺叶切除术。术后病理检查：光镜下可见多个菌团，大量菌丝和孢子密集排列，菌丝缠绕形成团状，侵犯周围组织，界限不清；周围组织可见大量炎性细胞浸润；六胺银染色法镜下可见菌丝呈棕黑色，排列呈丝状或放射状，直径约 7~10μm，粗细均匀，两侧菌丝壁平衡，有隔，菌丝呈 45°角分支，可见散在孢子。高碘酸-无色品红染色法，可见红紫色菌丝丝壁。病理诊断：（右上肺）霉菌病，曲菌病可能性大（图 2-1-28~图 2-1-30）。

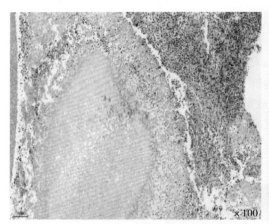

图 2-1-28　肺组织病理

可见大量曲菌菌丝和孢子，菌丝缠绕形成团状，周围组织可见大量炎细胞浸润（H-E 染色）

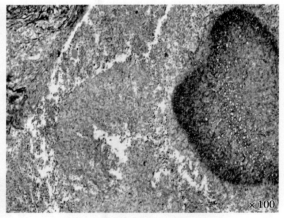

图 2-1-29　肺组织病理

可见菌丝呈棕黑色，排列呈丝状或放射状，粗细均匀，有隔，菌丝呈 45°角分支，可见散在孢子（PASM 染色）

　　术后先后予氟康唑、伏立康唑抗真菌治疗，胸管持续负压引流，患者恢复良好。2008 年 9 月 2 日复查血常规：WBC $5.7×10^9$/L，N% 49.2%，L% 31.1%。胸片示肺复张良好。于 2008 年 9 月 12 日出院。

　　最后诊断：右上肺慢性曲霉病

　　出院后病情稳定，随访至今未再出现咯血。

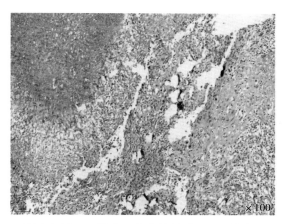

图 2-1-30 可见紫红色菌丝丝壁（PAS 染色）

【讨论】

本病例诊疗经过及临床特点包括：有肺结核密切接触史；曾经过抗结核治疗 1 年，但抗结核治疗后肺部出现空洞样改变，且缺乏午后低热、盗汗、消瘦等结核中毒症状；2006 年 6 月胸部 CT 曾提示曲霉感染可能；2007 年 7 月行"右上肺部分切除术"，术后一年复查胸部 CT 再次发现右肺上叶后段空洞，空洞内见包涵体，考虑"右肺上叶真菌感染"；最终病理证实右上肺曲霉球。从病例特点及诊疗经过看，以右上肺曲霉病术后复发可能性大。

本病例患者年轻男性，病程长达 3 年，以发现右上肺病变及咯血为突出表现，且抗结核治疗效果欠佳，因此考虑为误诊为肺结核的慢性曲霉病。临床上最初诊断为肺结核的病例，若抗结核效果不佳，如有以下情况应考虑本病的可能：①长期反复咯血，尤其咳出咖啡色颗粒状物者；②X 线胸片有典型"新月征"影像。纤支镜活检、经皮针吸活检取得病理证据为诊断的金标准。半乳甘露聚糖试验（GM 试验）有诊断价值，特异性和灵敏度均可达到 80% 以上，特别是肺泡灌洗液 GM 试验能进一步提高诊断阳性率。血清沉淀试验、曲霉抗原皮内试验对诊断有参考意义。

肺曲霉病的空洞影像需与下列疾病鉴别：

（1）肺结核：结核球液化出现新月征空洞时需与之鉴别，一般空洞壁相对较厚，病灶周围可见卫星灶。

（2）癌性空洞：肺癌的空洞多为偏心、不规则、厚壁，随访病灶增大较快，增强后明显强化。

慢性曲霉病起病隐匿，临床表现缺乏特异性，临床诊断困难，易出现漏诊、误诊。影像学检查有很高的诊断价值。该病例的影像类似单发曲霉球。曲霉形成的球状病变常寄生于肺结核、支气管囊肿、肺癌及结节病形成的空腔内。X 线检查特别是 CT 检查可显示出特征性、具有诊断价值的病灶：①当球状病变比较大时，空腔仅是一狭窄的透光区——半月征，肺内孤立的新月形透亮区球型灶是典型的改变；②当球状病变位于腔中心即呈现为环形透光区；③当球体很小贴于腔壁时即呈现印戒样；④若腔内的球体由蒂与腔壁相连，随体位改变而移动时，尤如钟摆，称"钟摆征"；⑤当腔内球体游离存在时，随体位改变可出现"滚球征"。

单发曲霉球性质较稳定，随访 3 个月病变多无进展。但由于此病例中患者具有手术切除后复发的特性，并非单纯的曲霉球病例。认为曲霉侵犯了空洞以外的肺组织，故术后出现了复发的影像表现，表现较复杂。临床分型应归类为慢性坏死性曲霉病更为得当。

慢性坏死性曲霉病与单纯性曲霉球的区别：①慢性坏死性曲霉病进展快，病程在 1~3 个月内。而单纯性曲霉进展慢，病程>3 个月以上。②慢性坏死性曲霉病侵犯曲霉空洞外的肺组织，单纯性曲霉性质较稳定，病变局限在空洞内，较少侵犯空洞外肺组织，随访 3 个月病变多无进展。③单纯曲霉球治疗以手术切除为主，术后较少复发，可不使用抗真菌药物治疗。而慢性坏死性曲霉病可侵及空洞外肺组织或手术不彻底容易出现病灶复发。

本例患者 2007 年 10 月已选用手术切除的治疗方案，但术后是否抗真菌治疗不详。目前尚没有证据支持外科手术切除单发曲霉球后辅助性抗真菌治疗。手术切除单发曲霉球无真菌菌体物质渗漏的无需抗真菌治疗。但鉴于患者有手术后病灶复发的表现，术后应使用敏感抗生素治疗，如伏立康唑、伊曲康唑等治疗。对于本例慢性坏死性曲霉病，建议疗程长约 1~3 月。曲霉对氟康唑不敏感，故病例中不宜使用氟康唑治疗曲霉感染，指南推荐首选伏立康唑。

咯血被认为是曲霉感染的最常见症状，发生率在 50%~90% 之间，往往是死亡的主要原因。咯血的机制为：①曲霉球在空洞内活动摩擦具有丰富的血管网壁，导致血管破裂出血；②曲霉内毒素和溶蛋白酶引起组织坏死溶解，组织中血管被侵蚀；③空洞形成过程中，空洞壁上的血管形成动脉瘤，病灶侵蚀动脉瘤或者在剧烈咳嗽血管压力增高时，可致瘤体破裂而大咯血。严重咯血都应考虑外科手术治疗。对于大咯血患者，前期可行急性支气管动脉栓塞以抢救生命。对于伴发多种疾病或肺功能差的患者，外科手术常受到限制。对于有手术禁忌证的患者，可以尝试使用经皮腔内注射抗真菌药物，但成功率较低。

（苏冬娜　王凌伟　陈洪涛）

【专家点评】

作者对本病例诊疗经过及临床特点作了很好的总结。患者 2005 年 6 月体检发现"右上肺病变"，某医院按"肺结核"给予抗结核治疗 1 年，但复查胸部 CT 结果令人失望，非但没有"治愈"反而出现"右上肺空洞"。因此当时诊断"肺结核"显然是误诊误治。

2006 年 6 月胸部 CT 提示"曲霉感染可能"，并为此于 2007 年 7 月行"右上肺部分切除术"。2008 年 8 月胸部 CT 再次发现"右肺上叶后段厚壁空洞，空洞内见包涵体"，因此考虑曲霉感染术后复发是合理的。

该患者为年轻男性，无慢性消耗性疾病等基础病，两次因"肺曲霉感染"而手术实属少见。要注意检查患者是否有免疫缺陷性疾病；也要注意追问职业病史，因部分肺曲霉感染与环境暴露有关。当然也有可能与第一次手术有关。如果第一次手术切除病灶不完整或残留病灶，且术后未予抗真菌治疗，部分患者可能复发。2015 年 ESCMID/ERS 慢性肺曲霉病诊断和处理指南指出：若病灶未完全切除，需密切监测，每 3 个月定期检查曲菌抗体定量、炎症标志物及肺部影像学，以确保病灶无进展。

根据 2015 年 ESCMID/ERS 慢性肺曲霉病诊断和处理指南，慢性肺部曲霉病分为以下几种：①慢性空洞性肺曲霉病（chronic cavitary pulmonary aspergillosis，CCPA）；②慢性纤维化性肺曲霉病（chronic fibrosing pulmonary aspergillosis，CFPA）；③曲霉结节

（aspergillus nodule）；④单发肺曲霉球（single/simple pulmonary aspergilloma）；⑤亚急性侵袭性肺曲霉病（subacuteinvasive aspergillosis，SAIA）：既往称之为慢性坏死性肺曲霉病（chronic necrotising pulmonary aspergillosis，CNPA）或半侵袭性肺曲霉病。根据影像学和病理组织特征，本病例更符合慢性坏死性肺曲霉病。

　　该病例术后使用氟康唑治疗是否得当值得商榷。目前治疗曲霉病常用的抗真菌药物主要包括：以两性霉素为代表的多烯类；以伏立康唑、伊曲康唑、泊沙康唑为代表的三唑类；以卡泊芬净、米卡芬净为代表的棘白菌素类等。两性霉素 B 和伏立康唑是治疗侵袭性曲霉病的首选药物，而伏立康唑更为方便和安全。补救治疗的药物包括两性霉素脂质体、泊沙康唑、伊曲康唑、卡泊芬净或米卡芬净。在国内外指南中，均不推荐氟康唑治疗曲霉感染。临床医师在选用抗真菌药物时，要引起注意。

（吴诗品　王光锁　郑　健）

参 考 文 献

[1] De Pauw B，Walsh TJ，Donnelly JP，et al. Revised definitions of invasive fungal disease from the European organization for research and treatment of cancer /invasive fungal infections cooperative group and the national institute of allergy and infectious diseases mycoses study group（EORTC/MSG）consensus group. Clin Infect Dis，2008，46：1813-1821.

[2] Walsh TJ，Anaissie EJ，Denning DW，et al. Treatment of aspergillosis：clinical practice guidelines of the Infectious Diseases Society of America. Clin Infect Dis，2008，46：327-360.

[3] Pappas PG，Kauffman CA，Andes D，et al. Clinical practice guidelines for the management of candidiasis：2009 update by the infectious diseases society of America. Clin Infect Dis，2009，48：503-535.

[4] Limper AH，Knox KS，Sarosi GA，et al；American thoracic society fungal working group. An official American thoracic society statement：treatment of fungal infections in adult pulmonary and critical care patients. Am J Respir Crit Care Med，2011，183：96-128.

病例 8　咳嗽、咳痰 2 年，加重伴咯血 1 个月

【病史摘要】

　　患者，男性，29 岁，广西人，贸易公司职员。因"咳嗽、咳痰 2 年，加重伴咯血 1 个月"于 2015 年 3 月 25 日收入院。2 年前无明显诱因出现咳嗽、咳痰，痰为少量黄色黏性痰，伴气促、胸闷，以活动后明显，休息后缓解。曾到当地医院就诊，诊断为"肺结核"，在某慢性病防治院予"抗结核"治疗（具体药物不详）1 年多后，症状明显缓解，遂停药。其后在天气变化时咳嗽、咳痰等症状仍反复发作。1 个月前开始出现少量咯血，自服"止血药物"效果不佳。为进一步诊治而入院。起病以来患者精神、睡眠、胃纳可，大小便正常，体重下降 5kg。

　　既往史：否认高血压、冠心病、糖尿病等病史；否认外伤手术史。

　　体格检查：T 37.0℃，P 76 次/分，R 19 次/分，BP 130/74mmHg。神清。左侧胸廓稍塌陷，左上肺呼吸音稍减弱，左肺可闻及少量湿性啰音。心界不大，心率 76 次/分，心律齐，未闻及病理性杂音。腹软，未及肿块，肝脾肋下未触及，肠鸣音正常。无杵状指。神

经系统查体未见异常体征。

辅助检查：

1. 血常规及生化　血常规、肝肾功能、电解质四项未见异常。

2. 痰　痰涂片找抗酸杆菌、痰真菌涂片检查未见明显异常。

初步诊断：咯血查因：肺结核？支气管扩张？肺部感染？

【诊疗经过】

入院后完善相关检查，血常规、尿常规、血气分析、凝血四项、肝肾功能、免疫二项、BNP 等未见异常。痰真菌涂片、痰结核菌涂片均阴性。2015 年 3 月 26 日胸部 CT 检查：见左上肺尖一较大囊性空腔，范围约 5.5cm×5.3cm，其内可见一类圆形软组织密度影，类圆形块状物可随体位变化而移位（图 2-1-31）。

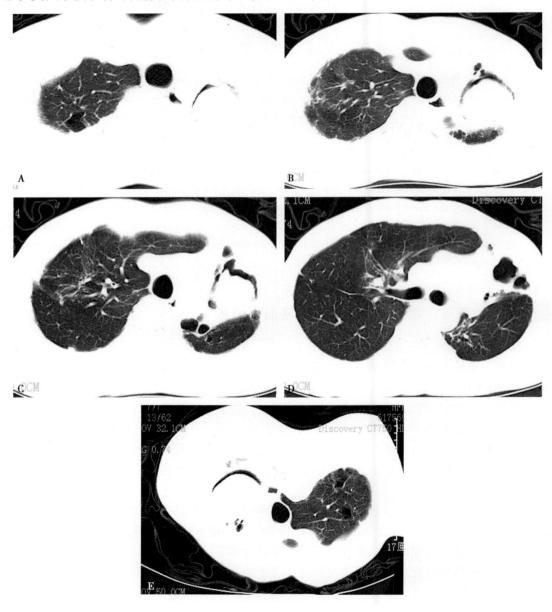

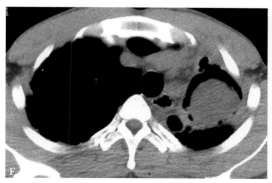
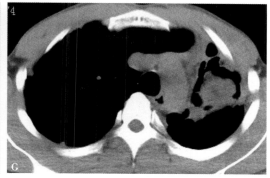

图 2-1-31　胸部 CT

A~D. 肺窗，左侧胸腔缩小，左上肺正常形态消失，左肺上叶支气管呈不规则形扩张，部分呈柱状及囊状改变，左肺尖可见一较大囊性空腔，范围约 5.5cm×5.3cm，其内可见一类圆形软组织密度影，范围约 4.7cm×4.6cm，边界清晰；E. 俯卧位 CT 扫描，显示左上肺类圆形块状物随体位运动可见移位；F、G. 纵隔窗，左上肺见空洞影，并见新月征。类圆形块状肿物密度尚一致，未见钙化影

入院后胸部 CT 检查提示：左肺尖较大囊性空腔且空腔内肿块可随体位变化而移动，考虑真菌感染可能性大。故给予伏立康唑抗真菌、头孢哌酮/舒巴坦抗感染治疗，经治疗咯血症状无明显好转。会诊认为无手术禁忌证，遂转胸外科于 2015 年 4 月 2 日全麻下行左上肺叶切除术+左下肺楔形切除术+肺粘连松解术。术后予加强抗感染、止血等治疗。

术后病理诊断：送检"左上肺叶及肿物，左下肺"组织内见真菌菌团，符合真菌感染，菌丝形态考虑为曲菌，其中"左上肺叶及肿物"内局部见一粉染的坏死灶伴钙化，周围见少量肉芽组织，不除外为陈旧性结核灶可能（图 2-1-32）。

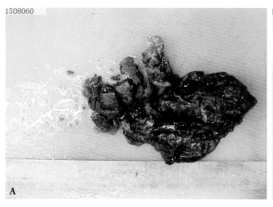
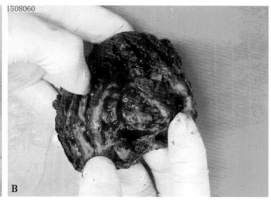

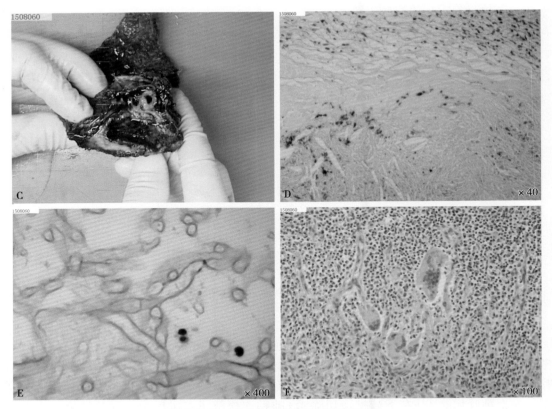

图 2-1-32　左上肺叶及肿物（肉眼所见）
左下肺组织内见真菌菌团，菌丝形态考虑为曲菌（H-E 染色）

最后诊断：
1. 慢性坏死性肺曲霉病（亚急性侵袭性肺曲霉病）。
2. 支气管扩张合并肺部感染。
3. 肺结核。
转归：术后恢复良好出院。出院后继续口服伏立康唑抗真菌及抗结核治疗。

【讨论】
　　曲霉在自然界广泛存在，致病的有烟曲霉、黄曲霉、黑曲霉和土曲霉等。由于直接与外界相通，肺最易受累。肺曲霉病是临床上较为常见的一种肺部侵袭性真菌病，临床上分为 3 型：侵袭性肺曲霉病（invasive pulmonary aspergiuosis，IPA）、寄生型肺曲霉病和过敏型肺曲霉病，其中 IPA 是肺曲霉病中最为严重的类型。
　　曲霉感染的主要危险因素包括中性粒细胞减少症、长疗程大剂量皮质类固醇治疗、器官移植（特别是骨髓移植）、血液系统恶性肿瘤及艾滋病。在宿主免疫功能低下或菌群失调情况下，可引起侵袭性感染。近年来也发现一些慢性肺部疾病患者合并曲霉感染的发病率亦较高，如慢性阻塞性肺疾病、支气管扩张、肺结核等均易合并曲霉感染。
　　肺曲霉感染肺部 CT 表现有一定特征性，如典型的肺曲霉球表现为肺部空洞内有球形或类球形阴影，球的上方有新月形透亮区（新月征）。由于曲霉在空洞内成游离状态，为保证曲霉的需氧要求，部分患者在 X 线透视下可见球体随体位改变而移动。

曲霉感染后，临床症状不具有特异性，且痰液和支气管灌洗液的病原学阳性率均不高，临床诊断困难。若不能早期有效治疗，病死率很高。本例患者为肺结核合并曲霉感染，临床表现以咳嗽、咳痰、咯血为主，早期抗结核治疗效果欠佳，仍反复咯血，且影像学检查可见移动性类圆形软组织影，故临床上综合考虑诊断真菌感染并不十分困难。治疗上，由于患者长期结核分枝杆菌感染，患侧肺呈毁损性改变，病灶已无法吸收或吸收不全，在此基础上继发的曲霉感染，抗真菌药很难渗透到曲霉病灶内，内科治疗几乎无效。目前，外科手术切除病灶仍是肺结核病合并肺曲霉感染最有效的治疗方法。

侵袭性肺曲霉病有三种亚型：急性侵袭性肺曲霉病、慢性坏死性肺曲霉病或称半侵袭性肺曲霉病（chronic necrotizing pulmonary aspergillosis，CNPA）、气道侵袭性曲霉病，该患者临床分型为慢性坏死性肺曲霉病。术后症状改善明显，临床治疗效果较为满意。

（涂　力　宋卫东　尹　慧）

【专家点评】

慢性肺曲霉病常见的危险因素有慢性阻塞性肺疾病（COPD）、非活动性肺结核、肺囊性纤维化、肺结节病等。其临床表现主要为咳嗽、咳痰、咯血等。肺 CT 表现为单侧或双侧圆形的肺实变，伴或不伴空洞及相邻的胸膜增厚，可为多发结节密度增高影，也可发展为空腔内曲霉球伴空腔周围肺组织损害，病情进展慢。该患者既往有肺结核病基础疾病，出现咳嗽、咳痰、咯血症状，肺 CT 显示左上肺空腔内曲霉球伴空腔周围肺组织损害，相邻胸膜增厚、粘连。因此，支持慢性坏死性肺曲霉病的诊断。本病例的经验告诉我们，无免疫功能缺损的患者如果存在结构性肺疾病时，也应警惕肺曲霉病的发生。

由于在肺部慢性空腔性疾病基础上继发的曲霉感染，抗真菌药很难渗透到曲霉病灶内，内科治疗往往很难见效，手术切除是可选的有效治疗措施。本病例手术治疗无疑是成功的。

（傅应云　成官迅　郑　健）

参 考 文 献

[1] Xu XY, Sun HM, Zhao BL, et al. Diagnosis of airway—invasive pulmonary aspergillosis by tree-in-bud sign in an immunocompetent patient：case report and literature review. J Mycol Med, 2013, 23（1）: 64-69.

[2] Guinea J, Torres—Narbona M, Gijon P, et al. Pulmonary aspergillosisin patients with chronic obstructive pulmonary disease：incidence, risk factors, and outcome. Clin Microbiol Infect, 2010, 16（7）: 870-877.

[3] Valerior A, Fabiano N, Huander FA, et al. The performance of real—time PCR, galactomannan, and fungal culture in the diagnosis of invasive aspergillosis in ventilated patients with chronic obstructive pulmonary disease（COPD）. Mycopathologia, 2012, 174（2）: 163-169.

[4] Mikulska M, Raiola AM, Bruno B, et al. Risk factors for invasive aspergillosis and related mortality in recipients of allogeneic SCT from alternative donors: an analysis of 306 patients. Bone Marrow Transplant, 2009, 44 (6): 361-370.

[5] 中华医学会呼吸病学分会感染学组. 肺真菌病诊断和治疗专家共识. 中华结核和呼吸杂志, 2007, 30 (11): 821-834.

[6] Ba PS, Ndiaye A, Diatta S, et al. Results of surgical treatment for pulmonary aspergilloma. Med Sante Trop, 2015, 25 (1): 92-96

病例9 反复咯血4年余，加重10余天

【病史摘要】

患者，男性，49岁，四川人，安全保卫消防人员。主诉"反复咯血4年余，加重10余天"于2012年12月30日收入住院。患者4年余前无明显诱因出现咯血，呈鲜红色，量约每天20ml左右，无血凝块，无胸闷、胸痛、气促、寒战、发热、盗汗等。外院诊断"肺结核"，予抗结核治疗（具体药物不详）8个月后症状好转。其后患者仍反复出现咯血，对症治疗可缓解。10天前咯血加重，咯鲜红色血约50ml，在当地诊所给予"抗感染、止血"等治疗，效果不佳。起病以来活动后感气促，但无发热、寒战；无头痛、头晕；无胸痛、盗汗；精神、睡眠、胃纳可，大小便正常，体重无减轻。

既往史：6年前曾患自发性气胸。

体格检查：T 36.6℃，P 92次/分，R 21次/分，BP 106/72mmHg。神清。浅表淋巴结未触及肿大。双侧扁桃体无肿大。听诊双肺呼吸音稍粗，右肺可闻及少量湿性啰音，未闻及干性啰音。心律齐，未闻及明显杂音。腹软，无压痛反跳痛，肝脾肋下未及，肝区、肾区无叩痛。双下肢无水肿。无杵状指。神经系统查体未见异常体征。

辅助检查

1. 血 门诊查血常规未见明显异常。

2. 微生物 痰结核菌涂片阴性。

初步诊断：咯血查因：肺结核？

【诊疗经过】

入院后完善血常规、血沉、电解质四项、肝功能、凝血四项、肿瘤五项等检查，均无明显异常。G试验、GM试验均呈阳性。痰真菌培养7天未见真菌生长。痰厌氧菌培养7天未见厌氧菌生长。痰细菌培养：金黄色葡萄球菌。2013年1月2日胸部CT扫描见右上肺空洞影（图2-1-33）。

入院后胸部CT检查见右上肺空洞且有"新月征"，考虑真菌感染可能，给予伏立康唑抗真菌及止血等对症治疗，咯血症状未能控制。请外科会诊，会诊意见认为有手术治疗指征，遂转胸外科于2013年1月7日行"右上肺叶切除术+胸膜粘连松解术"。术后病理学检查示：①切面见囊肿形成，囊壁衬覆复层鳞状上皮，囊壁周围见多量浆细胞，多灶性中性粒细胞浸润，囊腔内见真菌菌团形成；②肺间质纤维增生，血管扩张充血；③肺部分细支气管不规则扩张，扩张的管腔内亦见真菌菌团。肺泡间隔局部轻度充血。免疫组化：六氨银染色，真菌菌丝（+）（图2-1-34）。

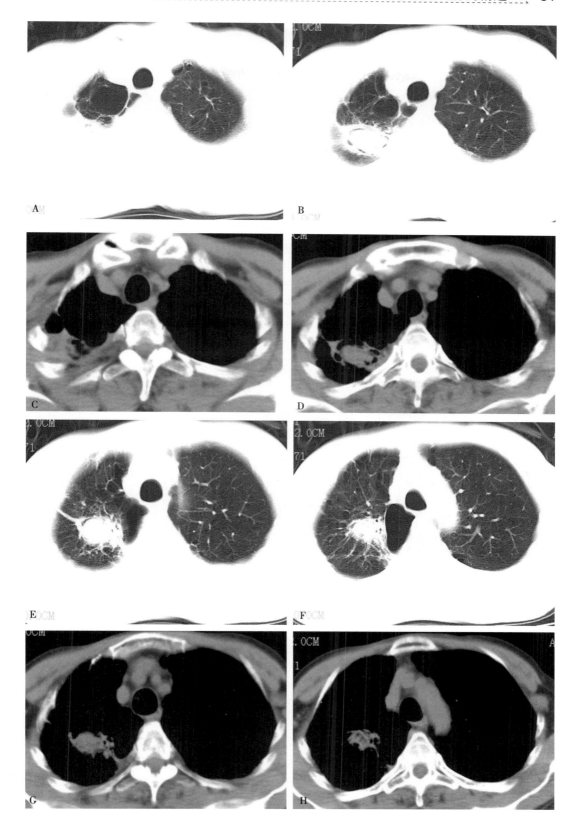

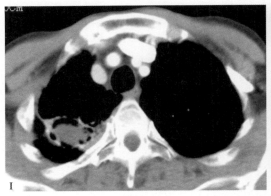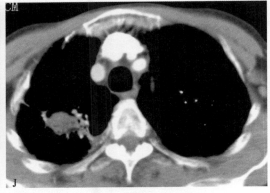

图 2-1-33　胸部 CT

A、B. 肺窗，右上肺尖后段可见 1 个大小约 2.6cm×3.5cm 的空洞影，其内见较大状结节影，密度欠均匀。右肺尖见肺大疱；C、D. 纵隔窗，右上肺空洞内见实性结节影，密度尚均匀，CT 值约 21~44Hu；E、F. 肺窗，右上肺空洞影，其内见实性类块状肿物。空洞周围见不规则条索状影，部分与内侧胸膜相连，近纵隔气管旁见胸膜下气肿；G、H. 纵隔窗，右上肺空洞影内软组织密度影其密度较均匀，外侧及内后侧与胸膜相连；I、J. 胸部 CT 增强扫描见空洞壁有强化，其内软组织密度影未见明显强化，空洞周边见较多条索影，部分与胸膜相连

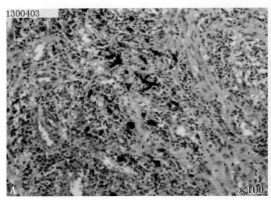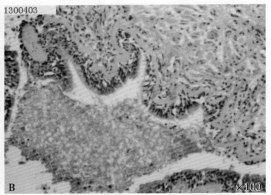

图 2-1-34　肺组织病理

囊壁衬覆复层鳞状上皮，囊壁周围见多量淋巴细胞、浆细胞及中性粒细胞浸润，
囊腔内见曲菌菌团形成（H-E 染色）

最后诊断：**肺曲霉球**

转归：患者术后恢复好，术后继续予伏立康唑口服序贯治疗。

【讨论】

曲霉是肺部真菌病中常见的病原菌之一，仅次于白色念珠菌。曲霉广泛存在于自然界，其易于生存和传播的因素为：①代谢需要简单，腐生物为其生长的最佳土壤，从腐烂的植物中均可分离出曲霉；②在代谢过程中承受温度、湿度等环境条件的能力很强；③空气中广泛分布，每一个曲霉以数以千计的孢子飘散在空气中，造成空气中曲霉的大量污染，较易吸入呼吸道。

肺曲霉病多数为继发性，且通常好发于肺结核、肺气肿、支气管扩张等有肺部基础疾病的人群及长期使用广谱抗生素、接受化疗药物或免疫力低下者。肺曲菌球为肺曲菌病的常见类型，表现为肺部出现球形霉菌体，多继发于肺部慢性空腔性疾病如肺结核、支气管肺囊肿等。

肺曲霉病无特异性临床表现，早期易漏诊，若不能及时有效治疗，病死率很高，故早期诊断显得尤为重要。（1，3）-β-D 葡聚糖检测（G 试验）和血清曲霉半乳甘露聚糖抗原检测（GM 试验）对肺曲霉病的临床诊断有重要意义。GM 试验优于 G 试验，且支气管肺泡灌洗液 GM 试验特异度和敏感度明显高于血清 GM 试验。

本例患者临床表现为反复咯血，结合既往肺结核病史、胸部 CT 典型的新月征表现及实验室检查显示 G 试验和 GM 试验均呈阳性，临床考虑肺曲霉球不难。术后病灶组织病理学检查支持该诊断。

肺曲霉球咯血的原因可能与以下因素有关：曲霉球周围受炎症刺激形成丰富的血管网甚至血管瘤，曲霉球机械运动致血管破裂；炎性损伤的刺激引起空洞性病变发生变性，导致出血；伴发气管和（或）支气管炎；曲霉产生内毒素和溶蛋白酶，致组织血管坏死溶解。

由于肺部慢性空腔性疾病基础上继发的曲霉寄生，抗真菌药很难渗透到曲霉病灶内，内科治疗几乎无效。目前多数观点是推荐手术切除。本例患者手术治疗后并序贯使用抗真菌药物，咯血症状缓解，临床治疗效果较为满意。

（涂 力　宋卫东　徐 平）

【专家点评】

根据术后病理组织所见，该病例应该是在支气管扩张或肺囊肿基础上合并曲霉感染。本病例的经验告诉我们，无免疫功能缺损的患者如果存在结构性肺疾病时，也应警惕肺曲霉病的发生，值得引起我们临床医师重视。

该病例肺部影像学表现是比较典型的，对于有经验的临床和影像学医师来说，诊断肺曲霉球应该不难。

对于肺曲霉球咯血，内科治疗往往很难见效。手术切除是肯定有效的治疗措施。根据 IDSA 最新指南，对低手术风险患者而言，手术切除可达到治愈的目标。本例患者手术治疗取得良好的疗效，但其后序贯使用抗真菌药物治疗，有待商榷。

（韩雪梅　邱 晨　傅应云）

参 考 文 献

[1] Patterson KC, Strek ME. Diagnosis and treatment of pulmonary aspergillosis syndromes. J Chest, 2014, 146 (5): 1358-1368.

[2] Park SY, Lee SO, Choi SH, et al. Serum and bronchoalveolar lavage fluid galactomannan assays in patients with pulmonary aspergilloma. Clinical Infectious Diseases, 2011, 52 (7): e149-e152.

[3] Zou M, Tang L, Zhao S, et al. Systematic review and meta-analysis of detecting Galactomannan in bronchoalveolar lavage fluid for diagnosing invasive Aspergillosis. PLoS ONE, 2012, 7 (8): Article ID e43347.

[4] 张静，瞿介明. 肺曲霉病病谱及其诊断策略. 中华结核和呼吸杂志，2015，38 (1): 11-13.

[5] Zou M，Tang L，Zhao S，et al. Systematic review and meta-analysis of detecting Galactomannan in bronchoal-veolar lavage fluid for diagnosing invasive Aspergillosis. PLoS ONE，2012，7（8）：Article ID e43347.

[6] Ba PS，Ndiaye A，Diatta S，et al. Results of surgical treatment for pulmonary aspergilloma. Med Sante Trop，2015，25（1）：92-96.

[7] Sagan D；Gozdziuk K. Surgery for pulmonary aspergillo main immunocompetent patients：no benefit from adjuvant an-tifun-gal pharmacothterapy，2010，（5）：16103-16110.

病例 10　咯血 3 天

【病史摘要】

患者，男性，45 岁。因"咯血 3 天"于 2013 年 4 月 26 日收入院。3 天前无明显诱因出现咯血，每日 10 余口，量约 20ml，伴干咳、前胸部不适。无明显发热、畏寒、盗汗、胸痛、气促、心慌、头晕等不适。起病以来精神尚好，食欲正常，体重无明显增减。

既往史：28 年前曾患"肺结核"，规范抗结核治疗约半年。4 年前体检发现"右上肺阴影"，在当地医院诊断"陈旧性肺结核"。高血压病史 4 年，服用"氨氯地平、氯沙坦钾氢氯噻嗪、美托洛尔"降压，血压控制达标。4 年前诊断"房颤"，当地医院长期服用"拜阿司匹林"抗凝治疗。否认有糖尿病史；无烟酒嗜好。

体格检查：T 37.1℃，P 98 次/分，R 20 次/分，BP 127/90mmHg。发育正常，营养一般，神志清楚，慢性病容，自主体位，查体配合。全身浅表淋巴结未触及肿大。双肺呼吸音清，未闻及干湿性啰音。心界不大，心率 105 次/分，心律不齐，第一心音强弱不等，各瓣膜听诊区未闻及病理性杂音。腹平软，肝脾未及，移动性浊音阴性，肝肾区无叩击痛；肠鸣音正常。

辅助检查：

一、实验室检查

血常规：WBC 8.94×10^9/L，N 69.4%，L 21.8%，RBC 5.24×10^{12}/L，PLT 319×10^9/L。ESR 14mm/h。CRP 4.49mg/L。

二、影像学检查

2013 年 4 月 25 日外院胸部 CT：右上肺体积缩小，右上肺团块影，考虑陈旧性肺结核合并感染；右中肺炎症。

初步诊断：

1. 右上肺阴影查因：结核？肿瘤？
2. 肺部感染
3. 支气管扩张
4. 高血压病 1 级，高危组
5. 心律失常：房颤

【诊疗经过】

入院后完善相关检查，肝功能：T-Bil 14.5μmol/L，ALT 18U/L，AST 13U/L，TP 74.9g/L，ALB 44g/L；肾功能：BUN 5mmol/L（正常值 2.9~7.0mmol/L），Cr 77μmmol/L（正常值 44~115μmmol）。1-3-D 葡聚糖<10pg/ml，G-脂多糖 54.68pg/ml。纤维蛋白原 4.03g/L。结核抗体弱

阳性。CRP、ESR 未见明显异常。

入院后先后给予氨曲南、头孢他啶抗感染，巴曲酶、氨甲苯酸和卡络磺钠等止血治疗，症状无明显缓解，仍间断咯暗红色血痰。2013 年 4 月 27 日—5 月 15 日先后三次痰涂片抗酸染色：未见抗酸杆菌；先后两次痰细菌和真菌培养阴性。PPD 试验：硬结 5mm×5mm。为进一步明确咯血病因，于 2013 年 5 月 3 日行胸部增强 CT 检查，提示：右侧胸廓稍塌陷，纵隔向右牵拉移位；右肺上叶、中叶及下叶均见少量不规则斑片影及条索影，密度不均，边界欠清，部分病灶与胸膜相连，其内见少许钙化影，病灶以右肺上叶为著；余肺血管纹理走行正常，肺内未见其他异常密度影（图 2-1-35）。

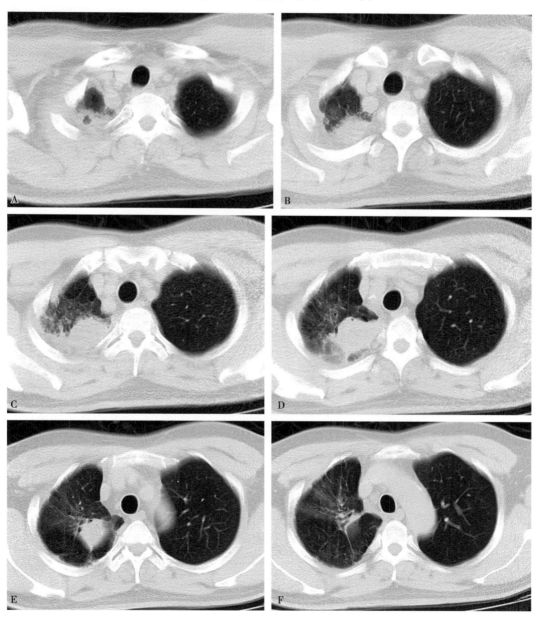

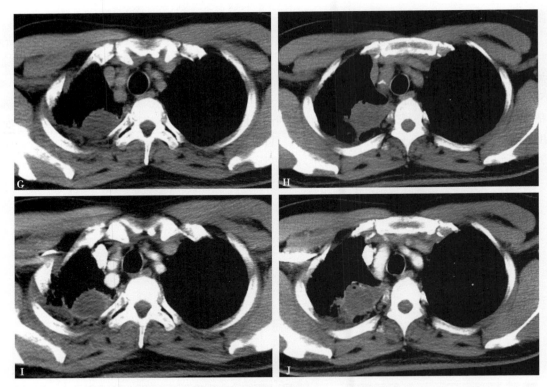

图 2-1-35　胸部 CT

A、B. 肺窗，右肺上叶见少量不规则斑片影及条索影；C、D. 肺窗，右肺上叶见团块影，密度不均，边界欠清，部分病灶与胸膜相连，其内见少许钙化影；E、F. 肺窗，右侧胸廓稍塌陷，纵隔向右牵拉移位；右肺中叶见不规则斑片影；G、H. 纵隔窗，右上肺类圆形块状影密度尚均匀，后内侧与胸膜相连；I、J. 增强扫描可见右肺上叶团块影轻度强化，强化不均匀

　　由于患者咯血持续，为明确出血部位及病因，于 2013 年 5 月 4 日行纤维支气管镜检查，但因患者无法耐受而终止。由于病人持续咯血，遂请胸外科及介入科会诊，会诊意见均认为有经皮肺穿刺活检术的指征。遂于 2013 年 5 月 8 日在局部麻醉下行 "CT 引导下经皮肺穿刺活检术"。术后病理结果提示：送检组织内见较多真菌丝及孢子，周围组织内急慢性炎细胞浸润。六胺银染色（+），抗酸染色（－）。病理诊断：病变为真菌感染，形态符合曲霉病（图 2-1-36）

　　术后恢复良好，予以伏立康唑静脉输注治疗 1 个月，后改伏立康唑片剂口服序贯治疗，于 2013 年 6 月 9 出院。

　　治疗 3 个月后于 2013 年 8 月 5 日在我院门诊复查，CT 示：右侧胸廓稍塌陷，纵隔向右侧牵拉移位；右肺上叶、中叶及下叶均见少量不规则斑片影及条索影，密度不均，边界欠清，部分病灶与胸膜相连，其内见少许钙化影，病灶以右肺上叶为主；余肺血管纹理走行正常，肺内未见其他异常密度影。段以上支气管通畅。纵隔内见数个小淋巴结。考虑右肺上叶真菌感染（图 2-1-37）。

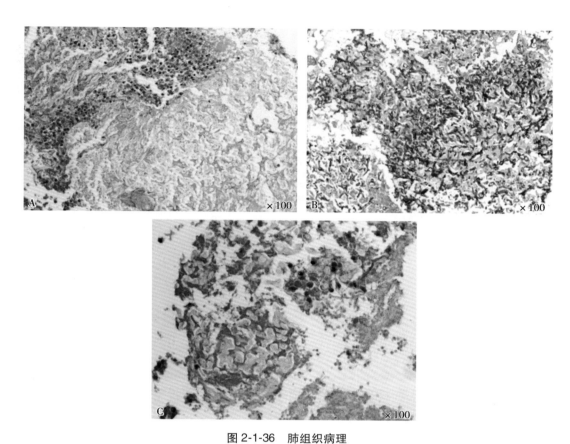

图 2-1-36 肺组织病理
A. 见较多真菌丝及孢子，周围组织内急慢性炎细胞浸润（H-E 染色）；
B. 特殊染色（PASM 染色）；C. 特殊染色（抗酸染色）

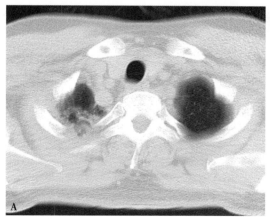
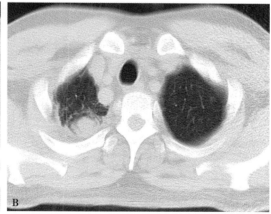

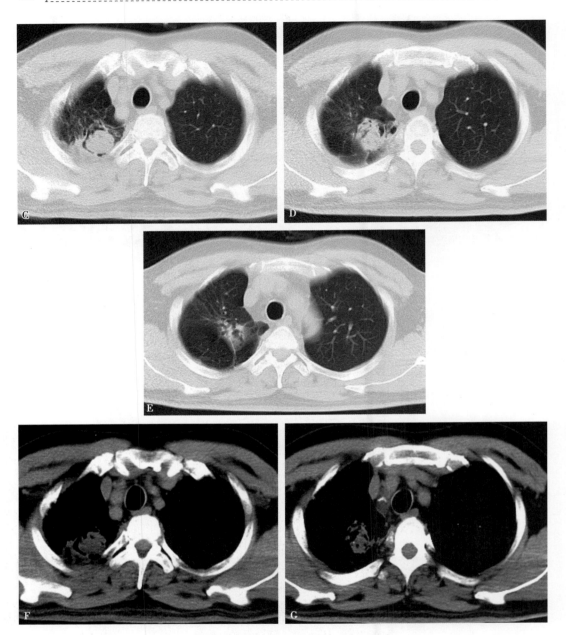

图 2-1-37　胸部 CT

A、B. 肺窗，右肺上叶见不规则结节影及条索影，密度不均，边界欠清；C~E. 肺窗，右肺上叶见空洞影，结节周围见新月征，部分病灶与胸膜相连；F、G. 纵隔窗，右肺上叶见不规则块状影及条索影。密度不均匀，内后侧与胸膜相连

最终诊断：右上肺曲霉病

【讨论】

肺曲霉病主要由烟曲霉引起。在真菌性肺炎中居第二位，仅次于白色念珠菌肺炎。曲菌为非二性形态的丝状真菌，真菌表面被色素，显微镜下可见菌丝和芽孢。病理表现以广

泛支气管炎、细支气管炎和肺组织的炎症、糜烂、溃疡和组织坏死为特征。发芽孢子的菌丝侵袭支气管内膜，引起坏死性支气管肺炎。肺血管被侵袭后出现：①血栓形成、栓塞或梗死伴组织坏死；②血管破坏引起咯血；③病灶广泛扩散，侵袭心、脑、肾和脾。有时肺外病灶可血行播散至肺。

临床表现主要有三种类型：①侵袭性曲霉病：是最常见的类型，也是最严重的类型。主要症状为干咳、胸痛，或有咯血，病变严重时可有喘气、呼吸困难，甚至呼吸衰竭，部分患者可出现中枢神经系统感染症状；②曲霉球：常继发于支气管囊肿、支气管扩张、肺脓肿和肺结核空洞。主要表现为反复咯血，甚至大咯血，或伴有刺激性干咳；③变应性支气管肺曲霉病：多是由烟曲菌引起的气道高反应性疾病，主要表现为突然出现哮喘样发作症状，一般平喘药无效。该病例结合影像和病理特征，应考虑慢性坏死性肺曲霉病可能。虽然主诉是咯血 3 天，但发现"右上肺阴影"已有 4 年，应该是个慢性病程。

胸部 CT 检查对肺曲霉病的临床诊断有重大价值，急性侵袭性肺曲霉病最有诊断意义的 CT 征象为晕轮征（halo sign）、新月征（crescent sign）或新近空洞形成。

治疗侵袭性曲霉病首选两性霉素 B，对有肾功能损害者可用两性霉素 B 脂质复合体，连续 1~3 个月；伏立康唑也是治疗侵袭性肺曲霉感染的安全、有效的药物，痊愈率和有效率分别为 52.1% 和 69.6%。

本例患者为中年男性，既往有肺结核病史；2009 年体检发现右上肺阴影，当地医院诊断"陈旧性肺结核"。本次因咯血入院，外院胸部 CT 提示"右肺上叶尖后段团块状阴影较 2009 年病灶有明显增大，并有支气管扩张"；入院后经过肺穿刺活检，病理检查示右上肺真菌感染。患者在肺结核的基础上出现曲霉感染，且没有糖皮质激素用药史，说明无免疫功能缺损的患者如果存在肺结构破坏时，也应警惕肺曲霉病的发生。本例患者予伏立康唑首日每次 6mg/kg，每 12 小时一次，以后每次 4mg/kg，2 次／天，静脉滴注治疗 1 个月，继以伏立康唑口服治疗 3 个月，患者症状消失，病灶较前明显缩小，未出现任何不良反应。胸部 CT 对诊断有重要意义。本病例 CT 表现为近期出现的致密团块影，这是肺曲霉病的特征性表现之一，但患者合并结核，给诊断带来一定困难，最后需要活检明确诊断。规范抗真菌治疗效果肯定，但如果出现反复咯血加重，可考虑手术治疗。

（曾辉　王辉　袁静）

【专家点评】

近年来结构性肺病如慢性阻塞性肺疾病（COPD）、非活动性肺结核、肺囊性纤维化、肺结节病、支气管扩张等合并肺曲霉的病例在增加。咯血是肺曲霉常见临床表现之一，但有肺结核病史的患者出现咯血时往往会考虑肺结核复发，而忽略合并肺曲霉病的可能。该患者诊疗中因有肺结核病史只考虑到肺结核引起咯血，并未考虑到合并曲霉感染，应从中吸取教训。

（1-3）-β-D 葡聚糖试验（G 试验）和曲霉半乳甘露聚糖抗原检测（GM 试验）是真菌感染的重要诊断试验，尤其是 GM 试验对肺曲霉病的早期诊断有重要意义，其特异性可达到 70%~90%，但慢性肺曲霉病血清 G 试验和 GM 试验往往阴性。而支气管肺泡灌洗液 GM 试验诊断敏感度和特异度可高达 90%，因此对于怀疑肺曲霉病的患者，条件允许可进行支气管肺泡灌洗液 GM 试验，提高肺曲霉的诊断。

病理活检是肺曲霉病诊断的金指标，该患者经穿刺活检明确诊断。本例经验告诉我们，病情允许的情况下可行穿刺活检或纤维支气管镜活检以明确诊断。

该患者经规范抗真菌治疗疗效是肯定的，但反复咯血也可考虑手术治疗，手术治疗可防治危及生命的大咯血。

（傅应云　邱　晨　陆普选）

参 考 文 献

[1] 中华内科杂志编辑委员会. 侵袭性肺部真菌感染的诊断标准与治疗原则. 中华内科杂志，2006，45（8）：697-700.

[2] Lee JK, Lee YJ, Park SS, et al. Clinical course and prognostic factors of pulmonary aspergilloma. Respirology，2014，19（7）：1066-1072.

[3] 黎庶，张立娜，王欣，等. 侵袭性肺曲霉感染 CT 征象的早期表现及其随访观察. 中国临床医学影像杂志，2009，20（8）：611-613.

病例 11　反复咳嗽、咳痰、咯血 3 年余，加重 1 个月

【病史摘要】

患者，男性，42 岁。因"反复咳嗽、咳痰、咯血 3 年余，加重 1 个月"于 2007 年 11 月 13 日入院。患者 3 年前开始无明显诱因出现反复咳嗽、咳痰、咯血，常为血丝痰，量不多，偶有暗红色小血块样痰，无大量咯血，不伴有发热、畏寒、盗汗、胸痛、胸闷、气促等。曾在外院诊断为"肺结核、支气管结核"，口服抗结核药物（具体不详）规律治疗 1 年，诉已治愈。停抗结核治疗后咳嗽、咳痰、咯血有所缓解，但劳累、受凉后易反复发作，且运动耐量较前有所下降。近 1 个月咳嗽、咳痰加重，仍伴有血丝痰，量较既往有所增多，无发热、气促、胸痛，无下肢水肿、夜间阵发性呼吸困难等。外院胸部 CT 检查示"右肺结核、肺毁损"。为进一步诊治，转诊我院，于 2007 年 11 月 13 日收入胸外科。起病以来，患者精神状态、食欲一般，体力欠佳，睡眠、大小便均正常，体重减轻约 5kg。

既往史：吸烟二十多年，每天 20 支，已戒烟 3 年。否认糖尿病、心脏病、高血压等病史。既往无慢性支气管炎、支气管哮喘、支气管扩张等病史。

体格检查：T 36.1℃，P 79 次/分，R 20 次/分，BP 125/77mmHg。自主体位，查体合作。体型消瘦。呼吸平顺，语气连贯。无杵状指。浅表淋巴结未触及肿大。颈静脉无怒张。气管居中，右侧胸廓稍塌陷，右侧呼吸运动减弱，双侧触觉语颤无明显差异，未触及胸膜摩擦感，双肺叩诊清音，听诊右上肺呼吸音减弱，双肺未闻及干湿啰音。心界无扩大。心率 79 次/分，心音清，心律齐，心脏各瓣膜听诊区均未闻及病理性杂音。腹部平坦，无压痛、反跳痛，肝脾未触及，肠鸣音正常。

辅助检查：

一、实验室检查

血常规 WBC $4.2×10^9$/L，N 49%，L 41%，RBC $3.6×10^{12}$/L，PLT $117×10^9$/L。ESR 21mm/h。CRP 6.2mg/L。凝血功能正常。肝、肾功能正常。HIV 抗体阴性。

二、支气管镜检查

支气管镜检查见图2-1-38。

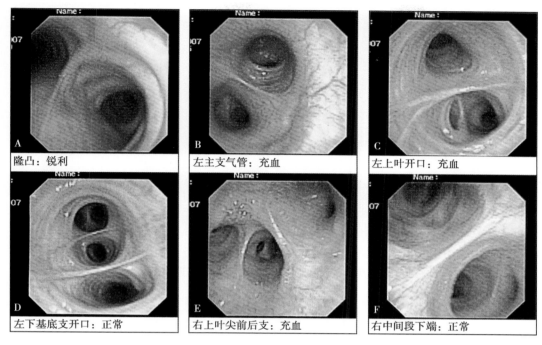

图 2-1-38　支气管镜

直视检查未见异常

三、影像学检查

2007 年 11 月 6 日外院胸部 CT 检查：右上肺结核、右上肺毁损。

初步诊断：

1. 右上肺继发型结核

2. 右上肺毁损

【诊疗经过】

入院后多次痰涂片及痰培养均显示抗酸染色阴性，未见分枝杆菌生长。2007 年 11 月 14 日胸部 X 线片：右上肺见小斑点状及纤维索条状高密度灶，邻近胸膜增厚，余两肺纹理略增多（图 2-1-39）。

于 2007 年 11 月 14 日行胸部 CT 增强扫描：右上肺见纤维条索病灶及小结节病灶，相邻胸膜轻度粘连，余肺清晰，未见实质性病灶，两侧肺门和纵隔未见肿大淋巴结，考虑右上肺结核灶并轻度支扩可能（图 2-1-40）。

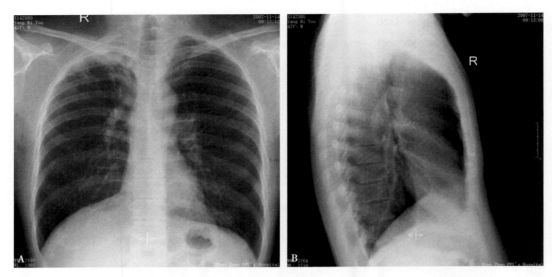

图 2-1-39　胸正侧位片
右上肺见小斑点状及纤维索条状高密度灶，邻近胸膜增厚

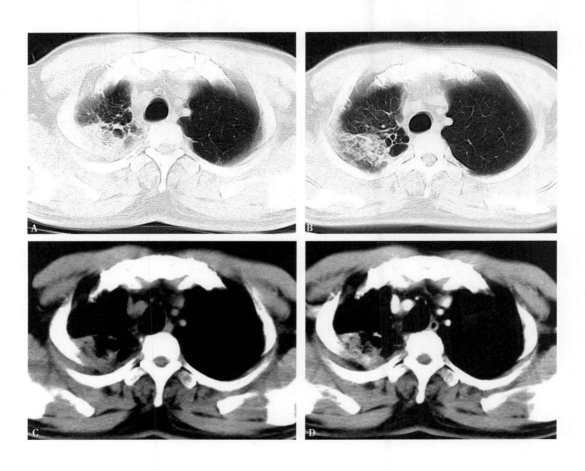

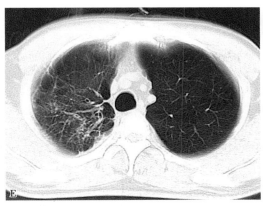
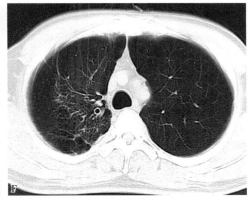

图 2-1-40 胸部 CT 增强

A、B. 肺窗，气管分叉以上部位右上肺组织可见明显纤维组织增生、不规则空洞形成，后背部病灶与胸膜粘连；C、D. 纵隔窗 CT 增强，右上肺斑片状影见轻度强化；E、F. 气管分叉以上部位右上肺组织可见明显纤维组织增生、空洞形成、胸膜粘连

2007 年 11 月 21 日全麻下行右上肺叶切除术+胸膜粘连烙断术+右肺大疱切除。术后病理报告：右上肺曲霉病；肺大疱；肺毁损，考虑为结核后病变（图 2-1-41）。

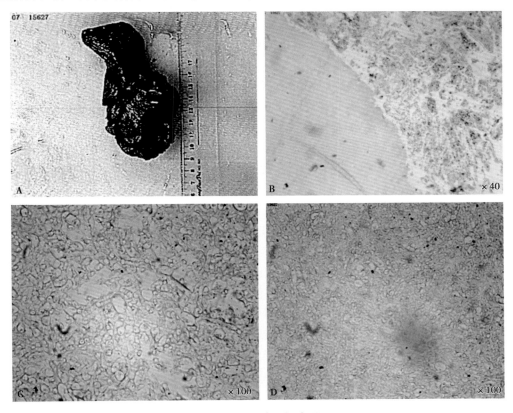

图 2-1-41 肺组织病理

A. 手术切除组织的大体标本；B. 肺组织曲霉丝染色（H-E 染色）；C. 肺组织曲霉丝染色（H-E 染色）；D. 肺组织曲霉染色（H-E 染色）。曲菌排列呈丝状，粗细均匀，有隔，菌丝呈 45°锐角分支，可见散在孢子

术后治疗及症状转归：术后患者恢复良好，咳嗽、咳痰症状有所改善，咯血症状消失。

出院诊断：右上肺慢性肺曲霉病；右上肺毁损；右上肺继发型结核；双侧肺大疱。

【讨论】

1952 年 Hinson 将肺曲霉病分为寄生性（曲霉球）、侵袭性以及过敏性（或变态反应性）支气管肺曲霉病。这种分类方法已被广泛接受并沿用至今。肺曲霉病 80%~90% 由烟曲霉（*Aspergillus* fumigatus，*A*. fumigatus）引起。烟曲霉广泛分布于自然界，尤其存在于土壤和腐烂的有机物中。在堆肥中，烟曲霉在碳、氮循环中起基本作用。在 Fresenius 发现烟曲霉的 145 年后，即 2008 年人类始弄清它是通过有性生殖繁殖。由于孢子通过空气播散，因此估计正常人每天会吸入数百个孢子入肺。在免疫力正常宿主，这些孢子很快被免疫系统清除。对于免疫缺损个体如器官移植者、HIV 感染者和白血病患者，烟曲霉则成为致病菌。烟曲霉致病的临床表现多样，主要取决于感染者的异常免疫反应形式。若患者存在免疫缺陷，肺曲霉病常表现为急性或亚急性侵袭性肺曲霉病；若患者免疫功能正常，但存在慢性肺损伤性疾病如支气管扩张、肺结核等，肺曲霉病常表现为慢性肺曲霉病、曲霉球；若患者免疫亢进，肺曲霉病常表现为过敏性支气管曲霉病。其中侵袭性肺曲霉病有别于其他感染形式，因其病死率达 50% 以上，在某种条件下可达 95%。

本例患者基础性疾病为右上肺毁损、双侧肺大疱、支气管结核。若非手术切除右肺上叶，很难发现该患者同时并存有慢性肺曲霉病。实际上，统计发现几乎所有的慢性肺曲霉病患者都会存在某种慢性肺部疾病，其中曾经治疗过的肺结核是最危险因素，其他危险因素包括：非典型分枝杆菌感染、COPD、支气管扩张症、结节病、肺癌和气胸。据文献报道，抗结核治疗一年、痰转阴的患者中，14% 的患者患有肺曲霉病；抗结核治疗四年后，22% 的患者患有肺曲霉病。抗结核治疗后，患者仍有咯血或血痰可能是唯一提示症状，如同本例患者。临床上这部分患者往往被误认为是结核并发症，或误诊为结核复发。

肺曲霉病好发于中老年男性，患者常有体重减轻、乏力、出汗、厌食等全身症状，呼吸道症状包括慢性排痰性咳嗽、呼吸困难、胸部不适、咯血等。影像学检查阳性发现包括肺部空洞、炎性浸润、结节、各种程度的肺或胸膜纤维化。具有诊断意义的重要实验室检测包括血清曲霉特异性 IgG（或沉淀素）滴度，痰培养、PCR 或穿刺/活检阳性。

尽管如此，临床诊断慢性肺曲霉病仍较困难。导致诊断困难的原因有：①慢性肺曲霉病缺乏特异性临床表现，症状多同肺结核、慢性支气管肺部疾病相似；②感染曲霉的患者多存在肺部基础疾病，而肺结核是患者最常见的基础性疾病（93%），因此在诊断时往往被原发疾病掩盖而导致漏诊；③慢性肺曲霉病与肺结核好发部位相近，均易发生在肺上叶及下叶尖段；④慢性肺曲霉病影像学表现不典型，除侵袭性肺曲霉病在早期（起病 16 天内）具有特征性结节及晕轮征表现外，其他肺曲霉病影像学更多表现为类圆形结节影、以胸膜为基底的片状浸润以及空洞形成。本例患者在肺组织病理中发现存在曲霉丝得以确诊该病。因此诊断慢性肺曲霉病的最好证据是在肺组织标本中检出曲霉丝和在同一位置取样的曲霉培养阳性，而一次痰标本阳性尚不足以证明患有肺曲霉病。

（陈洪涛　苏冬娜　朱富强）

【专家点评】

随着 CT、纤维支气管镜、病原学技术的发展及诊断水平的不断提高，我们对肺曲霉病的认识水平也逐渐提高，但它仍然是临床上较易误诊的肺部疾病之一。

慢性肺曲霉病可进一步分型为：慢性坏死性肺曲霉病（chronic necrotizing pulmonary aspergillosis，CNPA），慢性空洞型肺曲霉病（chronic cavitary pulmonary aspergillosis，CCPA），慢性纤维化性肺曲霉病（chronic fibrosing plumonary aspergillosis，CFPA）等。本例患者临床分型应为 CNPA，其临床特征与肺曲霉球较为相似，需与之鉴别，因两者治疗及预后有很大差别。CNPA 最多见的症状为咳嗽、咳痰和咯血，此外大部分病例还合并全身中毒症状，如低热、体重减轻、盗汗和疲乏无力等。肺曲霉球最常见的症状为咯血，可合并有咳嗽、咳痰，全身症状少见。CNPA 症状较复杂，比肺曲霉球更易合并全身中毒症状，这与 CNPA 的伴侵袭性有关。

CNPA 最主要的治疗方法是抗真菌治疗，但对病灶局限的年轻患者，且具有良好的肺储备或患者不耐受抗真菌治疗或尽管抗真菌治疗充分但残余病灶仍具有活动性者可采取手术治疗。外科手术可将病灶完整切除，除提供明确的病理诊断，并能有效缓解症状，避免复发。但术后并发症较肺曲霉球更多。因此手术前对患者一般情况、是否有基础疾病、心肺功能等评价至关重要。

（宋卫东 傅应云 成官迅）

参 考 文 献

[1] Hinson KFW, Moon AJ, Plummer NS. Broncho-pulmonary aspergillosis：a review and a report of eight new cases. Thorax, 1952, 7（4）：317-333.

[2] Walsh TJ, Anaissie EJ, Denning DW, et al. Treatment of Aspergillosis：Clinical Practice Guidelines of the Infectious Diseases Society of America. Clin Infect Dis, 2008, 46（3）：327-360.

[3] Kosmidis C, Denning DW. The clinical spectrum of pulmonary aspergillosis. Thorax, 2015, 70（3）：270-277.

[4] 张红梅, 张海青, 韩志荣, 等. 31 例肺曲霉病误诊为肺结核原因分析. 中国防痨杂志, 2005, 27（3）：143-147.

[5] 李雪, 谢海涛, 黎庶. 肺曲霉病的临床分类和影像学表现. 中国医学计算机成像杂志, 2010, 16：384-388.

病例12 咯血后发现右上肺肿块影3个月余

【病史摘要】

患者，男性，33 岁。2005 年 12 月 21 日因"咯血后发现右上肺肿块影 3 个月余"入住某市人民医院。患者 3 个多月前无明显诱因出现咯鲜血及痰中带血丝，量不多，共 3 次。无发热、咳嗽、胸闷、胸痛；无午后潮热、盗汗、气促等。于某市传染病医院就诊，痰涂片找抗酸杆菌（－）；胸片示"右上肺大片致密影，左上肺条索状影"。诊断为"双肺结核"，予"异烟肼、乙胺丁醇、利福平"等抗结核治疗，咯血停止。入院前 15 天复查胸片及胸部 CT 示"右上肺不规则团块状影，密度较高"。为进一步诊治，门诊拟"右上肺肿块"收入我科。起病以来，精神、食欲尚可，二便正常，体重无明显变化。

既往史：1990 年患"肺结核"，规律治疗后治愈。否认肝炎、糖尿病等病史；无手术外伤及输血史；预防接种史不详。

体格检查：T 36.8℃，P 75 次/分，R 20 次/分，BP 118/74mmHg。发育正常，营养一般，神志清楚，自主体位，查体配合。全身浅表淋巴结未触及肿大。双肺呼吸音粗，未闻及明显干湿性啰音。心界不大，心率 75 次/分，节律整齐，各瓣膜听诊区未闻及病理性杂音。腹平软，肝脾未及，移动性浊音阴性，肝肾区无叩击痛；肠鸣音正常。

辅助检查：

2005 年 9 月 3 日胸片：右上肺大片致密影，左上肺条索状影。

2005 年 12 月 7 日胸片：右上肺结节影，左中肺少许条索状影。

胸部 CT：右上肺上叶后段见一不规则团块状影，密度较高，左肺少许条点状影。

初步诊断：右上肺肿块查因（肿瘤？结核？）

【诊疗经过】

入院后血常规：WBC 7.4×10⁹/L，N% 56.2%，L% 31.9%，RBC 5.06×10¹²/L，Hb 141g/L，PLT 271×10⁹/L。肝功能：ALT 16U/L，AST 16U/L，TB 4μmol/L，ALB 52g/L。血结核分枝杆菌抗体阴性。肾功能：BUN 4.8mmol/L，Cr 63μmol/L。

2005 年 12 月 21 日胸片：右上肺占位，右下肺小结节，建议 CT 进一步检查。考虑肺部肿块不能除外肿瘤可能，故于 2005 年 12 月 22 日全身骨 ECT 检查，结果未见恶性肿瘤骨转移改变。2005 年 12 月 26 日胸部 CT：右肺上叶后段见大小约 4cm×3cm 类圆形团块影，CT 值约 28Hu，其内见多发小空泡影，病灶边缘见多发纤维条索影并见肺大疱形成，邻近胸膜可见增厚粘连，右肺上叶后段支气管呈截断改变；左肺亦见多发纤维条索影；纵隔内未见明确肿大淋巴结。CT 诊断：右肺上叶后段团块影性质待定（图 2-1-42）。为明确诊断，于 2005 年 12 月 28 日在全麻下行胸腔镜右上肺叶切除及肺粘连松解术。手术顺利，术后予抗感染、营养支持等处理，恢复良好。2005 年 12 月 28 日肺组织病理考虑曲菌病可能性大。给予加用伏立康唑治疗；2006 年 1 月 18 日出院。

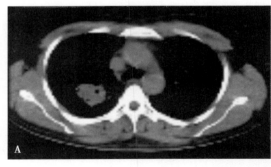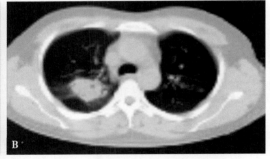

图 2-1-42　胸部 CT

A. 纵隔窗，右上肺后段见大小约 4cm×3cm 类圆形团块影，其间见多个空泡症；

B. 肺窗，右上肺见密度不均匀团块影，边缘少许磨玻璃影

术后肺组织病理：可见曲菌球，菌丝缠绕形成团状，与周围组织界限清晰，周围组织

可见大量炎性细胞浸润；六胺银染色法镜下可见菌丝呈棕黑色，排列呈丝状或放射状，直径约 $7 \sim 10 \mu m$，粗细均匀，两侧菌丝壁平衡，有隔，菌丝呈 45° 锐角分支。高碘酸-无色品红染色法，可见红紫色菌丝丝壁（图 2-1-43）。

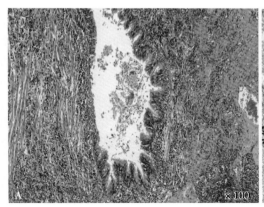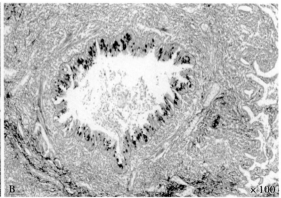

图 2-1-43 肺组织病理

A. 曲菌菌丝壁呈淡紫蓝色（H-E 染色）；B. 菌丝丝壁和孢子呈棕黑色（PASM 染色）

最后诊断：右上肺慢性曲霉病

【讨论】

肺曲霉病是一种常见的肺部感染性疾病，由曲霉感染所引起，常多发于慢性肺部疾病或者具有一定免疫缺陷的患者之中，早期诊断比较困难。肺曲霉病常发于右肺和上肺叶。临床表现无特异性，以反复咳嗽、咯血为主要表现。根据有无基础疾病和明确诱发因素，将曲霉病分为原发性和继发性两型。继发性多见于肺结核、支气管扩张症、肺囊肿等基础疾病。

本例患者既往有肺结核病史，此次起病前再次被诊断为肺结核，予以抗结核治疗 3 个月后复查胸部 CT 提示右上肺病灶进展。入院诊断肺部占位性病变性质待查。肺部占位性病变包括结核、肿瘤、炎性病变等。患者有肺结核病史，但予抗结核治疗后病灶继续扩大，故应除外结核外其他疾病的可能。患者有咯血、肺部实质性病灶，需要排除肺部肿瘤可能。因胸部 CT 无法明确肺部肿物性质，故行手术治疗。术后病理确诊肺曲霉病。

在肺结核基础上合并肺曲霉病较多见，其原因包括：①肺结核属于慢性消耗性疾病，机体抵抗力低下，使得寄居在呼吸系统的条件致病菌如真菌侵入肺部引起感染；②结核时支气管黏膜上皮受损，导致其净化作用减退，口腔部繁殖的真菌易下行至肺部引起感染；③炎性渗出、增生、干酪坏死及空洞形成造成肺组织损害，给真菌的"寄生"提供了有利环境；④多种抗结核药物的联合应用易导致菌群失调；⑤应用糖皮质激素可抑制机体的炎性反应，使患者免疫功能受到破坏。

手术切除是肺曲菌球治疗肯定有效的治疗措施。对低手术风险患者而言，手术切除可解决咯血，提高生存率。最常见的手术方式是肺叶切除术。具有基础疾病、肺功能受损、健康状况不佳和老年患者，术后发病率和死亡率较高，因此需要做好术前评估。

综上所述，肺结核合并肺曲霉感染的诊断困难，痰培养阳性率低，因此行气管镜活组织检查或术后病理可明确诊断。

（黄 霞 吴福成 彭树松）

【专家点评】

本病例实际上是肺部肿物的鉴别诊断。影像学上肺部肿物有结节和肿块之分，直径小于或等于3cm的称结节，大于3cm的称为肿块。无论是肺部肿块还是肺部结节，最常见的莫过于肺部感染性疾病和肺部肿瘤两大类。肺部感染性疾病包括肺炎、肺结核、肺曲霉病等。临床上不论考虑是感染性疾病还是肿瘤，临床医生大多会主张先抗感染治疗后观察，但可能使得结核和肿瘤延误诊治。因此，只要发现肺部有肿块，根据患者的具体情况应积极进行辅助检查如纤维支气管镜、CT定位下穿刺、痰细菌学和细胞病理学检查等，以及时明确诊断。

本例患者既往有肺结核病史，此次起病前曾经再次被诊断为肺结核，但予以抗结核治疗3个月后复查胸部CT提示右上肺实质性占位病灶进展，因此引起临床医生注意。因胸部CT无法明确肺部肿物性质，故选择手术治疗，术后病理确诊为肺曲霉病。因此该例手术可谓一箭双雕，既可明确诊断，又达到治疗目的。

典型的肺曲霉感染影像诊断不难。胸部CT检查可见侵袭性肺曲霉病早期有晕轮征，后期为新月体征。曲霉球的影像学主要表现为原有的慢性空洞内有一团块影，随体位改变而在空腔中移动。在肺结核基础上合并肺曲霉感染，肺部影像学诊断有时并不容易，特别是鉴别是纤维空洞型结核还是结核并曲霉球形成往往有困难。从影像学表现看，本例更符合复杂型曲霉球病或慢性空洞型肺曲霉病。若临床医生怀疑肺曲霉感染但影像学检查结果不能确定，应积极作进一步相关检查，如血清曲霉半乳甘露聚糖（GM）测定、肺泡灌洗液半乳甘露聚糖测定等。特别是支气管肺泡灌洗液半乳甘露聚糖测定对曲霉病的诊断有很好的价值。

本例术后加用了伏立康唑治疗，值得讨论。一般术后不推荐抗真菌治疗。关于围手术期应用药物治疗是否有效，尚有不同意见。有报道肺空洞造口术及肌成形术治疗复杂型曲霉球，在术前2周及术后3个月内口服伊曲康唑，结果有效。也有研究发现术后辅助药物治疗对预后并无改善。对于不能选择手术的患者应用伏立康唑等抗真菌药物治疗可能获益，但药物的具体疗程尚无统一的标准，有临床研究显示伏立康唑治疗一般需1年。

（吴诗品 黄晓燕 李晓鹤）

参 考 文 献

[1] 沈莉，田卓明. 肺曲霉病的临床特点及诊治. 临床肺科杂志，2009，14（7）：941-943.

[2] 曾东，冯艳玲，郑叶，等，肺结核合并肺曲霉感染的临床病理性分析. 中国临床医学，2013，20（3）：316-318.

[3] Ba PS, Ndiaye A, Diatta S, et al. Results of surgical treatment for pulmonary aspergilloma. Med Sante Trop, 2015, 25（1）：92-96

第二节 胸闷胸痛为突出表现的肺曲霉病

病例1 咳嗽、咳痰 1 年余，右侧胸痛 3 个月

【病史摘要】

患者，男性，67 岁。因"咳嗽、咳痰 1 年余，右侧胸痛 3 个月"于 2014 年 2 月 21 日入院。患者 1 年余前开始出现咳嗽、咳白色黏痰，夜间为重，当时无发热、畏寒、头痛、盗汗，无咯血、胸痛、胸闷、气促等不适，未予重视。3 个月前开始出现右侧胸部及背部隐痛，无明显规律性，可自行缓解，偶有痰中带少量鲜红色血丝，无潮热盗汗，无呼吸困难。在河源某中医院就诊，胸部 CT 提示"双上肺斑片状阴影伴空洞形成，考虑结核可能性大"。予规则抗结核治疗（HREZ）至今。患者自觉抗结核治疗后咳嗽、咳痰较前减轻，但胸痛较前无明显好转。在河源市某医院复查胸部 CT 提示"双上肺斑片状阴影伴空洞形成，曲霉感染不排除"。转诊深圳市某专科医院，于 2014 年 2 月 21 日收住结核科。起病以来，精神可，食欲睡眠可。大便干结，1~2 天 1 次。近三个月体重减轻约 20kg。

既往有糖尿病史 2 年，现予胰岛素治疗。否认高血压病史；无烟酒嗜好。

体格检查：T 37.3℃，P 102 次/分，R 20 次/分，BP 101/61mmHg。发育正常，营养一般，神志清楚，慢性病容，自主体位，查体配合。全身浅表淋巴结未触及肿大。双肺呼吸音清，未闻及干湿性啰音。心界不大，心率 102 次/分，节律整齐，各瓣膜听诊区未闻及病理性杂音。腹平软，肝脾未及，移动性浊音阴性，肝肾区无叩击痛；肠鸣音正常。

辅助检查：

2013 年 11 月 10 日河源市某中医院胸部 CT：双肺上叶斑片状致密影，部分边界模糊，可见薄壁空洞，考虑双肺上叶继发性肺结核，增殖为主，少量渗出病灶并空洞形成；肺气肿。

2014 年 2 月 11 日河源市某人民医院胸部 CT：两肺上叶见片状斑片状高密度影，边缘模糊，密度不均匀，两肺上叶见 3 个不规则空洞影，直径 42mm，邻近胸膜增厚，其中两个空洞内分别见结节状及条片状高密度影，考虑两肺上叶浸润性肺结核并多发空洞，疑合并曲霉感染；肺气肿。

初步诊断：双肺阴影查因：曲霉病？结核？

【诊疗经过】

入院后完善相关检查。血常规：WBC 7.46×10^9/L，中性粒细胞 72.7%。血沉 10mm/h。CRP 9.95mg/L（正常值<8mg/L）。Cyfra21-1 3.48μg/L（正常值 0~3.3μg/L），NSE 9.35μg/L（正常值 0~16μg/L），CEA 4.34μg/L（正常值 0~5μg/L）。PCT 0.05ng/ml。T 淋巴细胞亚群（流式细胞法）正常。淋巴细胞（结核）免疫三项（IFN1、IFN2、IFN3）正常。HIV-Ab 阴性。肝肾功正常。1-3-β-葡聚糖（动态浊度）<10pg/ml（阴性<60pg/ml，可疑 60~100pg/ml，阳性>100pg/ml）。2014 年 2 月 21 日痰涂片可见少量真菌孢子。痰结核菌涂片阴性。痰一般细菌培养未见致病菌生长。痰真菌培养未见真菌生长。2014 年 2 月 21 日胸部 CT 检查结果：两上肺数个空洞及斑点小结节灶，近肺尖处空

洞较大，右侧达43mm×25mm大小，壁薄，内壁大致尚整，其内未见内容物。左上肺空洞达54mm×32mm，壁稍厚约6mm，其内部分条带状影，邻近肺尖胸膜增厚。增强后厚壁处强化尚存，右上肺外侧胸膜下结节密度不均，其内亦现小空洞，周围肺野磨玻璃片影，条索影。两上肺多发病灶并空洞，考虑继发结核可能性大，可能合并真菌感染（图2-2-1）。

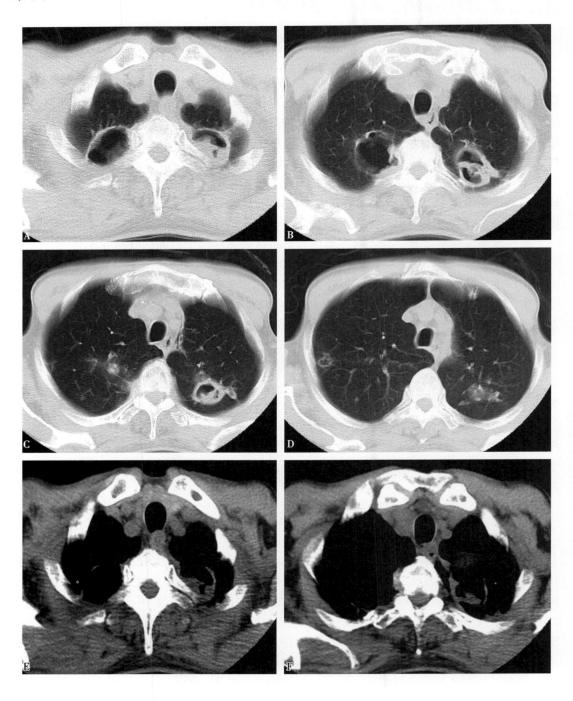

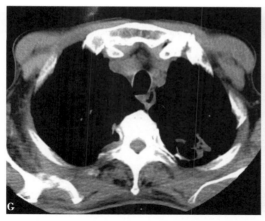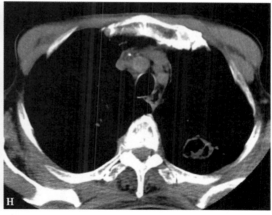

图 2-2-1　胸部 CT

A~D. 肺窗显示两上肺空洞影，右上肺空洞壁薄，未见内容物，左上肺空洞壁稍厚，
内见条带状影；E~H. 纵隔窗显示右上肺薄壁空洞，左上肺空洞壁稍厚，以后外侧壁增厚为主

入院后予 HRZE 抗结核治疗；胰岛素控制血糖。因患者规则抗结核治疗 3 个月，影像学无改善，于 2014 年 2 月 27 日行纤维支气管镜检查，结果显示：隆凸锐利，左主支气管黏膜未见异常，管腔通畅；左上叶支气管开口可见白色黏稠分泌物附着，黏膜轻度充血、水肿，管腔通畅；左下叶支气管各叶段支气管未见明显异常。右主支气管未见明显异常；右上叶支气管开口可见白色黏稠分泌物附着，黏膜轻度充血、水肿，管腔通畅；右中叶、下叶支气管各叶、段支气管未见明显异常。于左肺上叶留取标本送 AFB、结核培养及真菌、一般细菌培养。内镜诊断：双上叶支气管轻度炎症表现（图 2-2-2）。支气管抽吸物一般细菌培养未分离出致病菌，真菌培养未见真菌生长，结核菌涂片阴性，结核分枝杆菌 DNA（基因扩增法）$<5.0×10^2$copies/ml。结核培养未生长结核分枝杆菌。

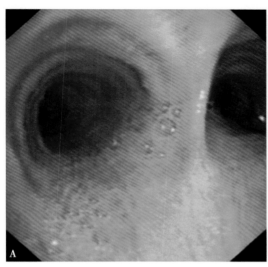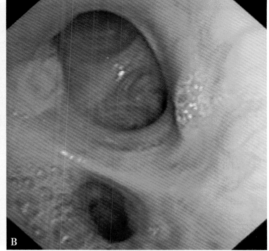

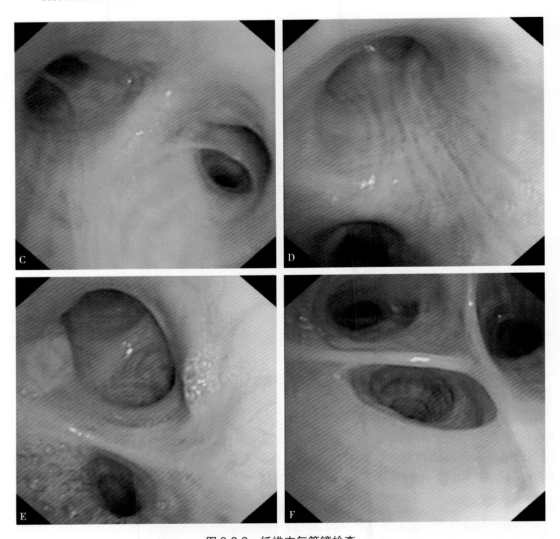

图 2-2-2   纤维支气管镜检查

A. 隆凸；B. 左主支气管；C. 左上叶支气管；D. 右主支气管；E、F. 右上叶支气管。
左上叶支气管开口可见白色黏稠分泌物附着，右上叶支气管黏膜轻度充血、水肿

　　因支气管镜检查未找到结核依据，病变性质仍未明确，故于 2014 年 3 月 1 日行 CT 引导下经皮肺穿刺活检。病理结果提示：坏死组织周围见增生的纤维组织，上皮样细胞及小片真菌团丝，六胺银染色（＋），抗酸染色（－）。病理诊断：符合真菌感染（左上肺），考虑为曲霉感染（图 2-2-3）。

　　最终诊断：慢性空洞性肺曲霉病。

　　治疗与转归：诊断明确后，予伏立康唑治疗，咳嗽逐渐好转，随访至今未再出现胸痛、咯血等。

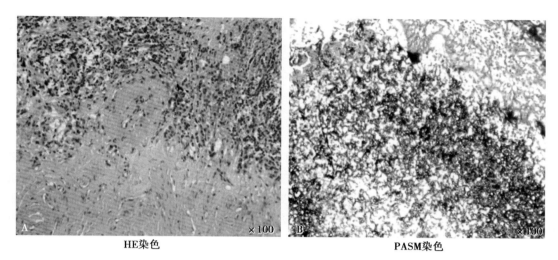

HE染色　　　　　　　　　　　　　　PASM染色

图 2-2-3 肺组织病理

肺组织内见增生的纤维组织，上皮样细胞及小片曲菌团丝。PASM（+）

【讨论】

本例患者存在慢性基础疾病（糖尿病），肺 CT 见两上肺空洞、内有软组织密度影，肺组织病理见真菌团丝，六胺银染色（+），可确诊为肺曲霉病。

侵袭性肺曲菌病的主要危险因素是严重的免疫抑制、继发性中性粒细胞减少、骨髓抑制、器官移植、慢性肉芽肿病等。糖尿病患者易导致呼吸系统反复感染，感染后炎症难以控制，需长时间使用多种广谱抗生素治疗，极易发生真菌感染。糖尿病易并发肺部真菌感染与下列因素有关：①病程：病程越长，肺部真菌感染率越高。糖尿病患者病程越长，并发症越多，机体抵抗力越差，易导致菌群失调，发生真菌感染；②抗生素的应用：应用广谱抗生素可改变菌群平衡，增加真菌增殖和侵袭的机会。虽然糖尿病增加细菌感染的机会，但报道的侵袭性肺曲菌病中，糖尿病患者所占比例不高，目前仅有 2 个无其他危险因素的 IPA 的病例报道。本例患者糖尿病病程仅 2 年，无其他危险因素，提示 IPA 可发生于糖尿病病程较短且无其他危险因素的患者。虽然糖尿病患者易并发肺结核，但本病例的诊疗经验也告诉我们，糖尿病患者肺部病变用肺结核等解释不了或治疗效果不佳时，就要考虑到合并曲霉感染的可能。该病例病程 1 年余，初始诊疗中显然只考虑到肺结核可能，并未考虑到合并曲霉感染的可能，应从中吸取教训。

因肺曲霉病起病隐匿，临床表现缺乏特异性，又易被基础病、原发病症状所掩盖，所以给诊断带来一定困难，易出现漏诊、误诊的现象，如本患者在入院前误诊为肺结核并规则抗结核治疗 3 个月。CT 检查具有一定特征性，在 IPA 早期，CT 表现为单个或多个边缘模糊的炎性结节或肿块，这种软组织密度结节周围出现"晕轮征"，对诊断肺曲霉病具有高度的特异性价值；在 15～20 天，结节及实变病灶即有坏死液化，影像学上呈空腔或新月征。CT 出现晕轮征、新月征高度提示本病。本例患者 CT 可见明显空腔征象，内见软组织密度影，与肺曲霉病表现符合。

半乳甘露聚糖（galactomannan，GM）是真菌细胞壁上的一种多聚抗原，循环中 GM 较临床症状及影像学异常早出现约 1 周。对血清 GM 水平连续监测，有助于侵袭性肺曲霉病早期诊断。但 GM 试验结果变化很大。肺泡灌洗液及血液 GM 水平特异性均较高，但仍不完全可信赖，因其阳性率约 40%。因价格较昂贵且开展困难，本患者未行 GM 试验。

总之，我们发现 IPA 可发生于病程较短、无其他危险因素的糖尿病患者，应引起临床医师注意。

（陈培芬　曾剑锋　张倩倩）

【专家点评】

本例患者为老年男性，病程较长，突出症状为咳嗽、咳痰，痰中带有血丝，伴有胸痛。影像学见两上肺多发病灶（数个空洞及斑点小结节灶），结合临床资料考虑是肺结核空洞基础上出现的慢性曲霉感染，临床分型为慢性空洞型肺曲霉病（CCPA）。肺结核引起渗出、增生、干酪样坏死及空洞等肺内病变有利于曲霉的生产、繁殖。由于肺结核空洞内免疫活性物质缺乏，且温度、湿度适合，曲霉易在空腔内生长繁殖。对于肺结核空洞的患者，如果抗结核效果欠佳，应注意合并曲霉感染可能性。应早期积极完善 G 试验、GM 试验、微生物学检查、支气管镜、穿刺肺活检等，以取得确诊证据。

根据美国 IDSA 发布的《2016 年新版曲霉病诊治指南》，慢性空洞型曲霉病若无以下情形，可不进行抗真菌治疗，而是每 3~6 个月随访一次：未合并肺部症状、无体重减轻或明显疲劳、肺功能无重大损伤或渐进性减弱。若患者具有全身症状或肺部症状者、肺功能进行性减弱或影像学检查病变进展者，应当至少进行 6 个月的抗真菌治疗。CCPA 对抗真菌治疗反应通常较为缓慢，多数患者到治疗 6 个月时才会有疗效反应。因此，治疗疗程应大于 6 个月。本病例具有明显的肺部症状，需要正规抗真菌治疗并用足疗程。

口服给药优选伊曲康唑和伏立康唑。对于治疗出现不良反应或临床治疗失败者，可选用泊沙康唑作为三线治疗药物。对于治疗失败者、三唑类耐药者和（或）具有不良反应者，可给予米卡芬净、卡泊芬净或两性霉素 B 静脉给药有一定效果，疗程可能需要延长。如果不能选择手术切除控制反复发生的咯血，对于没有出血倾向的患者可以考虑空洞内灌注抗真菌药物治疗曲霉病。几项研究报告了当全身应用抗真菌药物治疗无效或由于不良反应不能耐受时，通过空洞内灌注抗真菌药物处理真菌球。抗真菌药物的灌注可通过气管内插管在纤维支气管镜的引导下，或通过经皮经胸壁穿刺或导管置入含曲霉球的空洞内来实现。

（苏冬娜　刘雪燕　金常娥）

参 考 文 献

［1］孙庆华. 老年糖尿病并发肺部感染 42 例临床分析. 临床肺科杂志，2002，7（4）：71.

［2］Gallien S，Fournier S，Porcher R，et al. Therapeutic outcome andprognostic factors of invasive aspergillosis in an infectious infectious disease department：a review of 34 cases . Infection. 2008，36（6）：533-538.

［3］José Garnacho-Montero，Rosario Amaya-Villar，Carlos Ortiz-Leyba，et al. Isolation of Aspergillus spp. from the respiratory tract in critically ill patients：risk factors，clinical presentation and outcome . Critical Care，2005，9（3）：R191-R199.

［4］De Rosa FG，Terragni P，Pasero D，et al. Combination antifungal treatment of pseudomembranous tracheo-bronchial invasive：a case report. Intensive Care Med，2009，35（9）：1641 - 1643.

［5］Komase Y，Kunishima H，Yamaguchi H，et al. Rapidly progressive invasive pulmonary aspergillosis in a diabetic man．J Infect Chemother，2007，13（1）：46-50.

［6］Limper AH，KnoxKS，SarosiGA，et al. An official Americann Thoracic Society Statement：treatment of fungal infections in adult pulmonary and critical care patients. Am J Respir Care Med，2011，183（1）：96-128.

［7］Sarrafzadeh SA，Hoseinpoor RA，Ardanlan M，et al. The accuracy of serum galactomannan assay in diagnosing invasive pulmonary aspergillosis．Iran J Allergy Asthma Immunol，2010，9（3）：149-155.

［8］Nguyen MH，Jaber R.，Leather HL，et al. Use of bronchoalveolar lavage to detect galactomannan for diagnosis of pulmonary aspergillosis among nonimmunocompromised hosts．J Clin Microbiol，2007，45（9）：2787-2792.

［9］Sanguinetti M，Posteraro B，Pagano L，et al. Comparison of real-time PCR，conventional PCR，and galactomannan antigen detection by enzyme-linked immunosorbent assay using bronchoalveolar lavage fluid samples from hematology patients for diagnosis of invasive pulmonary aspergillosis．J Clin Microbiol，2003，41（8）：3922-3925.

病例2　间断胸闷、咳嗽3年

【病史摘要】

患者，男性，34岁，广东人。主诉"间断胸闷、咳嗽3年"于2013年07月29日收入院。3年前无明显诱因出现胸闷，伴咳嗽，无咳痰、咯血、发热等，到当地医院就诊，胸片提示"肺部阴影"，予纤支镜检查"未发现异常"。此后症状间断出现，但未予重视，未曾治疗。6个月前体检胸部CT扫描示"右下肺背段蜂窝肺改变"。为进一步求诊收住我院。起病以来，无发热、消瘦、盗汗等。精神、食欲、睡眠可，大小便正常。

既往体健。电子车间维修工，有粉尘接触史。无烟酒嗜好。

体格检查：T 36.9℃，P 74次/分，R 18次/分，BP 118/65mmHg。神清。咽无充血，双侧扁桃体无肿大。双肺呼吸音粗，右下肺呼吸音稍低。心律齐，未闻及明显杂音。腹软，无压痛反跳痛，肝脾肋下未及，肝区、肾区无叩痛。双下肢无水肿。指尖血氧98%。无杵状指。神经系统查体未见异常体征。

辅助检查：

一、实验室检查

1. 血　血常规、血沉、超敏C反应蛋白、肝肾功能、电解质、结核抗体均正常。(1-3)-β-D葡聚糖阴性。

2. 痰　痰真菌涂片检查、痰涂片找抗酸杆菌、痰培养均未见异常。

二、影像学

1. 2013年1月7日胸部CT见图2-2-4。

2. 2013年3月19日胸部CT见图2-2-5。

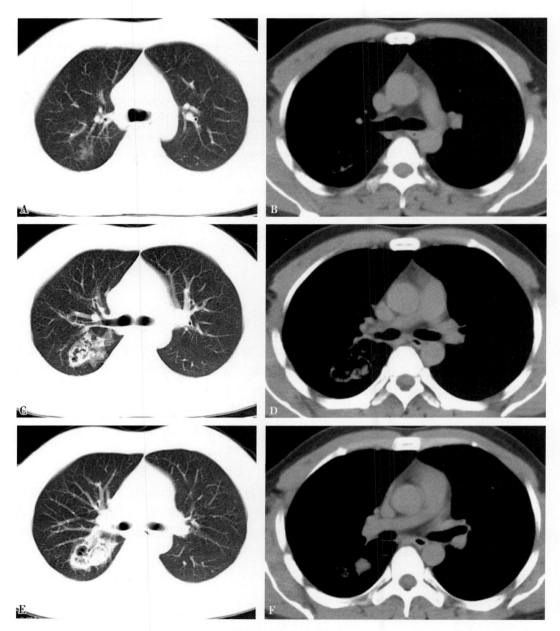

图 2-2-4 胸部 CT

A、B. 气管分叉部层面，右肺下叶背段见团片状密度增高影，内部密度不均匀，可见多个分隔的囊状影；C、D. 右主支气管旁可见一无肺纹理的囊性透亮影，大小约 30mm×12mm，边缘尚清，见团片状密度增高影与其相连；E、F. 右肺下叶背段团片状密度增高影，可见多个分隔的囊状影，并见球形高密度影，边缘清晰

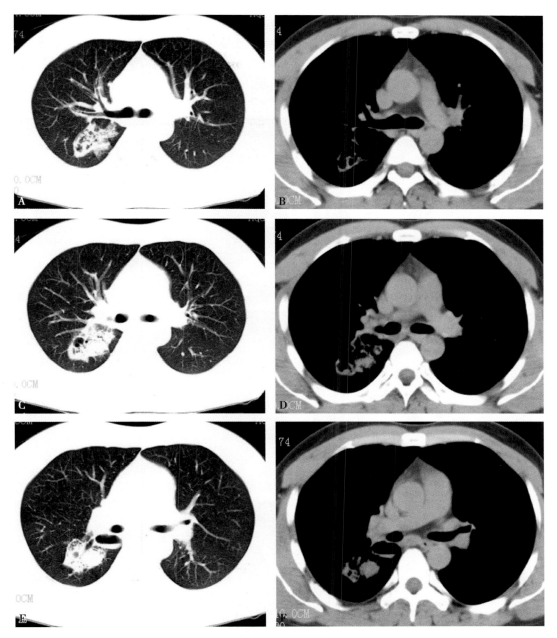

图 2-2-5 胸部 CT

A、B. 气管分叉部层面，右肺下叶背段见团片状密度增高影，内部密度不均匀，可见多个分隔的囊状影，与 2013 年 1 月 7 日 CT 比较大致相仿；C、D. 右主支气管旁可见一无肺纹理的囊性透亮影，大小约 30mm×12mm，边缘尚清，见团片状密度增高影与其相连；E、F. 右肺下叶背段团片状密度增高影，可见多个分隔的囊状影，并见球形高密度影，边缘清晰

初步诊断：

1. 肺部阴影性质待定
2. 肺部感染

【诊疗经过】

入院后查血常规、肝功能、肾功能未见异常。连续 3 天痰涂片找抗酸杆菌、痰涂片找真菌均阴性。痰培养 7 天阴性。PPD 试验：硬结 6mm×6mm。给予积极抗感染等治疗。2013 年 7 月 31 日复查胸部 CT 示肺部阴影较前相仿（图 2-2-6）。

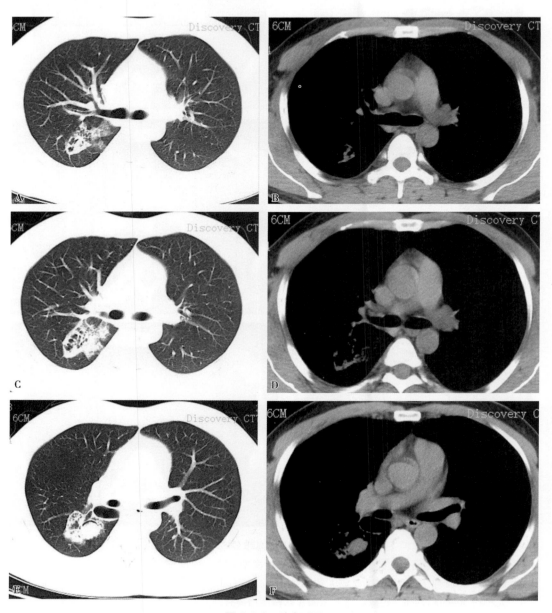

图 2-2-6　胸部 CT

A、B. 右肺下叶背段见团片状密度增高影，内部密度不均匀，可见多个分隔的囊状影；C、D. 右主支气管旁可见一无肺纹理的囊性透亮影，大小约 30mm×12mm，边缘尚清，见团片状密度增高影与其相连；E、F. 右肺下叶背段团片状密度增高影，可见多个分隔的囊状影，并见空气半月征

入院后予莫西沙星抗感染治疗1周,症状无明显好转。半年后复查胸部CT可见空气半月征,考虑右肺下叶病灶曲霉感染可能性大。因考虑内科治疗难以奏效,于2013年8月7日全麻下行全胸腔镜右下肺楔形切除术+胸膜粘连松解术。术后送检肺组织病理学诊断(图2-2-7):右下肺组织病变符合肺曲菌病,伴感染。

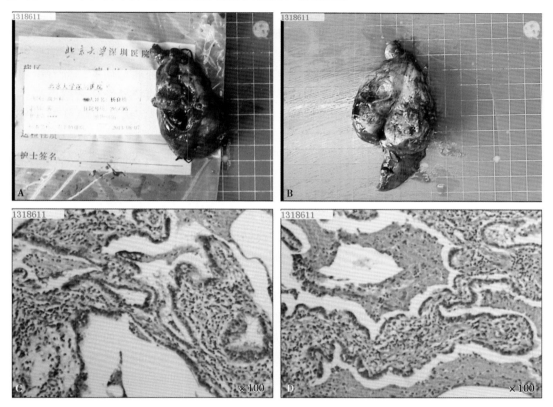

图2-2-7 肺组织病理
肺间质纤维轻度增生,伴多灶性淋巴滤泡形成;
局部见曲菌菌团,局灶伴坏死及中性粒细胞浸润(H-E染色)

最后诊断:慢性空洞型肺曲霉病

转归:术后症状好转,无咳嗽、咳痰,无胸闷气促,伤口愈合良好。出院后口服伏立康唑序贯治疗。

【讨论】

肺曲霉病主要是由曲霉侵入肺或支气管而引起的急、慢性组织病理损害所导致的疾病,在真菌性肺炎的发病中仅次于白色念珠菌肺炎,居第二位。曲霉广泛存在于自然界中,为非二性形态的丝状真菌,显微镜下可见菌丝和芽孢,具有条件致病性,常见的有烟曲霉、黄曲霉、土曲霉等,其中寄生于呼吸道的多数是烟曲霉。曲霉所产生的分生孢子随气流播散,进入人体呼吸道后可以暂时寄居,但是如果大量吸入或是机体免疫功能低下时,则会生发菌丝引起疾病。

肺曲霉病在临床上主要有三种类型,侵袭性曲霉病、曲霉球和变应性支气管肺曲霉病。其中侵袭性曲霉病是最常见的类型，也是最为严重的类型。侵袭性曲霉病的主要症状为咳嗽、胸痛，或伴有咯血，严重者可有气喘、呼吸困难，甚至呼吸衰竭；曲霉球常继发于支气管囊肿、支气管扩张、肺脓肿和结核空洞内，反复咯血为其主要临床表现，严重者甚至突发大咯血；变应性支气管肺曲霉病多是由烟曲霉引起的气道高反应性疾病，临床特点为突然发作哮喘样症状，而一般平喘药物治疗无效。

肺曲霉病临床表现无特异性，故早期诊断有赖于实验室检查及胸部 CT 扫描检查，而确诊则依赖微生物培养及病灶组织病理学检查。实验室检查方面，（1，3）-β-D 葡聚糖检测（G 试验）和血清曲霉半乳甘露聚糖抗原检测（GM 试验）对肺曲霉病的诊断有重要意义。其中，GM 试验用于侵袭性真菌感染的早期诊断，较 G 试验的特异性和敏感度高。侵袭性曲霉病的胸部 X 线和 CT 检查可见胸膜下密度增高的结节影，病灶周围可出现晕轮征，后期可见空腔阴影或新月征；而曲霉球则主要表现为原有的慢性空洞内出现团块影，并且团块影可随体位的改变而在空腔内移动；变应性支气管肺曲霉病多表现为双肺上叶一过性的实变影或肺不张。

本例患者年轻男性，右下肺多发囊性病变，伴结节，需鉴别于肺结核、金葡菌肺炎、囊状支气管扩张伴感染、肉芽肿性血管炎（既往称为韦格纳肉芽肿）等疾病。

（1）肺结核空洞：病程迁延，症状起伏，痰结核菌可阳性；病变多见于上叶尖后段及下叶背段；X 线显示浸润干酪灶的空洞、纤维瘤型空洞和纤维厚壁空洞，周围有斑片、结节和索条影像。

（2）金葡菌肺炎：患者多急骤起病，寒战、高热、胸痛、脓性痰，可有血丝痰，还可出现全身肌肉、关节酸痛、精神萎靡，病情严重者可早期出现周围循环衰竭。胸部 X 线显示肺段或肺叶实变，可形成空洞，或呈小叶状浸润，其中有单个或多发的液气囊腔。另一特征是 X 线阴影的易变性，表现为一处炎性浸润消失而在另一处出现新的病灶，或很小的单一病灶发展为大片阴影。

（3）囊状支气管扩张伴感染：肺实质内含气空腔，其分支与气道相连；伴有其他气道异常、空气潴留、气管壁增厚、细支气管黏液栓等。可为单侧或双侧，大多数位于肺下叶。多数病人有慢性咳嗽、咳痰，但少数情况下，病人可无症状或初期症状不明显。

（4）肉芽肿性血管炎（granulo matous angiitis）：属自身免疫性疾病，主要侵犯上、下呼吸道和肾脏，通常以鼻黏膜和肺组织的局灶性肉芽肿性炎症为开始，继而进展为血管的弥漫性坏死性肉芽肿性炎症。病灶为肺内多发结节，由肉芽肿和炎症构成。较大的结节内发生空洞，多在 2cm 以上的病灶发生。

本例患者从事电子车间维修工作，有粉尘接触病史，有可能曾吸入大量曲霉孢子而不自知。G 试验呈阴性反应，但该检查敏感性不高，并不能排除真菌感染。GM 试验用于侵袭性真菌感染的早期诊断，较 G 试验的特异性和敏感度高，但当时该院未开展该项检查。结合胸部 CT 扫描主要表现为蜂窝样改变伴空气半月征，临床诊断侵袭性曲霉病并不是十分困难。但曲霉病的确诊需要感染部位的组织病理学证据和正常无菌部位培养阳性结果。

本例患者早期行支气管镜检查未见阳性发现，最后行全胸腔镜右下肺楔形切除术+胸膜粘连松解术，术后肺组织病理检查提示肺曲菌病，为 IPA 确诊病例。治疗上，IDSA 推荐的治疗方案主要为药物治疗和外科手术治疗。本例患者手术治疗后，症状迅速缓解，临床治疗效果满意。

（韩　慧　蔡雅舟　宋卫东）

【专家点评】

肺曲霉病主要是由曲霉侵入肺或支气管而引起的急、慢性组织病理损害所导致的疾病。肺曲霉病根据疾病特点可分为侵袭性肺曲霉病、寄生性肺曲霉病、过敏性支气管肺曲霉病。慢性肺曲霉病是肺曲霉病中的一种临床类型，常常没有临床表现或仅有一些非特异性呼吸道症状如慢性咳嗽和咯血等。其常发生在非免疫缺陷患者，肺 CT 表现为单侧或双侧区域实变，常有一个或多个空洞，空洞壁增厚。

本病例仅表现为慢性咳嗽且病程迁延，临床上难以与肺结核相鉴别，但影像学的变化从多个分隔的囊状影、团片状密度增高逐渐衍变为多个分隔的囊状影，并见空气半月征等典型曲霉球的改变符合慢性肺曲霉病的特点。该例患者在影像学上还需要与细菌性肺炎、囊状支气管扩张伴感染相鉴别。

（1-3）-β-D 葡聚糖试验（G 试验）和曲霉半乳甘露聚糖抗原检测（GM 试验）是真菌诊断的一种重要手段，尤其是 GM 试验对肺曲霉病的早期诊断有重要意义，其特异性可达到 70%～90%，但慢性肺曲霉病血清 G 试验和 GM 试验阳性率较低，主要原因是慢性肺曲霉病时曲霉抗原没有侵犯血管进入血流。而慢性肺曲霉病的支气管肺泡灌洗液 GM 试验诊断敏感度和特异度可高达 90%。该例病人 G 试验阴性，并不能排除曲霉感染，因此对于怀疑肺曲霉病的患者，应进行支气管肺泡灌洗液 GM 试验，提高肺曲霉的诊断。

（傅应云　韩雪梅　孙雄飞）

参 考 文 献

［1］中华医学会呼吸病学分会感染学组，中华结核和呼吸杂志编辑委员会. 肺真菌病诊断和治疗专家共识. 中华结核和呼吸杂志，2007，（30），11：821-834.

［2］秦启贤. 临床真菌学. 上海：复旦大学出版社，2001.

［3］Leeflang MM，Debets-Ossenkopp YJ，Visser CE，et al. Galactomannan detection for invasive aspergillosis in immunocompromised patients. Cochrane Database Syst Rev，2008，8（4）：CD007394.

［4］Park SY，Lee SO，Choi SH，et al. Serum and bronchoalveolar lavage fluid galactomannan assays in patients with pulmonary aspergilloma. Clinical Infectious Diseases，2011，52（7）：e149-e152.

［5］Zou M，Tang L，Zhao S，et al. Systematic review and meta-analysis of detecting Galactomannan in bronchoalveolar lavage fluid for diagnosing invasive Aspergillosis. PLoS ONE，2012，7（8）：Article ID e43347.

［6］Hartman TE. CT of cystic diseases of the lung. Radiologic Clinics of North America，2001，39（6）：1231-1243.

［7］Limper AH，knox KS，Sarosi GA，et al. American thoracic society fungal working group. An official American thoracic society statement：treatment of fungal infections in adult pulmonary and critical care patients. Am J Respir Crit Care Med，2011，183：96-128.

病例 3 胸闷、胸痛 1 年余

【病史摘要】

患者，女性，42 岁。主诉"胸闷、胸痛 1 年余"于 2012 年 7 月 18 日入院。患者 1 年前无明显诱因出现胸闷、胸痛不适，伴咳嗽，咳痰，咳白色黏痰，量不多。无咯血、发热、盗汗、乏力、呼吸困难等。曾在当地医院治疗（具体不详），疗效欠佳。到我院门诊胸部 CT 扫描提示"两肺上叶及右肺下叶病灶，其中右肺上叶后段球形病灶，考虑抗酸分枝杆菌感染可能"，拟"肺结核？"收入院。起病以来，精神、睡眠差、胃纳不佳，大小便正常，体重无明显减轻。

10 年前曾患"肺结核"，诉已治愈。

体格检查：T 36.5℃，P 66 次/分，R 19 次/分，BP 120/76mmHg。发育正常，营养中等，神志清楚，查体合作。皮肤无黄染、瘀点瘀斑，浅表淋巴结未触及肿大。气管居中，颈静脉无怒张。胸廓对称，无畸形，双肺触觉语颤对称，双肺叩诊清音，未闻及明显干湿性啰音。无心前区隆起，心尖搏动有力，心率 66 次/分，律齐，各瓣膜听诊区未闻及病理性杂音。腹平软，全腹无压痛及反跳痛，肝脾肋下未触及，肝肾区无叩痛，移动性浊音阴性，肠鸣音 5 次/分。双下肢无水肿。无杵状指。神经系统查体未见异常体征。

辅助检查：

一、实验室检查

1. 血常规　WBC $4.1×10^9$/L，中性粒细胞 58.3%，RBC、HGB 和 PLT 正常。

2. 尿常规　BLD 10 个/μl，LEU 25 个/μl。

3. 肝肾功能、心肌酶谱、血脂、凝血四项正常。降钙素原、超敏 C 反应蛋白、血沉均正常；结核免疫三项示阴性。乙肝两对半：HBsAb 阳性、HBeAb 阳性、HBcAb 为阳性。

4. 纤支镜下肺泡灌洗液培养示阴性；纤支镜刷片未见抗酸杆菌。

二、影像学检查

2012 年 7 月 18 日胸部 CT 扫描结果：两肺上叶及右肺下叶病灶，其中右肺上叶后段球形病灶，考虑抗酸分枝杆菌感染可能；两侧胸膜增厚、粘连，右肺上叶、下叶背段肺大疱及牵拉支扩（图 2-2-8）。

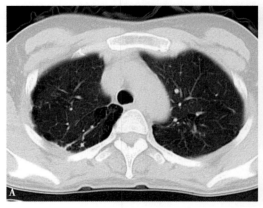
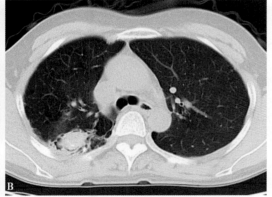

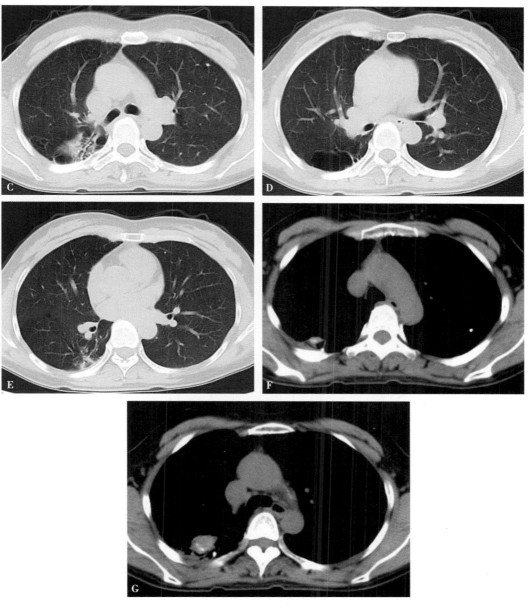

图 2-2-8　胸部 CT

A~E. 肺窗，两肺上叶见斑点状及索条影，右下叶背段见空洞影，洞内结节影周围见新月征。空洞影内后多个小的透亮区，局部支气管扩张。两侧胸膜增厚、粘连。右肺上叶、下叶背段见肺大疱；F、G. 纵隔窗见右肺上密实结节影内见点状钙化，后部与胸膜相连

初步诊断：

1. 右肺结节空洞：肺结核？
2. 双肺陈旧性病灶
3. 右肺肺大疱

【诊疗经过】

入院后经多学科讨论，认为有手术治疗适应证。于 2012 年 8 月 9 日全麻下行胸腔镜右上肺叶切除术+右下肺楔形切除术+胸腔闭式引流术。

术后病理组织诊断：送检肺组织呈慢性炎症，伴肺气肿及肺大疱形成。真菌病，形态符合曲菌病。局部伴有肺气肿形成（图 2-2-9）。

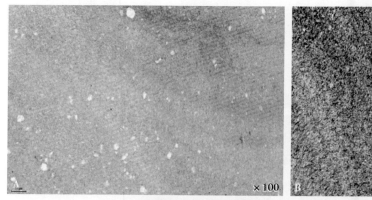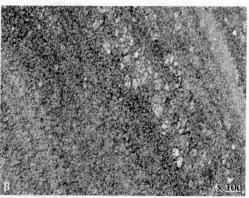

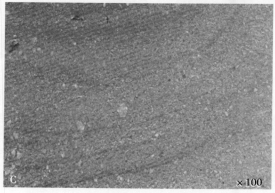

图 2-2-9　肺组织病理

A. 曲菌菌丝壁呈淡紫蓝色（H-E 染色）；B. 菌丝丝壁和孢子
呈棕黑色（PASM 染色）；C. 菌丝丝壁呈红紫色（PAS 染色）

术后患者体温正常，无咳嗽咳痰。伏立康唑治疗 2 周后改为伊曲康唑口服液序贯治疗并出院。

出院诊断：右肺曲霉球；双肺陈旧性病灶；右肺肺大疱。

【讨论】

肺曲霉病是一种常见的肺部真菌病，致病菌主要为烟曲霉。机体对烟曲霉的免疫状态不同决定了肺曲霉病的不同临床表现及影像学特点。临床上肺曲霉病分为曲霉球、变应性支气管肺曲霉病（ABPA）、侵袭性肺曲霉病（IPA）三种类型。侵袭性肺曲霉病（IPA）主要影响严重免疫缺陷的患者，如造血干细胞移植（HSCT）或实体器官移植者以及化疗或服用糖皮质激素的患者。慢性肺曲霉病（CPA）、单纯曲霉球和曲霉性支气管炎进展缓慢，通常影响具有潜在肺部疾病的患者。而免疫亢进患者吸入曲霉发生过敏反应可导致过敏性支气管曲霉病（ABPA）和真菌过敏性严重哮喘。本例患者既往有肺结核病史，入院时胸部 CT 提示两肺上叶及右肺下叶病灶，其中右肺上叶后段球形病灶，入院诊断考虑肺结核可能性大，但术后病理提示肺曲霉球。

肺曲霉球临床多发于一些存在空腔结构的慢性肺部疾病中，例如支扩、肺结核净化空洞或肺囊肿。肺曲霉球是由菌丝、细胞碎屑、纤维素及黏液相互混合而成。临床表现包括咳嗽、咳痰，部分患者有反复咯血；好发部位见于肺上叶及下叶背段；影像学中可见"新月状"透亮区，这是由于曲霉球处于扩张的支气管或管腔中，与腔壁之间存在空隙所致，是一种特征性的肺曲霉病影像学改变。它需要与以下这些疾病相鉴别，包括①肺结核球；②癌性空洞；③肺包虫囊肿；④肺脓肿及扩张的支气管腔内陈旧性血块。

该患者之所以开始考虑为肺结核，主要与以下原因有关：①该例肺曲霉病的临床表现主要是慢性咳嗽、咳痰、胸闷及胸痛，与肺结核酷似，缺乏特异性临床表现；②肺曲霉病与肺结核病两者好发部位相近，肺曲霉病多发于肺上叶，这也是肺结核病好发部位；③肺结核干酪样坏死灶部分消散后，结核球与消散部分可形成类似肺曲霉病的"新月征"，从而造成诊断上的困难；④曲霉和抗酸杆菌痰涂片和培养阳性率低，且即使曲霉涂片阳性，还不能除外标本有污染的可能，需多次阳性结果才能证实，故给临床诊断带来困难；⑤该患者既往有明确的肺结核病史，而无明显的机体免疫受损的基础疾病，因此易被考虑为肺结核复发。

手术治疗是针对肺储存功能充足的单纯曲霉球的一个理想选择，肺叶切除术是最常见的手术方法。部分患者可行胸腔镜手术，可减少住院天数；若存在胸腔粘连，可能需要完全开胸。有研究报道单纯曲霉肿 10 年生存率为 69%~90%。目前学术界公认的手术指征包括：①有症状的局限性的肺曲霉病，病人病情稳定，允许手术者；②诊断不明确，不能除外癌和其他可治疾病者；③切除术有助于治疗病人的基础病变。通常需行病肺的肺叶切除，偶尔行肺段或楔形切除即可，应尽可能避免全肺切除。该例患者肺储备功能充足，肺部结节影与肿瘤不能鉴别，应考虑肺叶切除。

通过该病例的诊疗，我们总结如下：①对于无明显免疫受损的患者，仍应将肺曲霉病作为常见肺部疾病的鉴别诊断之一进行考虑；②一些存在空腔结构的慢性肺部疾病，如支扩、肺结核净化空洞或肺囊肿容易为曲霉病提供发病场所，注意追踪患者既往的影像学资料，有助于鉴别诊断；③肺功能储备充足且伴局部病变的患者，又难以与肺癌、肺结核病相鉴别者可考虑手术治疗，手术范围根据病情而定。

（鄺孟洁　苏冬娜　史菲）

【专家点评】

该患者中青年女性，病情迁延一年余，门诊 CT 影像报告"右肺上叶后段球形病灶，考虑抗酸分枝杆菌感染可能"，加上既往有"结核"病史，容易先入为主考虑"结核复发"。但从血沉、结核免疫三项阴性结果及肺泡灌洗液培养和纤支镜刷片未找到抗酸菌，似乎"肺结核"诊断无依据。对于该病例，入院后诊断治疗过程并不曲折，最后病理也确定为"肺曲霉球"，但留给我们思考的仍有如下有几点：

1. 肺曲霉球的致病菌主要是烟曲霉，主要为外源性感染，经呼吸道吸入曲霉孢子所致。曲霉为条件性致病菌，对免疫功能正常的人一般不致病，但当使用抗结核药物、激素、免疫抑制剂时，人体肺泡巨噬细胞与中性粒细胞对曲霉孢子及菌丝的杀灭能力减弱，曲霉就会侵入肺部空洞病灶或支气管囊样扩张部，菌丝繁殖形成团块，与纤维蛋白和黏膜细胞混杂在一起成为有特征性的曲霉球。此例患者，应询问其生活居住环境情况，应注意生活环境有无吸入曲霉孢子可能。国外有学者报道血清沉淀素抗体在曲霉球患者中常为阳性，可作为曲霉球诊断的重要依据，有条件可行抗体检查。

2. 对于有胸闷、胸痛病史，影像学表现为球形病灶的患者，除了考虑上述两种疾病，还需要考虑风湿免疫性疾病、癌性结节、寄生虫包囊等，应该围绕上述疾病进行相应检查。

3. 由于病变部位为肺上叶后段，且右肺上叶、下叶背段肺大疱，考虑一次性切除球型病灶及肺大疱，可一举两得，既明确了诊断，也进行了治疗。

4. 目前还没有一致的证据证明抗真菌药物治疗曲霉球有效。完全切除的单发曲霉球无需抗真菌治疗。

（刘雪燕　陈怀生　孙雄飞）

参 考 文 献

[1] Lee JK, Lee YJ, Park SS, et al. Clinical course and prognostic factors of pulmonary aspergilloma. Respirology, 2014, 19 (7)：1066-1072.

[2] Kosmidis C, Denning DW. The clinical spectrum of pulmonary aspergillosis. Thorax, 2015, 70 (3)：270-227.

[3] 张红梅，张海青，韩志荣，等，31 例肺曲霉病误诊为肺结核原因分析. 中国防痨杂志，2005，27 (3)：143-147.

[4] Muniappan A, Tapias LF, Butala P, et al. Surgical therapy of pulmonary aspergillomas：a 30-year North American experience. Ann Thorac Surg, 2014, 97：432-438.

[5] Ba PS, Ndiaye A, Diatta S, et al. Results of surgical treatment for pulmonary aspergilloma. Med Sante Trop, 2015, 25 (1)：92-96.

病例4　咳嗽、右侧胸痛5天

【病史摘要】

患者，男性，74 岁。主诉"咳嗽、右侧胸痛 5 天"入院。患者 5 天前无明显诱因出现咳嗽，无咳痰，伴右侧持续性胸痛，以咳嗽及深呼吸时加重，伴心慌、盗汗及午后潮热。无畏寒发热、气促、咯血等，自服消炎药物（具体不详）后症状无明显好转，就诊于某医院，查胸部 CT 示"右肺上叶后段占位性病变可能并阻塞性肺炎；纵隔及右肺门区淋巴结肿大；右肺中叶炎症；慢支并双上肺肺大疱形成"。为求进一步诊治于 2013 年 11 月 7 日 16 时入住我院呼吸科。

既往史：1982 年患肺结核，曾住院抗结核治疗约半年。出院后服用"异烟肼、利福平、乙胺丁醇"近 2 年。自 1982 年始多次少量咯血，未曾重视。

体格检查：T 36.1℃，R 20 次/分，P 64 次/分，BP 174/84mmHg。双肺呼吸运动对

称，触觉语颤对称，双肺叩诊清音，呼吸音粗，右肺上叶闻及哮鸣音，未闻及胸膜摩擦音。心率64次/分，律齐，各瓣膜听诊区未闻及病理性杂音。腹软，无压痛、反跳痛。双下肢无水肿。

辅助检查：

一、实验室检查

血常规：WBC 10.5×10⁹/L，，N 65.1%，L 18.4%；肿瘤标志物正常；真菌1-3-β-D 葡聚糖145.7pg/ml（阳性）；结核分枝杆菌抗体、肺炎支原体抗体阴性；痰涂片、痰培养未见异常。PPD 皮试（+）；结核免疫三项阴性。

二、影像学检查

2013年11月14日行胸部CT平扫+增强（图2-2-10）。

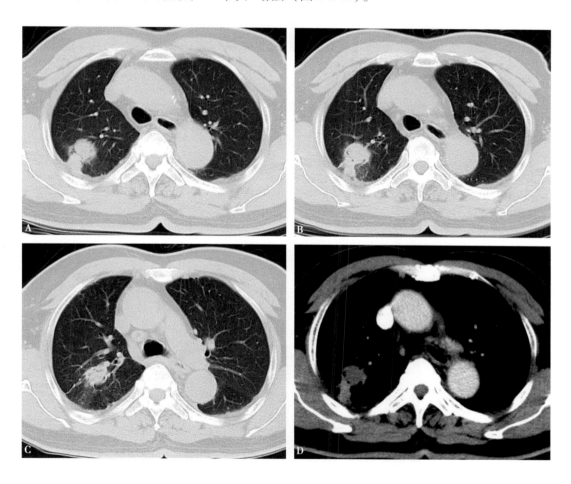

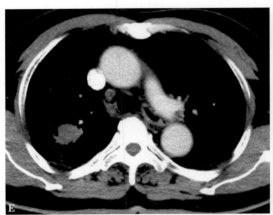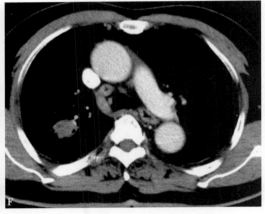

图 2-2-10   胸部 CT

A~C. 肺窗，右肺上叶见团块样阴影，大小约 3.2cm×2.5cm，边缘可见斑片影及胸膜粘连；

D~F. CT 增强扫描，右上肺团块样病变密度不甚均匀，病灶强化不明显

初步诊断：右肺结节性质待定：结核？真菌？肿瘤？

【诊疗经过】

入院后给予头孢曲松静脉滴注 1 周，未见好转。2013 年 11 月 11 日行支气管镜检查，镜下所见：右上叶后段支气管见肉芽组织伴坏死（图 2-2-11）。黏膜活检病理检查示：支气管黏膜上皮分化尚好，间质较多淋巴细胞浸润，另见坏死及真菌团块（图 2-2-12）。

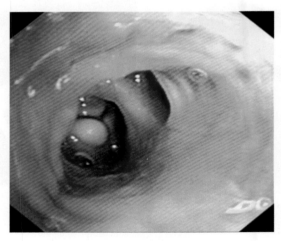

图 2-2-11   支气管镜检查

右上叶后段支气管内见肉芽组织伴坏死

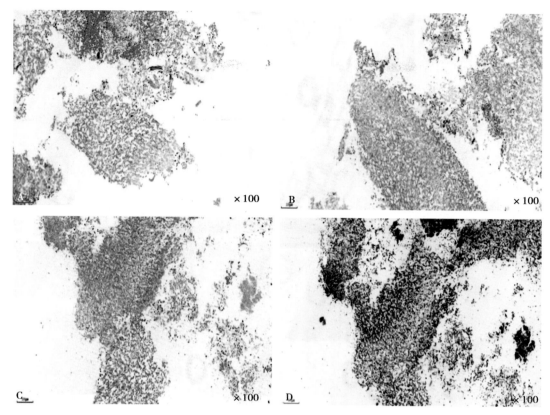

图 2-2-12 肺组织病理

A. 支气管黏膜病理组织上可见真菌菌丝（H-E 染色）；B. 支气管黏膜病理可见真菌菌丝（H-E 染色）；
C. 支气管黏膜病理组织特殊染色（PAS 染色）；D. 支气管黏膜病理组织（PASM 染色）

最终诊断：肺曲霉球

治疗与转归：予伏立康唑静脉滴注（200mg，每 12 小时一次）1 周，患者无发热、咳嗽、胸痛等，于 2013 年 11 月 21 日出院。出院后继续口服伏立康唑。2014 年 2 月 18 日复查胸部 CT：右上叶团块样阴影，可见新月征，与 2013 年 11 月 17 日 CT 比较大小近似，周边渗出病灶稍有减少，考虑肺曲霉感染（图 2-2-13）。鉴于肺部病灶吸收不明显，建议患者手术治疗，但患者拒绝手术治疗。

【讨论】

随着广谱抗生素、激素及免疫抑制剂的广泛应用，曲霉感染发病率逐年升高，现已成为仅次于念珠菌的人类机会性致病真菌和首要致死性真菌。曲霉主要寄生于上呼吸道，是条件致病菌，一般不致病，只有在免疫力低下或长期有慢性疾病的情况下，才会引起曲霉感染。根据有无基础疾病和明确诱发因素将曲霉病分为原发性曲霉病和继发性曲霉病。

肺曲霉病是由曲霉引起的肺组织的急性、亚急性及慢性炎症。据报道，96% 的肺曲菌病为继发性曲霉病，多继发于肺部慢性疾病，如多见于肺结核、肺脓肿、肺部肿瘤等长期使用抗生素或抗肿瘤药导致机体菌群失调或低免疫状态的患者。Denning 等对相关文献进行大范围回顾，发现 21%（美国）~35%（中国台湾）的肺结核病人产生肺空洞，其中约

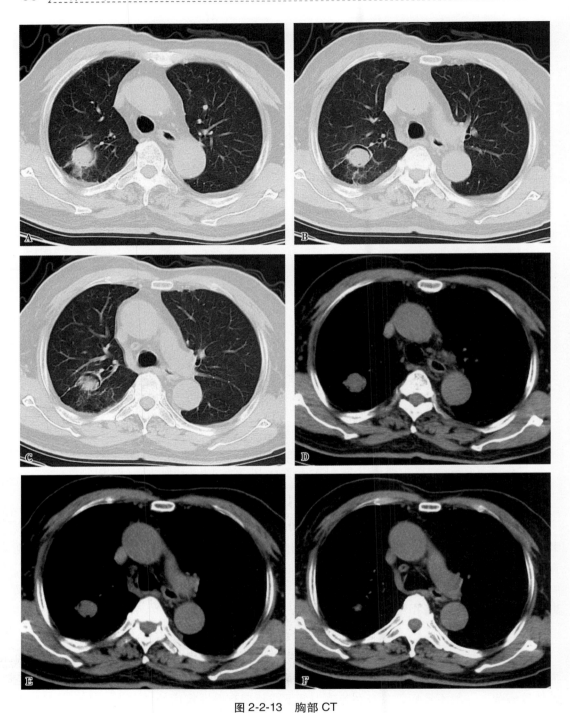

图 2-2-13 胸部 CT

A~C. 肺窗右肺上叶见团块阴影，可见新月征，周边渗出病灶稍有减少，与 2013 年 11 月 17 日
CT 比较大小相近；D~F. 纵隔窗见右上肺病灶密度尚均匀，边缘境界尚清

22% 的病人患有肺曲霉病。本例患者在肺结核的基础上出现曲霉感染。结合患者反复用药
及咯血病史，考虑与肺结核引起细胞免疫功能低下、多联抗结核药物造成机体菌群失调及

肺结核引起肺结构改变等有关。因此需重视肺结核的规范治疗。

肺结核合并肺曲霉感染患者一般无明显全身症状。常见的症状是咯血，此外还可出现发热、咳嗽、咳痰、胸痛等症状。本例患者既往长期有咯血症状，近期出现了胸痛、咳嗽及盗汗等症状，首先需要考虑肺部感染，尤其是肺结核感染再发。此外，本例患者高龄，免疫力低下，是真菌感染的高危人群，因此需考虑特殊病原体如真菌感染的可能。

肺曲霉目前诊断主要依靠临床症状、影像学检查、真菌学检查及病理检查，确诊有赖于病理检查。胸部 X 线及 CT 检查是诊断肺结核病合并肺曲霉感染的主要方法之一，肺结核合并肺曲霉感染在临床上不一定均具有典型的影像学表现，不典型者影像学表现可多样化，临床上极易误诊或漏诊。采用胸部 CT 或薄层 CT 扫描，有助于提高肺结核病合并肺曲霉感染的确诊率。G 试验虽有助于诊断，但临床常遇到假阳性或假阴性的结果，并且不能区别念珠菌与曲霉感染。痰涂片及真菌培养，对该病的诊断具有重要意义，但痰检阳性率较低且痰标本有受污染可能，需多次阳性结果。纤支镜可直接观察病变部位，并做病理与病原学检查而有助于诊断。本例患者最终是通过纤支镜检查取得组织病理而最终确诊的。因此，对于治疗效果欠佳的肺部感染患者，应常规行纤支镜检查。

有关肺曲霉病的治疗仍存在很多争议，焦点在于针对无症状或轻微症状的肺曲霉病患者是否可行预防性外科手术治疗。目前，对于轻微症状或偶发症状的患者仍主张采用内科保守治疗方案。保守治疗方案包括抗真菌治疗、止血治疗及对原发病的治疗。目前根据国内外的临床试验及用药经验，针对肺部或播散性肺曲霉感染，首选为伏立康唑（6mg/kg 静脉点滴，12 小时 1 次，共 2 剂；随后 4mg/kg 静脉点滴，12 小时 1 次，或口服 12 小时 1 次）。两性霉素 B 及其脂质体、伊曲康唑、卡泊芬净、米卡芬净、泊沙康唑也可作为备选药物进行初始或挽救治疗。本病例确诊肺曲霉感染后，即予以伏立康唑进行治疗。经过治疗，患者症状改善，病情好转出院。

（卢月梅　彭树松　金红涛）

【专家点评】

慢性肺曲菌病多继发于肺部慢性疾病如肺结核、肺脓肿、支气管扩张、肺部肿瘤等的患者。结核分枝杆菌感染可在慢性肺曲菌病之前、之后或同时与慢性肺曲菌病共存。该患者过去有肺结核病史，入院前胸部 CT 显示"右肺上叶后段占位性病变可能"，入院后复查胸部 CT 示"右肺上叶见团块样阴影，大小约 3.2cm×2.5cm"。临床诊断上需要与肺结核、肺肿瘤、其他肺部真菌病相鉴别。

曲霉结节表现为 1 个或多个结节（<3cm），通常不出现空洞，是慢性肺曲菌病的一种少见表现。其与结核球、肺癌、肺转移癌、隐球菌结节、球孢子菌病等相似，仅能通过组织病理检查确诊。该病例就是通过支气管镜检查黏膜活检病理检查发现"坏死及真菌菌丝"而得以确诊的。

该患者胸部影像学检查初期表现为肺部单个结节，三个月以后胸部 CT 显示右肺上叶团块阴影，可见新月征。因此，如影像学检查显示原病变基础上出现肺部空洞或新月征等，放射科医师需注意临床医生疑似慢性肺曲菌病的可能。

外科手术切除曲霉球是治疗肺曲霉球伴咯血的最佳治疗选择，操作成功与否取决于曲霉球切除是否彻底及真菌菌体成分是否漏入到胸膜腔。经成功手术治疗单发曲霉球者很少复发。

（杨 健 黄 嵘 吴诗品）

参 考 文 献

［1］岑玉兰，许建荣，林静. 肺曲霉病 30 例临床病理讨论. 临床误诊误治，2009，22（6）：19-20.

［2］Denning DW, Pleuvry A, Cole DC. Global burden of chronic pulmonary aspergillosis as a sequel to pulmonary tuberculosis . Bulletin WHO, 2011, 89（12）：864-872.

［3］中国侵袭性真菌感染工作组. 2013 血液病/恶性肿瘤患者侵袭性真菌病的诊断标准与治疗原则（第四次修订版）. 中华内科杂志，2013，52（8）：704-709.

［4］Limper AH, Knox KS, Sarosi GA, et al. An offi cial American Thoracic Society statement：treatment of fungal infections in adult pulmonary and critical care patients. Am J Respir Crit Care Med, 2011, 183（1）：96-128.

病例5 反复咳嗽4年，活动后气促1年，加重1周

【病史摘要】

患者，男性，61 岁。因"反复咳嗽 4 年，活动后气促 1 年，加重 1 周"入院。患者 4 年前开始出现阵发性咳嗽，伴咳黄绿色黏痰，起初伴发热，体温最高达 39℃，午后明显，夜间有盗汗。无畏寒或寒战、胸痛、呼吸困难、咯血等。在外院查痰抗酸杆菌涂片（+），诊断"继发性肺结核"，予"HRZE 方案"抗结核治疗 1 年后病情好转停药。但仍不规则间断咳嗽，咳黏白痰。于 1 年前开始出现胸闷、气促，活动后明显，在当地间断消炎治疗（具体不清），症状反复。1 周前上述症状再次加重，到我院门诊就诊而收住入院。起病来精神、食欲尚可，体重无明显减轻。

既往体健。

体格检查：T 36.2℃，P 116 次/分，R 20 次/分，BP 109/72mmHg。桶状胸，右肺呼吸音稍低，左肺呼吸音粗，双肺未闻及干湿性啰音。

辅助检查：

一、实验室检查

2011 年 8 月：痰抗酸染色涂片抗酸杆菌（+++）；痰分枝杆菌基因检测（TB-DNA）：阳性；培养分枝杆菌生长，鉴定为人型结核分枝杆菌。白细胞计数 $7.32×10^9$/L，中性粒细胞 54.8%，淋巴细胞 27%，血红蛋白浓度 139g/L，血小板计数 $323×10^9$/L。

二、影像学检查

1. 2011 年 7 月胸部 CT（图 2-2-14）　左肺上叶体积缩小，内见蜂窝状结构及斑片状实变影，部分实变区内见充气支气管影；其他上叶及下叶见散在多个腺泡结节影及点片状影，密度不均匀，境界不清晰。右肺中叶内侧段见少量条索影及斑点状影。

2. 2012 年 2 月 11 日胸部 CT（图 2-2-15）　左肺上叶体积缩小，其内见较多斑片状实变影、多发条索状影及散在腺泡结节状影，实变区内见充气支气管影。

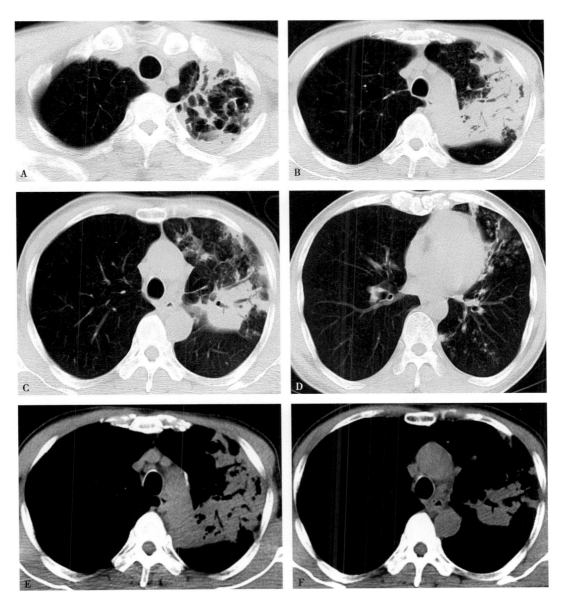

图 2-2-14　胸部 CT

左肺上叶体积缩小，内见蜂窝状结构及斑片状实变影，部分实变区内见充气支气管影；其他上叶及下叶见散在多个腺泡结节影及点片状影，密度不均匀，境界不清晰。右肺中叶内侧段见少量条索影及斑点状影

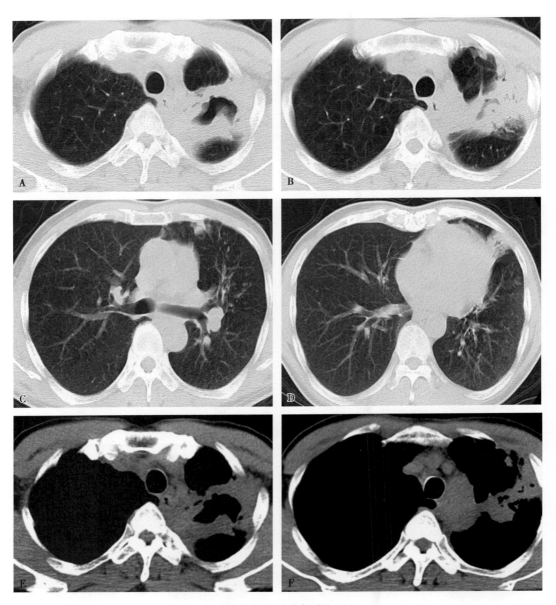

图 2-2-15　胸部 CT

A~D. 肺窗，左肺上叶体积缩小，其内见空洞影，并见多发条索状影及散在腺泡结节状影；
E、F. 纵隔窗，左上肺见空洞影，病灶与纵隔及外侧胸膜相连

初步诊断：肺结核合并真菌感染？

【诊疗经过】

入院后予头孢孟多抗感染、沐舒坦化痰等治疗。但患者咳嗽、咳痰症状未见改善。住院期间 1-3-β-D 葡聚糖（动态浊度法）88.14pg/ml，血沉 30mm/h。查 3 次痰涂片找抗酸杆菌均为阴性，1 次痰 TB-DNA：阴性；痰一般细菌培养及真菌培养未见致病菌。2014 年 2 月完善胸部 CT 等检查：左肺见斑片状、结节状密影（图 2-2-16）。

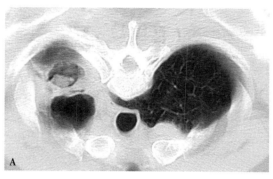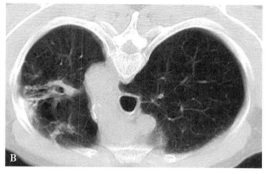

图 2-2-16　胸部 CT

A、B. 俯卧位后扫描，左肺上叶见斑片状、结节状密影，其中斑片影内见不规则透亮区，最大者约 28mm×20mm，内部靠背侧见一结节，约 18mm×12mm，位置靠前胸侧；左肺下叶见少许散在斑点状结节影

经上述治疗后，患者症状无明显改善，由于缺乏结核活动依据，考虑不能除外继发真菌感染可能，故请胸外科会诊，会诊考虑曲霉感染不能除外，建议手术切除。随后在全麻下胸腔镜辅助左上肺野切除术。术后病理：大部分组织已实变，空洞壁较多干酪样坏死物，周围散在结核样结节；局部见真菌团，抗酸染色（−），六胺银染色（−）（图 2-2-17）。病理诊断：肺曲霉感染，肺结核复发。

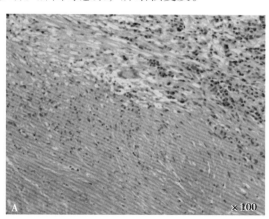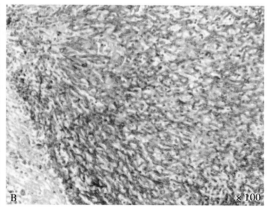

图 2-2-17　肺组织病理

空洞壁见较多曲菌菌团（H-E 染色）

最终诊断：肺结核；左上肺曲霉感染。

转归：术后恢复良好，5 月 24 日出院。出院后咳嗽、咳痰减轻，病情稳定。

【讨论】

曲霉是环境中最常见的真菌之一，广泛存在我们生活的环境中。曲霉易感染开放的空腔如肺部疾病（如支气管扩张、肿瘤以及肺结核）导致的肺空洞，这些部位的感染主要引起局部侵袭性破坏性病变，在免疫缺陷患者还可引起系统性感染。局部感染有时可形成真菌球（曲菌球），曲菌球是由杂乱菌丝生长形成的特征性团块，伴有纤维蛋白渗出和少量的炎性细胞浸润，通常被纤维组织包被。

　　本例患者反复咳嗽、咳痰、咯血，在疾病早期痰涂片及培养均有结核菌，胸部CT示左上肺腺泡结节影及点片状影，密度不均匀，右肺中叶内侧段见少量条索影及斑点状影。但随着抗结核治疗后，痰菌转阴，部分病灶吸收，左上肺出现空洞，其内有结节影，此时应考虑为结核复发以及真菌感染，甚至合并肿瘤。结核空洞多以上肺尖后段、下叶背段多见，多为不规则薄壁空洞影，周围可见斑片状及纤维条索影，空洞边缘不与支气管相通，下肺可见结核播散影，纵隔内可见钙化淋巴结。本例患者复查CT发现原结核空洞内新见结节影，结节与空洞内壁形成"半月征"；空洞内结节在变换体位时可活动，结核病灶周围出现结节影或小的"晕征"，影像学符合肺结核并曲霉感染。随后经外科手术左上肺切除，病理上既有结核结节，又有曲霉团，支持肺结核并曲霉感染诊断。

　　在结核患者再次出现咳嗽、咳痰、咯血时，容易简单地认为与结核复发相关。但曲霉感染亦常继发于结核稳定后净化空洞内，当空洞内出现结节影，并呈现新月状透亮区时，需高度警惕继发曲霉感染。由于痰培养曲霉的概率并不高，仅约10%～30%，故CT征象如晕轮征、新月征或新近空洞形成在早期诊断更具意义，但容易与其他如支气管扩张、肺囊性病变等疾病混淆，不易分辨。此时应考虑手术切除以明确诊断。本例患者恰是经手术切除后明确诊断，术后转归良好。

　　针对肺曲霉病治疗，一般需积极的静脉使用两性霉素B或伏立康唑，目前认为伏立康唑是治疗曲霉病的一线药物，而手术切除病灶有利于根治由此引起的反复咯血。本例患者经手术治疗后，病情恢复迅速，证明治疗成功。

（曾剑锋　邓群益　李晶晶）

【专家点评】

　　肺曲霉病常好发于支气管肺囊肿、支气管扩张、肺脓肿或肺结核空洞内。本病例就是发生在肺结核空洞基础上的肺曲霉球。患者为中年男性，无其他慢性疾病史，初期表现为咳嗽咳痰及发热，痰涂片及培养结核菌阳性，结合胸部CT及治疗效果，继发型肺结核诊断明确。经过治疗，患者仍有咳嗽咳痰，2012年胸部CT表现为空洞型肺结核，应该反复查痰培养，排除耐药结核菌感染可能。近一年来患者出现新的症状，主要表现为气促，考虑结核基础上合并曲霉感染。因症状无特异性，因此极易误诊为肺结核复发或合并其他细菌感染。

　　曲霉很容易在慢性肺部空洞型病变中生长，并形成曲菌球，较常见的是慢性肺结核空洞中形成曲菌球。早期英国研究发现，结核治疗后痰液结核分枝杆菌阴性1年的患者中，14%的患者检测出曲霉；痰液结核分枝杆菌阴性4年的患者中，22%的患者检测出曲霉。该患者2014年复查胸部CT显示空洞中出现典型的曲菌球，结合病理结果，诊断考虑慢性纤维空洞型肺结核并曲霉球。该例诊疗给我们的经验教训是肺结核的治疗过程中，若结核好转但出现新的症状，需要警惕曲霉感染可能，应及时完善胸部CT等检查。

　　治疗上，外科手术切除曲霉球是对肺功能足够好的患者的最终治疗选择，该病例也是手术治疗曲菌球的成功案例。

（金常娥　傅应云　邱　晨）

参考文献

[1] 朱晓华. 胸部疾病少见 CT 征象分析. 北京：人民卫生出版社，2007.

[2] 张楚，孙成超，崔健. 31 例肺曲霉病的外科治疗. 中华医院感染学杂志，2013，23（01）：89-90.

[3] 曾韫璟，张曦. 美国感染病学会 2008 曲霉病诊治指南解读. 中国循证医学杂志，2015，15（07）：767-771.

[4] 唐神结. 临床结核病学. 北京：人民卫生出版社，2011.

[5] 张钦哲，孔晋亮，巫艳彬，等. 肺曲霉病患者不同类型临床分析. 中华医院感染学杂志，2013，23（24）：5991-5993.

第三节　发热为突出表现的曲霉病

病例 1　咳嗽、咳痰、发热伴气喘 20 天

【病史摘要】

患者，女性，59 岁。因"咳嗽、咳痰、发热伴气喘 20 天"于 2012 年 8 月 14 日入院。患者于 20 天前因受凉出现流涕、喷嚏，继而出现咳嗽、咳黄脓痰，量较多；伴发热（最高达 39.7℃）、畏寒、活动后气喘。曾到当地医院住院治疗（具体不清），住院期间出现咯血，为鲜红色血，量较多，因治疗后病情无缓解，遂转来我院。起病以来精神尚好、食欲正常。近 1 个月来体重下降约 1kg。

既往史：高血压病史 4 年，规律服用"双嗪利血平片、尼群地平片"降血压。有糖尿病史半月，最高血糖 21.3μmol/L，治疗过程不详。无烟酒嗜好。

体格检查：T 38.7℃，P 119 次/分，R 22 次/分，BP 117/73mmHg。发育正常，营养中等，神志清楚，呼吸平顺，自动体位，对答切题，检查合作。皮肤黏膜无黄染，全身浅表淋巴结未触及。叩诊双中下肺浊音，听诊双中下肺可闻及干、湿啰音。心界不大，心率119 次/分，律齐，未闻及病理性杂音。腹平软，肝脾未及，移动性浊音阴性，肝肾区无叩击痛；肠鸣音正常。

辅助检查：

2012 年 7 月 22 日外院胸部 CT 检查示：双肺感染性病变，考虑真菌感染可能性大，结核待鉴别。

初步诊断：肺真菌感染？肺结核？

【诊疗经过】

入院后完善相关检查。白细胞 $13.6×10^9$/L，中性粒细胞 83.5%。血沉 115mm/h（正常值<20mm/h）。血清降钙素原 0.43ng/ml（正常值<0.05ng/ml）。隐球菌抗原检测阴性。真菌 1-3-β-D 葡聚糖定量<10pg/ml。肺炎支原体抗体检测阴性。结核分枝杆菌抗体（金标法）阴性。

2012 年 8 月 15 日胸部正侧位片：右中下肺野和左下肺野见斑片状、大片稍高密度影，边界模糊。两下肺野见多发厚壁空洞，部分病灶内见气液平面。右侧肋膈角消失（图 2-3-1）。考

虑囊状支扩？肺脓肿？肺囊肿并感染？

入院后予以抗感染及控制血糖，止咳化痰等对症支持治疗。2012 年 8 月 16 日胸部CT：两肺见多发厚壁空洞，壁厚约 9mm 左右，部分空洞可见液平，部分空洞内壁不规则，并见线状分隔；余两肺实质可见散在斑片、小结节模糊影，大部分有晕征；两肺门未见淋巴结增大，纵隔见多发淋巴结，较大者短径为 1.2cm。两下胸膜稍增厚并可见少量液性密度影（图 2-3-2）。考虑侵袭性肺曲霉病可能。

为明确进一步诊断，行支气管镜活检。活检组织病理：送检支气管黏膜组织内见大量菌丝及孢子，菌丝粗细较一致，锐角分支，有分隔；黏膜下可见淋巴细胞、中性粒细胞及嗜酸性粒细胞渗出。特殊染色：抗酸（−）、六胺银（+）、AB（−）、PAS（+），组织改变为肺曲霉病（图 2-3-3）。

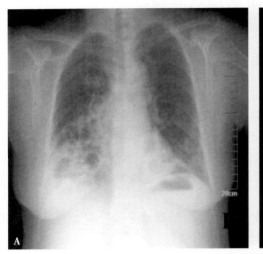
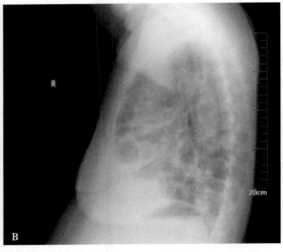

图 2-3-1 胸部正侧位片

A、B. 右中下肺野和左下肺野见斑片状、大片状模糊影，
两肺多发厚壁空洞，部分空洞内见液平。右侧肋膈角消失

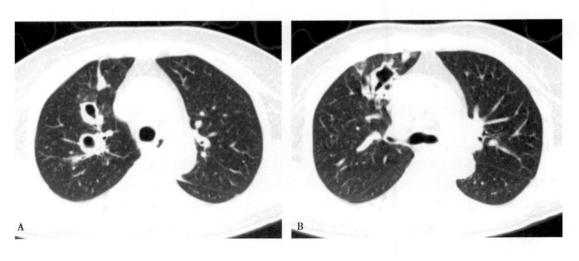

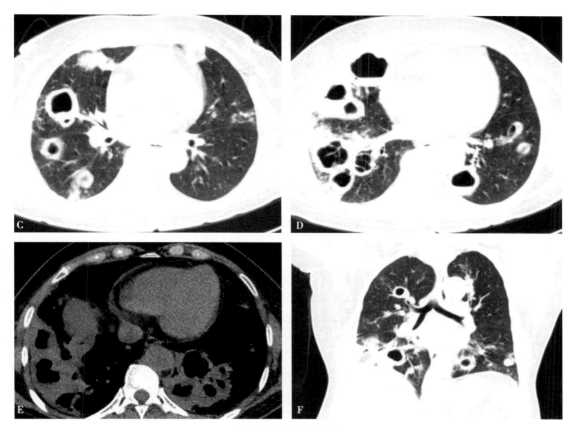

图 2-3-2 胸部 CT

A. 肺窗示右上肺见厚壁空洞，内壁较光滑，前段见小片状实变影；B～D. 肺窗右中、下肺及左下肺见多发厚壁空洞，内壁欠规则，部分空洞内见细线状分隔、液平，部分空洞边缘模糊，左上肺下舌段及两下肺基底段可见结节影，部分结节伴晕征；E. 平扫纵隔窗，两下肺见多发厚壁空洞，右侧病灶与外后胸壁相连，左下肺病灶与内纵隔胸膜相连；F. 肺窗冠状位 MPR，两下肺基底段胸膜下片状实变影内见多发空洞，周围肺组织见多发小结节影及斑片状模糊影，左下肺前内基底段结节内小空洞形成

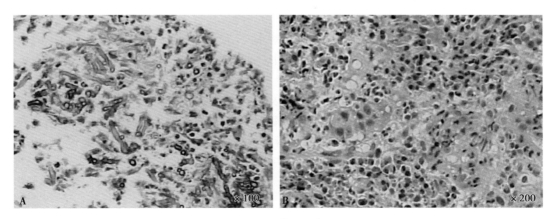

图 2-3-3 肺组织病理

支气管黏膜组织见大量曲菌菌丝及孢子，菌丝粗细较一致，锐角分支，有分隔；并见大量中性粒细胞、淋巴细胞及嗜酸性粒细胞浸润（H-E 染色）

最终诊断：肺曲霉病

确诊 IPA 后予伏立康唑+卡泊芬净治疗，并控制血糖。复查血常规：白细胞 9.19×10^9/L，中性粒细胞 76.4%，血红蛋白 91g/L，血小板 578×10^9/L。生化：谷丙转氨酶 62U/L，总蛋白 59.6g/L，白蛋白 15.1g/L。患者血白蛋白低，使用人血白蛋白纠正低蛋白血症。治疗好转，家属要求回当地医院治疗。

【讨论】

IPA 是真菌感染中最常见的机会感染，成为免疫抑制患者发病率和病死率升高的主要原因之一。本例患者存在 2 型糖尿病基础，细胞和体液免疫功能低下，易合并肺部感染包括真菌感染。肺部感染反过来可加重糖尿病及机体免疫功能的低下。

根据文献 IPA 的影像学表现可分类：①血管侵袭型：CT 影像符合≥2 个下列标准：晕轮征；梗死形状的实变；内部低密度、空洞或新月征；团块状影；②气道侵袭型：CT 影像符合≥2 个下列标准：小气道病变；气道周围实变；支气管扩张或壁增厚；气道周围的实变伴磨玻璃征；③混合侵袭型：CT 表现符合血管侵袭型和气道侵袭型。

本例影像表现为两肺多发结节/团块影、胸膜下实变影，其内多发空洞形成，是血管侵袭型 IPA 的主要表现，也是 IPA 发展到中晚期的表现。陈淮等报道 9 例侵袭性肺曲霉病患者的空洞，发现多数空洞内可见细线状分隔影，可能是空洞内菌丝及坏死组织形成的，这种洞中线状分隔状影的征象，也称为空洞分隔征，可认为是侵袭性曲霉比较特征的影像学表现。本例空洞壁较厚，部分空洞内壁光滑，内见液平，部分内壁不规则，并见线状分隔。部分空洞边缘模糊伴晕征，周围肺组织见斑片状模糊影及磨玻璃影、多发小结节影，此为 IPA 较典型的征象。其病理基础为曲霉菌丝侵入并破坏肺部小血管，导致肺实质出血性梗死，周围肺泡内出血，病灶被出血带围绕而成。随着病情的发展，晕征会逐渐减少。

如两肺多发空洞性病变，在诊断 IPA 时，还要注意与下列疾病鉴别：

（1）结核性空洞：多发生在两肺上叶尖后段及下叶背段，空洞大小不均，壁可厚可薄，周围有弧形、环形钙化和卫星病灶。而 IPA 空洞边缘伴晕征，其内见空洞分隔征，或空气新月征，影像表现变化较结核快。

（2）多发性肺脓肿：空洞大小不等，壁较厚，空洞内有液平面，肺内合并多发斑片模糊影和结节影，但空洞分隔征少见。患者临床症状明显，急性起病，临床有畏寒、高热、咳脓臭痰。

（3）肺转移瘤：肺内多发空洞，往往合并多发结节，空洞以中下肺野及肺组织的边缘区域多见，空洞及结节边缘清楚，有原发病灶。而 IPA 空洞边缘模糊伴晕征，空洞内可有液平及空洞分隔征。

（4）肺 Wegener 肉芽肿：也表现为肺内多发结节及空洞，空洞内可有液平面，周围可见渗出影，但其空洞周围可有细长刺状突起，邻近胸膜处可有胸膜凹陷征。而 IPA 空洞少有毛刺及胸膜凹陷征等表现。Wegener 肉芽肿是一种全身性疾病，常出现鼻出血，肾功能不全，皮肤下多发性小结节，全身症状重，呼吸道症状轻，实验室检查血浆抗白细胞胞质抗体升高。

（周嘉璇　曾庆思　李晶晶）

【专家点评】

本病例患者在病程中发现糖尿病，且血糖水平极高，提示是在未经治疗的糖尿病基础上出现了肺部感染。由于有咯血和双肺多发空洞病变，临床思路重点应放在肺结核和侵袭性肺曲霉病鉴别诊断上。本例的影像学检查有一些 IPA 比较特征的表现如部分空洞内见线状分隔（空洞分隔征）、部分病灶有晕征等，均提示 IPA 的可能，影像学医师和临床医师阅片时均应留意这些细节。

支气管镜检查是 IPA 诊断极为重要的手段。咯血是支气管镜检查的相对禁忌证，而 IPA 患者大多有程度不一的咯血症状，因此影响了支气管镜检查的临床应用，这在一些技术力量相对薄弱的基层医院可能更加突出。但在止血对症治疗的基础上积极进行支气管镜检查，即使因顾虑咯血不做组织活检，取分泌物进行微生物学检查也能大大提高确诊的机会。

联合应用具有协同作用的抗真菌药物是严重侵袭性曲霉病的重要治疗方法，但抗真菌药物价格昂贵，且抗真菌治疗的疗程长，联合用药可能增加患者的经济负担，个别患者可能因经济原因过早停药，导致病情反复甚至前功尽弃。

（韩雪梅　酆孟洁　吴诗品）

参 考 文 献

[1] 徐思成，董旭南，拜合提尼沙，等. 侵袭性肺曲霉病的初次 CT 特点. 中华危重病急救医学，2013，25（4）：229-232.

[2] 刘泽林，王玉磷，吴炎，等. 糖尿病并发肺部感染患者免疫功能变化及其影响因素研究. 中国糖尿病杂志，2003，（02）：67-68.

[3] 萧正华，廖军，刁学廉，等. 糖尿病合并肺部感染时免疫功能改变及防治感染的重要性. 中华内分泌代谢杂志，2000，（05）：19-22.

[4] Park S Y，Lim C，Lee S，et al. Computed tomography findings in invasive pulmonary aspergillosis in non-neutropenic transplant recipients and neutropenic patients，and their prognostic value. Journal of Infection，2011，63（6）：447-456.

[5] Walsh TJ，Petraitis V，Petraitiene R，et al. Diagnostic imaging of experimental invasive pulmonary aspergillosis. Medical Mycology，2009，47（s1）：S138-S145.

[6] Greene R. The radiological spectrum of pulmonary aspergillosis. Medical Mycology，2005，43（s1）：147-154.

病例 2　发热、咳嗽 1 周，咯血 2 天

【病史摘要】

患者，女性，49 岁，广东人，家庭主妇。2015 年 2 月 4 日因"发热、咳嗽 1 周，咯血 2 天"入院。入院前 1 周无明显诱因出现发热，无明显规律，体温最高达 39℃，伴畏寒，无寒战；伴阵发性咳嗽，咳黄白色脓痰。在当地卫生所输注"头孢霉素"2 天后体温降至正常，咳嗽缓解，痰量减少，痰液转为白色黏痰。2 天前出现咯血，每次量约 1~2ml，每天 3~4 次，故来我院就诊。病程中，无头晕、胸闷、气促、胸痛、盗汗，无鼻、牙龈出血。精神欠佳，食欲较差，大小便正常，体重无明显减轻。

既往史：2004 年 3 月 19 日经市 CDC 确证 HIV 抗体阳性，同年 4 月开始高效抗逆转录病毒治疗（HAART）至今。治疗方案：替诺福韦＋拉米夫定＋洛匹那韦/利托那韦。HAART 期间 CD4+T 细胞计数波动于 240~300 个/μl。2004 年诊断"肺结核、慢性丙型病

毒性肝炎"，2004 年 2 月—2005 年 3 月给予标准抗结核治疗 1 年。2006 年、2009 年先后两次使用利巴韦林联合长效干扰素治疗丙型病毒性肝炎，均治疗失败。

　　流行病学史：1995 年因剖宫产行输血治疗。

　　体格检查：T 36.5℃，P 66 次／分，R 19 次／分，BP 120/76mmHg。发育正常，营养中等，神志清楚，精神一般，自主体位，查体合作。皮肤无黄染，肝掌（＋）。全身浅表淋巴结未触及肿大。巩膜轻度黄染，口唇无发绀，口腔黏膜未见奶酪状白斑。咽无充血，两侧扁桃体无肿大。颈软，颈静脉无怒张，气管居中，胸廓对称无畸形，双侧触觉语颤对称，双肺叩诊呈清音，听诊双肺呼吸音清，未闻及干湿性啰音。心前区无隆起，未触及震颤，心界不大，心率 66 次／分，律齐，心音正常，各瓣膜听诊区未闻及病理性杂音。腹平软，全腹无压痛及反跳痛，肝脾肋下未触及，肝肾区无叩痛，移动性浊音阴性，肠鸣音 5 次／分。双下肢无水肿。无杵状指。神经系统查体未见异常体征。

　　辅助检查：

　　一、实验室检查

　　2015 年 2 月 4 日门诊血常规：WBC 5.95×10⁹/L，N 3.49×10⁹/L，L 2.01×10⁹/L，EO 0.05×10⁹/L，RBC 4.48×10¹²/L，HB 150g/L，PLT 93×10⁹/L。

　　二、影像学检查

　　2015 年 2 月 4 日门诊胸部 CT 示：两肺多处病灶，考虑感染可能，右侧显著；右肺上叶后段、右肺下叶多个叶段不张，考虑支气管受累（图 2-3-4）。

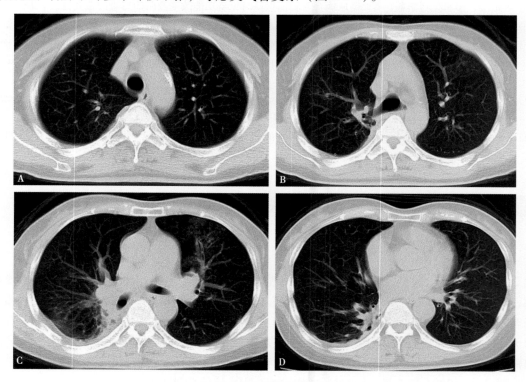

图 2-3-4　胸部 CT
A、B. 左肺上叶散在点状淡薄影，双肺散在结节灶；
C、D. 右肺下叶背段、内侧基底、后侧基底段体积缩小，局部见条索影

初步诊断：

1. 咯血查因：感染？肿瘤？
2. AIDS Ⅳ期
3. 慢性丙型病毒性肝炎

【诊疗经过】

入院后继续 HAART 治疗，并给予止血、护肝等治疗。胸部 CT 显示 "双肺病灶"。根据胸部 CT，鉴别的重点是肺炎、肺结核及支气管肺癌。需要完善感染指标以及纤维支气管镜检查进一步明确病因。

入院后血液生化：Alb 33.3g/L，TB 27.2μmol/L，DB 10.7μmol/L，ALT 115U/L，AST 81U/L，γ-GTT 45U/L。CRP 0.41mg/L。降钙素原 0.08ng/ml。血沉 11mm/h。G 试验阴性，GM 试验阴性。凝血功能正常。辅助性（CD4$^+$）T 淋巴细胞绝对计数 287 个/μl。血 HIV-RNA <500copies/ml。血 HCV-RNA 3230copies/ml。血淋巴细胞结核免疫分析三项阴性。痰抗酸染色三次阴性，痰 TB-DNA 两次阴性。痰普通细菌、真菌、结核菌培养均为阴性。

2015 年 2 月 6 日纤维支气管镜检查：主气管、右上叶支气管后段多发新生物伴感染；左上叶支气管前段、右中叶支气管内侧段活动性出血（图 2-3-5）。

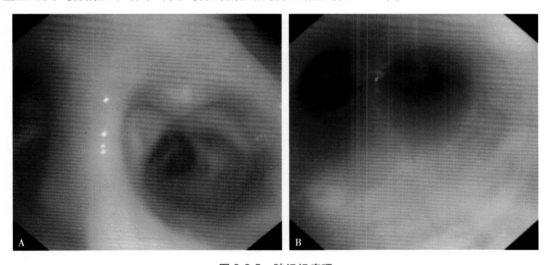

图 2-3-5 肺组织病理

A. 右上叶后段支气管黏膜肉芽样新生物；B. 右中叶支气管内侧段活动性出血

支气管肺泡灌洗液抗酸染色阴性，支气管肺泡灌洗液 TB-DNA 阴性，支气管肺泡灌洗液培养可见曲霉生长（图 2-3-6）。

根据支气管灌洗液培养结果，可确诊患者为肺曲霉感染。给予伏立康唑针剂抗曲霉治疗。为避免药物之间使用禁忌，更改 HAART 方案为：替诺福韦+拉米夫定+拉替拉韦。经过治疗，患者体温正常，无咳嗽咳痰，未再咯血。2 周后停用伏立康唑针剂，改为伊曲康唑口服液序贯治疗并出院。

出院诊断：

1. 急性侵袭性肺曲霉病

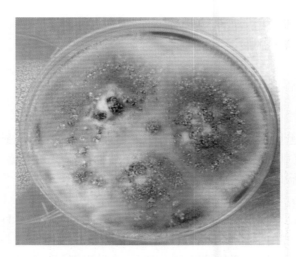

图 2-3-6 支气管灌洗液培养皿菌落

2. AIDS Ⅳ期

3. 慢性丙型病毒性肝炎

治疗转归: 2015 年 4 月 3 日复查胸部 CT: 右肺中叶及左肺上叶舌段内病灶有吸收, 余肺内病灶大致相仿 (图 2-3-7)。

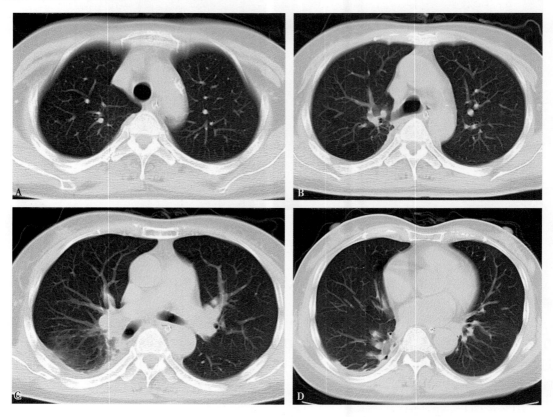

图 2-3-7 胸部 CT

A、B. 左肺尖、左肺上叶舌段心缘旁及右肺数处结节; C、D. 右肺下叶病灶稍吸收缩小

2015 年 4 月 7 日纤维支气管镜，右上叶局部新生物，较前减少，未见出血灶（图 2-3-8）。复查支气管灌洗液真菌培养阴性。

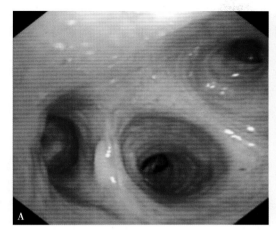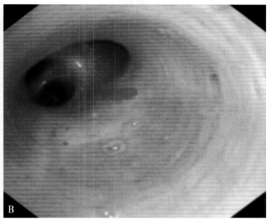

图 2-3-8 纤维支气管镜
A. 右上叶支气管黏膜新生物；B. 右中叶支气管未见出血

【讨论】

侵袭性肺曲霉病（invasive pulmonary aspergillosis，IPA）绝大多数发生于免疫缺陷病人中，称为继发性 IPA。其诊断较难，病死率高达 85%。肺曲霉病患者的临床表现主要有咳嗽、咳痰、咯血、胸痛等呼吸系统症状和发热、乏力、盗汗等全身症状，甚至 40% IPA 患者缺乏呼吸道症状或仅表现为发热，这些症状与肺结核、细菌性肺炎、肺癌以及其他呼吸系统疾病表现相似。IPA 在影像学上表现多样，可分为血管受侵型和气道受侵型，前者包括晕征、楔形实变影、实变中的低密度坏死灶、空气新月征空洞，后者包括小叶间隔线样增厚、沿小气道分布的结节及渗出影、气管壁线样影和树芽征等。非特异性的临床表现使得 IPA 容易被漏诊、误诊。

本患者首发症状为发热、咳嗽、咳黄脓痰，在外院抗细菌治疗后体温降至正常，咳嗽咳痰有好转，很容易误诊为细菌性肺炎。但患者在体温正常、咳嗽咳痰好转后再次出现咯血，就诊时检查 G 试验和 GM 试验均阴性，胸部 CT 可见"两肺多发结节病变"。该患者既往有肺结核病史，出现咯血、肺内结节影，很容易想到肺结核复发的可能。因此，病原学诊断显得尤为重要。支气管肺泡灌洗液培养结果见曲霉生长，给临床诊断提供了病原学依据。若没有支气管灌洗液的真菌培养结果，该患者的病原学诊断有困难。

2008 美国感染病协会（Infectious Diseases Society of America，IDSA）曲霉病诊疗指南推荐侵袭性肺曲霉病的治疗首选药物是伏立康唑，备选方案有两性霉素 B、卡泊芬净、米卡芬净、伊曲康唑等。侵袭性肺曲霉病的治疗疗程至少是 6~12 周。对于免疫功能受损者应持续治疗直至所有的临床和影像学表现稳定，如预期将发生免疫抑制，可再次应用抗真菌药以预防再发。该患者使用伏立康唑抗真菌治疗后，呼吸道症状很快消失，肺内病灶有所吸收，但治疗 2 个月后复查肺部 CT 仍可见病灶未完全吸收，这说明曲霉的治疗是一个较长的过程。从此病例中可总结如下：

（1）免疫力低下人群肺部感染往往存在多种微生物感染可能，出现多发结节以及炎症样改变，在考虑细菌或结核感染可能时，还应考虑到真菌感染的可能。特别是在一般抗细菌治疗无效时，应该进一步行支气管肺泡灌洗术找病原菌或活检确诊。

（2）免疫低下人群的肺部曲霉感染时缺乏典型的 CT 影像学特征如不同类型结节或实变、周围伴有"晕轮"征、"新月"征等，因此在免疫低下人群中应用 CT 图像特征来诊断曲霉感染有其局限性。

（3）免疫低下人群的肺部曲霉感染用伏立康唑/伊曲康唑治疗是较好的选择，但具体治疗疗程要长，最好根据肺内病灶吸收情况决定停药时机。

（张路坤　王　辉　李晶晶）

【专家点评】

本病例患者中年女性，急性起病，既往有确诊艾滋病史，并使用 HAART 方案长期治疗。本次起病典型症状为发热、咳嗽、咯血，胸部 CT 显示"双肺多发感染病灶"。后期经支气管镜取肺泡灌洗液培养发现曲霉生长。结合病史及影像学资料分类诊断为急性侵袭性肺曲霉病（AIPA）。艾滋病患者合并肺曲霉病常具有以下特征：①多表现为侵袭性，常见曲霉侵入肺泡壁、支气管壁和血管壁；②病变多为双侧性，累及支气管至肺实质，引起管腔阻塞及肺内化脓性、坏死性病变；③肺部感染多为混合感染，其影像表现更为复杂，在临床上应引起重视。

本例使用伏立康唑针剂抗曲霉治疗，后改为伊曲康唑口服液序贯治疗并好转出院。目前治疗 IPA 首选伏立康唑，唑类中伊曲康唑和泊沙康唑也能有效治疗曲霉感染。但近年有研究发现对于使用同一种抗真菌药物超过一年的患者中，泊沙康唑的疗效较好，其次是伏立康唑。不少患者在使用伊曲康唑后出现了症状恶化，可能是由于长期用药后药物的副作用所导致。对于使用唑类药物失败或不能耐受唑类药物的患者，可考虑使用棘白菌素或两性霉素 B 治疗。在重症曲霉感染时，伏立康唑可联合棘白菌素类抗感染治疗。应注意艾滋病患者 IPA 治疗疗程 6~12 周是不够的，需长期用药，甚至终身抗真菌治疗。

（苏冬娜　吴诗品　陆普选）

参考文献

［1］施毅. 侵袭性肺真菌病诊治的再认识. 中华结核和呼吸杂志，2011，34（2）：83-85.

［2］龙军，张耀康. 2008-2012 年肺部真菌感染临床分析. 中华医院感染学杂志，2013，24（13）：324-342.

［3］Deeren DH. The Imoportance of previous CT scans in the diagnosis of iavasive pulmonary aspergillosis. Ther Adv Hematol，2011，2（2）：121-122.

［4］Walsh TJ，Anassie EJ，Denning DW，et al. Treatment of aspergillosis：clinical practice guidelines of the infectious diseases society of Amerrica. Clin Infect Dis，2008，46（3）：327-360.

病例3　诊断"急性髓细胞白血病部分成熟型"6 个月

【病史摘要】

患儿，女性，8 岁。2014 年 8 月 18 日因"诊断'急性髓细胞白血病部分成熟型'6

月"入院化疗。患儿于 2014 年 2 月 3 日在我院诊断为急性髓系白血病（M₂），同年 3 月 4 日开始化疗（DAE、TAE、MA、HA）。本次再次入院化疗。

体格检查：T 36.5℃，P 92 次/分，R 19 次/分，BP 120/76mmHg。发育正常，营养中等，神志清楚，呼吸平稳。全身皮肤无黄染、无出血点。颈部未触及淋巴结肿大。头颅无畸形，巩膜无黄染，口唇欠红润，口腔黏膜未见奶酪状白斑。咽无充血，两侧扁桃体无肿大。颈软，颈静脉无怒张，气管居中。胸廓对称无畸形，双侧触觉语颤对称，无三凹征，双肺叩诊呈清音，听诊双肺呼吸音清，未闻及干湿性啰音。心前区无隆起，未触及震颤，心界不大，心率 92 次/分，律齐，心音正常，各瓣膜听诊区未闻及病理性杂音。腹平软，全腹无压痛及反跳痛，肝脾肋下未触及，肝肾区无叩痛，移动性浊音阴性，肠鸣音 5 次/分。四肢关节无畸形、红肿，无杵状指。神经系统查体未见异常体征。

辅助检查

血常规：WBC 0.08×10⁹/L，RBC 3.24×10¹²/L，HB 92 g/L，PLT 22×10⁹/L，C-反应蛋白 124mg/L。降钙素原 0.14ng/ml，血浆细菌内毒素<0.01EU/ml。

初步诊断：急性髓系白血病

【诊疗经过】

2014 年 8 月 31 日即 IA 方案化疗停药第 10 天出现发热，体温高达 40℃，伴畏寒、寒战，右下颌可触及蚕豆大小包块。予以美罗培南抗感染治疗，体温趋于正常。2014 年 9 月 4 日再次出现高热，伴咳嗽。因考虑未排除真菌感染可能，于 2014 年 9 月 5 日做 G 实验，结果阴性。9 月 6 日出现呼吸急促，行胸部 CT 检查未见明显异常。9 月 8 日突发吸气性呼吸困难，唇周发绀，伴声嘶、胸闷、烦躁，三凹征明显，血氧饱和度低。急诊行颈胸部 CT 检查提示：上气道（声门下）存在狭窄及右主支气管狭窄（图 2-3-9）。

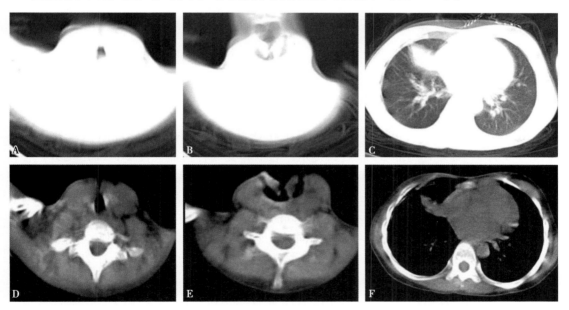

图 2-3-9 胸部 CT

A、B. 上气道气管起始部狭窄；C. 右肺中叶不张；D~F. 纵隔窗显示气道狭窄和右肺中叶肺段不张

为进一步明确病因，于2014年9月9日急诊行纤维支气管镜检查：支气管镜插至气管入口处即无法进入，可见气管起始处管腔明显狭窄，管壁可见附着多量苔状乳白色物质，致使管腔狭窄。夹取少量组织活检，病理提示组织内可见曲霉菌丝及孢子（图2-3-10）。

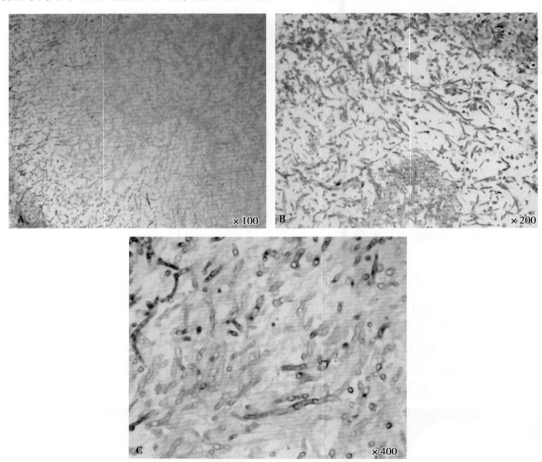

图 2-3-10 肺组织病理
A~C. 气管镜活检病理结果显示曲菌菌丝和孢子（H-E 染色）

2014年9月16日气道肉芽组织镜下在红染无结构物内见多量霉菌菌丝及孢子。2014年9月17日复查胸部CT检查，提示：右下肺支气管狭窄（图2-3-11）。2014年9月19日两次痰液真菌涂片示：可见真菌孢子和菌丝。痰抗酸染色阴性，痰液一般细菌涂片阴性。血液真菌、需氧菌、厌氧菌培养阴性。2014年9月20日G实验阳性。2014年9月22日气道壁赘生物镜下示支气管软组织及间质，其中可见多量真菌菌丝及孢子，并见大量坏死物。入院后完善各项检查的同时，予以呼吸机辅助通气、输血、升白细胞等对症治疗，先后予以"氟康唑、卡泊芬净"抗真菌治疗。于2014年9月29日复查胸部CT检查示：两肺出现小结节及胸膜下片状影，边界不清，伴晕轮征（图2-3-12）。2014年10月15日行电子内窥镜检查示：喉咽部充血，声带及声门下肿胀、狭窄、声带外展受限。

　　经静脉滴注卡泊芬净、两性霉素 B 雾化治疗及对症支持治疗后，患儿病情明显好转，2014 年 10 月 30 日带管出院，继续口服伏立康唑。当日复查胸部 CT 检查提示：气道狭窄已解除，不张肺组织已复张，肺内结节及斑片状影已大部分吸收（图 2-3-13）。

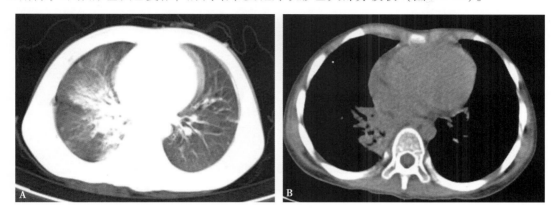

图 2-3-11　胸部 CT
A、B. 肺窗及纵隔窗显示右下肺含气量减少，膨胀不全改变，提示右下肺支气管狭窄

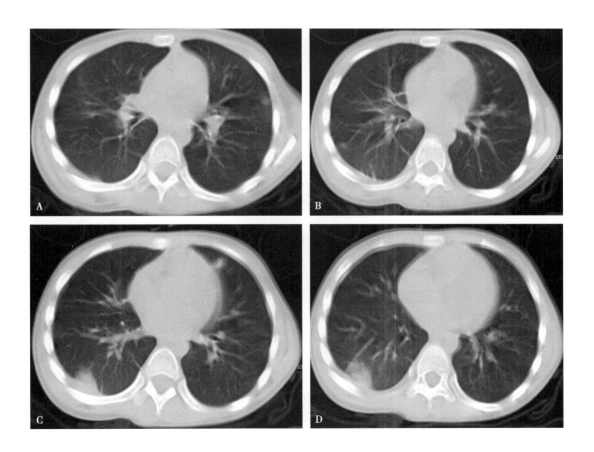

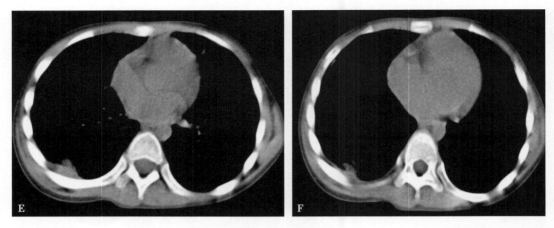

图 2-3-12 胸部 CT

A、B. 肺窗显示两上肺小结节影，边界模糊；C、D. 肺窗显示两下肺及左上肺上舌段出现结节及斑片状影，边界欠清；部分病灶伴晕轮征；E、F. 心室水平纵隔窗显示胸膜下斑片状影

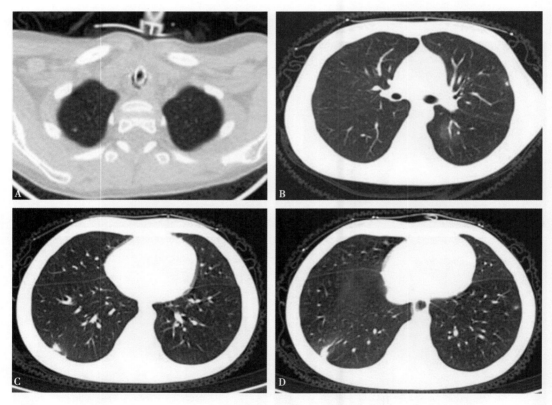

图 2-3-13 胸部 CT

A. 肺尖水平肺窗显示气管可见置管，两肺结节及胸膜下斑片状影明显吸收；B~D. 高分辨 CT 见右下肺胸膜下斑片状影，病灶周围见磨玻璃影。与 2014 年 9 月 27 日 CT 片比较右下肺病灶有吸收好转

最终诊断：侵袭性气管支气管曲霉病

转归：病情好转，病人带管出院并继续口服真菌药。

【讨论】

侵袭性气管支气管曲霉病（ITBA）是一种相当少见的曲霉病，仅在一小部分患者中单独或合并侵袭性肺曲霉病（IPA）存在，或者是存在于 IPA 早期。ITBA 通常发生在有严重免疫抑制和长期中性粒细胞减少症的患者，包括各种恶性肿瘤和慢性疾病如糖尿病、慢性阻塞性肺疾病、系统性红斑狼疮、艾滋病、酗酒及结核后的呼吸道狭窄。ITBA 也可见于无免疫抑制但有慢性疾病的患者，甚至免疫功能正常的人也可以罹患。ITBA 临床症状包括咳嗽、喘息、咳出黏液栓、咯血、发热，1/3 的患者发生呼吸窘迫甚至呼吸衰竭。15.1% 的患者诊断时并无症状。其主要的病理改变如下：支气管黏膜坏死，曲霉菌丝、孢子以及气道分泌物混合后形成富含纤维蛋白凝集物的苔状物附着于管内壁形成伪膜，致管腔狭窄；进而导致肺不张。其病情发展比较快，不同于支气管内膜结核所致的慢性肺不张。

本例做了血清半乳甘露聚糖（GM）试验呈阳性。GM 试验对肺曲霉病的诊断价值很大。Zou 等对 30 项研究的 meta 分析表明，支气管肺泡灌洗液 GM 试验的敏感度和特异度可达 87% 和 89%。因此对于怀疑肺曲霉病的患者，有条件时应进行支气管肺泡灌洗液 GM 试验，以提高肺曲霉病的诊断阳性率。

单独气管支气管受累的 ITBA 的胸部 X 线片及 CT 扫描可以无肺部病变。ITBA 早期为气管支气管管壁的增厚，随着疾病的进展，可见局部的实变或多发结节和空洞影。结节影也可为单发，结节和空洞主要位于支气管周围。在 ITBA 同时合并肺部受累者的肺部影像学表现多种多样，无特异性，包括在支气管周围伴有边界不清的小叶中心性结节影（树牙征）、斑片状肺实变、叶或段的不张或支气管周围浸润及大面积的实变等。支气管镜检查是气管支气管曲霉病最重要的早期诊断方法，因为气管支气管曲霉病在早期常不表现为肺部渗出，此时影像学检查不能发现感染征，而支气管镜检查则可发现感染。肺部 CT 检查可以帮助评价其他肺组织有否受累。ITBA 确诊依据是曲霉侵袭及受累呼吸道的基膜。经纤维支气管镜病理活检获得病理和微生物证据对于 ITBA 的诊断是相当重要的。本病例就是通过纤维支气管镜活检病理组织检查而获得确诊的。

侵袭性气管支气管曲霉病首先需要和气道异物相鉴别。本病例开始误以为是气道异物，后胸部 CT 提示应考虑到气管支气管曲霉病，从而急诊行纤维支气管镜而明确诊断。其次要和支气管内膜结核和气道肿瘤相鉴别，后者发病比较缓慢，结核患者可伴有咳嗽、咯血和消瘦等症状；肿瘤患者多为老年人，影像学看到气道肿物则可明确诊断。

ITBA 的治疗相当困难，常需要长疗程系统性抗曲霉治疗及气管镜下介入治疗相互配合。对于高度怀疑侵袭性肺曲霉病的患者，如持续发热的中性粒细胞减少症患者，在进行诊断性评估的同时，应尽早开始试验性抗真菌治疗。药物治疗上多选择伏立康唑、伊曲康唑、卡泊芬净、两性霉素 B 等。美国感染病学会指南推荐伏立康唑作为 ITBA 的首选治疗，疗程应个体化，应根据患者的免疫功能状态及原发病的转归情况来决定。

（何玉麟　漆婉玲　马　威）

【专家点评】

侵袭性气管支气管曲霉病（ITBA）比较少见，临床上容易漏诊或延误诊断。本例患儿急性白血病化疗后粒细胞缺乏，出现寒战、高热，约 1 周后出现突发吸气性呼吸困难，提示大气道有梗阻，临床上就要警惕侵袭性气管支气管曲霉病了。这种少见的曲霉相关肺部疾病仅在一小部分患者中单独或合并侵袭性肺曲霉病存在，或者存在于 IPA 的早期，其肺部影像学表现多种多样，缺乏特异性，特别是单独气管受累的 ITBA，常规胸部 X 线片和 CT 扫描可以完全正常，临床容易误诊，引起病人气道阻塞而窒息死亡。支气管镜检查是 ITBA 最重要的早期诊断方法，既可以及时确诊，又有助于尽早解除气道梗阻。对处于骨髓抑制期的患者，因存在粒细胞缺乏及血小板减少，容易继发感染和出血，临床上往往对支气管镜检查有所顾忌。该病例成功经验提示，对于存在免疫抑制的患者，在做好严格消毒的前提下，积极开展支气管镜检查是必要的。

本例的治疗尚有值得商榷之处。首先，对于持续发热的粒细胞减少患者，在进行诊断评估的同时，应尽早开始试验性抗真菌治疗；其次，氟康唑对曲霉是无效的。急诊支气管镜检查见到气管壁苔状乳白色物时就应该想到侵袭性曲霉病，抗真菌治疗可考虑使用伏立康唑、卡泊芬净、两性霉素 B 等，不应选择氟康唑。

（韩雪梅　傅应云　孙雄飞）

参考文献

［1］Wu N, Huang Y, Li Q, et al, Isolated invasive Aspergillus tracheo-Bronchitis：a clinical study of 19 cases. Clin Microbiol Infect，2010，16（6）：689-695.

［2］Qu WX, Feng XW, Li Z. Case Report Successful treatment of larynx-Tracheobrochial-pulmonary aspergillosis in an immunocompetent host. Genet Mol Res，2014，13（4）：9308-9314.

［3］Fernandez-Ruiz M, Silva J T, San-Juan R, et al. Aspergillus Tracheobrochitis：report of 8 cases and review of the literature. Medicine（Baltimore），2012，91（5）：261-273.

［4］Zou M, Tang L, Zhao S, et al. Systematic review and meta-analysis of detecting Galactomannan in bronchoalveolar lavage fluid for diagnosing invasive Aspergillosis. PLoS ONE，2012，7（8）：e43347.

［5］Ramos A, Segovia J, Gomez-Buen M, et al. Pseudomembranous Aspergillus Tracheobrochitis in a heart transplant recipient. Transplant Infect Disease，2010，12（1）：60-63.

［6］李玉苹，陈成水，叶民，等. 无免疫缺陷者侵袭性气道肺曲霉病的支气管镜和胸部 CT 表现. 中华结核和呼吸杂志，2009，32（6）：439-443.

病例 4 　反复咳嗽、咳痰伴发热半年

【病史摘要】

患者，女性，31 岁。因"反复咳嗽、咳痰伴发热半年"于 2013 年 9 月 10 日入院。患者于半年前开始出现咳嗽、咳痰，为阵发性咳嗽，咳中量黄白色黏痰，偶有腥味；伴有发热，以下午及夜间为主，体温波动在 38℃左右，可自行下降。时有胸闷憋气，活动后明显。有全身乏力、夜间盗汗、体重减轻。曾在当地医院查胸片检查提示"肺结核"，予抗结核治疗（具体不详）3 个月余。经治疗上述症状略缓解，但出现间断咯血痰数次，量

少，于 2013 年 6 月复查胸 CT 提示"不排除肺脓肿"，遂停用抗结核药物，予"青霉素"抗感染治疗半月，发热症状有缓解，复查胸片提示"病灶有吸收"。后于解放军某医院查肺部 CT 提示"右肺下叶占位，周围性肺癌可能"，予抗感染、止咳化痰及对症支持治疗，症状无缓解，仍有咳嗽咳痰，时有痰中带血，偶有低热，伴有头晕头痛，并出现肘关节、膝关节及腕关节等酸痛。患者为进一步诊治来我院，门诊以"右肺阴影性质待查"收住我科。患者起病来，精神、食欲、睡眠欠佳，体重减轻约 5kg，大小便正常。

既往史：否认肝炎、结核、疟疾病史；否认高血压、心脏病史。否认糖尿病史等。

体格检查：T 36.5℃，P 88 次/分，R 22 次/分，BP 130/100mmHg。发育正常，营养良好，正常面容，自主体位，神志清楚，查体合作。全身皮肤黏膜无黄染，无皮疹，无肝掌、蜘蛛痣。全身浅表淋巴结未触及肿大。胸廓正常，胸骨无压痛。呼吸运动正常，无胸膜摩擦感，双肺叩诊清音。右下肺呼吸音增粗，可闻及少许湿性啰音。心尖搏动正常，无心包摩擦感，心浊音界正常，心率 88 次/分，律齐，无杂音，无心包摩擦音，无周围血管征。腹软，无压痛、反跳痛，腹部无包块。肝脏未触及，脾脏未触及，墨菲征阴性，肾区无叩击痛，无移动性浊音。肠鸣音正常。

辅助检查：

一、实验室检查

血常规：WBC $5.48×10^9$/L，N 57.3%，L 33.9%，RBC $4.41×10^{12}$/L，PLT $333×10^9$/L。ESR 50mm/h。CRP 33.91mg/L。肝功能：T-Bil 10.8μmol/L，ALT 119.0U/L，AST 47.0U/L，TP 64.0g/L，ALB 33.8g/L；肾功能：BUN 3.64mmol/L（正常值 1.7~8.3mmol/L），Cr 37.2μmmol/L（正常值 22.1~106μmmol）。

二、影像学检查

2013 年 8 月 18 日外院胸部 CT：右肺下叶基底段见团块状高密度影，边缘较清晰，大小约 51mm×44mm，见分叶及毛刺，右肺下叶前、外基底段见斑片状高密度影，双肺血管支气管束无增粗。右肺门及隆凸下见肿大淋巴结，右肺下叶支气管受压变窄。胸 12 椎体右侧见结节状低密度影，边缘略示硬化。

初步诊断：

1. 右肺下叶阴影性质待查，肿瘤？肺结核？
2. 肺部感染

【诊疗经过】

入院后给予比阿培南抗感染，止咳化痰及对症支持治疗。实验室检查：类风湿因子阴性；抗链球菌溶血素"O"阴性；D-二聚体 0.1mg/L（正常值 0~0.3mg/L）；痰真菌培养阴性；革兰阴性杆菌阴性；革兰阳性杆菌阴性；梅毒螺旋体抗体阴性；人类免疫缺陷病毒抗体阴性；肺炎支原体抗体 IgM、嗜肺军团菌抗体 IgM 阴性；血糖正常。为进一步明确诊断，于 2013 年 9 月 11 日行胸部 CT 检查提示：右肺下叶软组织密度团块影，边界欠清，增强后不均匀强化，右肺中叶、下叶片状磨玻璃密度影及索条影（图 2-3-14）；右肺下叶小叶间隔增厚，右肺门及纵隔 7 区淋巴结肿大。下段胸椎体局限低密度影。考虑：肺结核？肺癌并淋巴结转移待除外；右肺中下叶炎性病变；下段胸椎体局限低密度影，不除外骨质破坏。

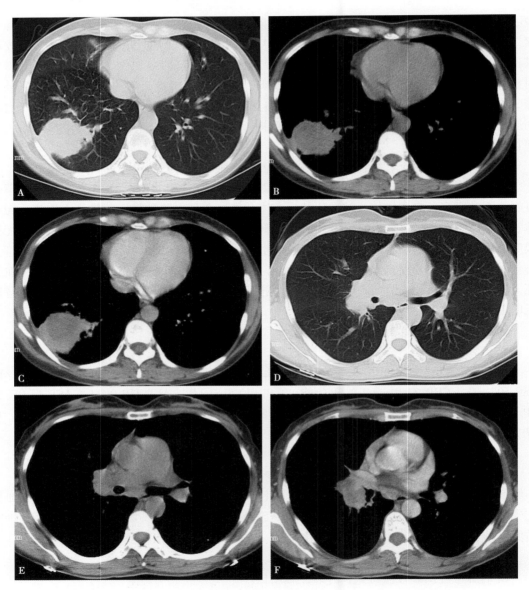

图 2-3-14　胸部 CT

A. 肺窗，右肺下叶基底段软组织密度团块影，可见浅分叶，大小约 51mm×44mm，相邻胸膜肥厚，右中叶近心缘处见片状磨玻璃影；B. 纵隔窗显示右下叶软组织团块影密度不均匀，中心密度稍低，平扫 CT 值 22Hu 左右，团块影外侧局部与侧胸膜相连；C. 增强扫描，团块影边缘明显强化，中心见不规则无强化区；D、E. R10 区、7 区淋巴结肿大；F. 增强扫描示肿大淋巴结明显强化

鉴于患者为年轻女性，反复咳嗽、咳痰伴发热半年，曾予抗感染及抗结核治疗，病情反复，结合胸部影像学所见，临床考虑肺脓肿可能，不排除肿瘤或结核可能。为明确诊断，遂于 2013 年 9 月 11 日下午行 CT 引导下右肺病变穿刺活检。病理结果：镜下可见大量菌丝和孢子，菌丝缠绕成团，周围组织可见炎性细胞浸润。菌丝丝状或放射状排列，粗细均匀，两侧菌丝壁平行，有隔，部分菌丝可见 45° 锐角分支，可见散在孢子（图 2-3-15）。PAS 染色可见

菌丝外膜红染（图 2-3-15）。病理诊断：真菌感染，形态符合肺曲霉病。

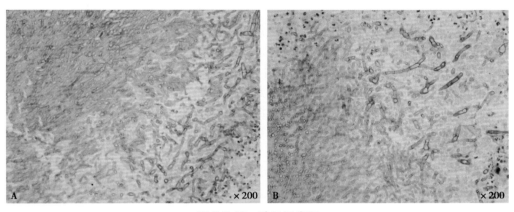

图 2-3-15 肺组织病理

A. 大量菌丝和孢子，菌丝缠绕成团，有隔，可见 45°分支（H-E 染色）；B. 大量菌丝和孢子，
菌丝缠绕形成团状，菌丝有隔，可见 45°分支，菌丝外膜红染（PAS 染色）

最终诊断：肺曲霉感染

【讨论】

肺曲霉病是临床上较为少见的一种肺部感染性疾病。但随着抗生素、激素、抗癌药物的广泛应用和诊断技术的不断提高，肺曲霉病的发病率呈增高趋势。肺曲霉病在免疫功能受损的人群中高发，也可发生于有肺部基础病变如支气管扩张、肺结核等而无明显免疫缺陷的患者中。本例患者无免疫缺损，也没有肺部基础疾病，属极少见病例。提示无免疫功能缺损的患者，在没有肺部基础病变的情况下，也应警惕肺曲霉菌病的发生。

侵袭性肺曲霉病（IPA）临床症状主要为持续性发热、咳嗽、胸痛等，可有咯血。IPA 早期 CT 表现为晕征，即实性结节周围伴磨玻璃密度影。主要 CT 表现为单发或多发结节、段或亚段实变、弥漫磨玻璃影和小空洞影。

本病例 CT 表现为软组织密度团块影，内部伴斑片状低密度区，增强扫描边缘明显强化，中心为不规则无强化区，考虑为坏死区。影像学鉴别诊断包括周围型肺癌、肺结核（原发综合征或继发性肺结核）、肺脓肿等。患者的临床诊治过程也正是这几种疾病的鉴别诊断过程，半年病程中，曾在当地医院诊断为肺结核，行抗结核治疗 3 个月余，效果不佳；此后复查 CT 提示不除外肺脓肿，遂予抗感染治疗，复查 CT 提示病灶有吸收，但病情反复，效果仍不佳；后于解放军某医院住院，再查 CT 提示右下肺占位性病变，考虑周围型肺癌。至此病程已近半年，最后于我院行右肺病灶穿刺活检而确诊。本病例影像表现上与腐生型肺曲霉球和变应性支气管肺曲霉病易于鉴别，前者 CT 表现为肺空洞或空腔内圆形或类圆形致密影，空洞/腔壁与内容物之间可见新月形或环形透亮影，空洞/腔足够大时，球形内容物可随体位移位。后者 CT 表现为反复发作的肺内浸润病变，具多发游走的特点，中心性支气管扩张及扩张支气管内黏液栓形成，是特征性表现。本病例影像学表现为团块状实变，中心伴斑片状坏死，结合患者长达半年的病史和穿刺活检病理结果，最后诊断为亚急性侵袭性肺曲霉病。

（陈步东　谢汝明　苏冬娜）

【专家点评】

本病例曾先后考虑结核、肺脓肿、肺癌等多种疾病，并在多家医院误诊误治达半年之久，最终经病理证实是侵袭性肺曲霉病。从病程看，可归类为慢性坏死型肺曲霉病或半侵袭性肺曲霉病。以下两点值得临床医师重视。

（1）本病例为年轻女性，无基础性疾病，也无结构性肺病。因此肺曲霉病也可能发生在某些健康人群，值得注意。临床医师要认真询问职业病史，因某些特殊职业可能会吸入大量的曲霉引起感染。曲霉生长迅速，在潮湿霉烂的稻草或腐烂的枯树叶中繁殖很快。因此，谷仓、牛栏、马棚等环境中常有大量曲霉孢子，可引起原发性肺曲霉病。本病例可能就属于原发性肺曲霉病。

（2）本病例CT表现为肺团块影，需考虑的诊断主要为周围型肺癌，但患者临床表现以感染症状为主。其次考虑的诊断包括肺炎/肺脓肿、肺结核等感染性病变，但患者抗炎及抗结核效果均不佳，病情反复。入院时病程已半年，最后对肺内病变进行穿刺活检才明确诊断。本病例的诊疗经过提示我们，对临床症状和影像学检查无法相互解释和印证的病例，特别是治疗反应不佳时，需及时调整诊断思路，及时完善相关检查以明确病因。本病例虽然临床症状表现为感染，但影像学表现及抗炎、抗结核治疗均不支持，此时即应调整诊治方案。肺癌也可以有发热、咳嗽咳痰等症状，如半年时间没有明确诊断极有可能错过最佳治疗机会。所以尽管本例的鉴别诊断要考虑到肺曲霉病非常困难，但在抗炎、抗结核均效果不佳的情况下，及时进一步检查以明确病因是非常重要的。

（吴诗品   陈怀生   陆普选）

参 考 文 献

［1］卓宋明，罗白灵. 肺曲霉病的诊断和治疗. 中国现代医学杂志，1998，8（7）：31-32.

［2］Alexey A，Navatha K，Anthony G. S. Aspergillus-related lung disease. Respiratory Medicine CME，2008，1（3）：205-215.

［3］Chabi ML，Goracci A，Roche N，et al. Pulmonary aspergillosis. Diagnostic and Interventional imaging，2015，96，（5）：435-442.

［4］Fernando FG，Bruno H，Luiz CS，et al. High-resolution computed tomographic findings of Aspergillusinfection in lung transplant patients. European Journal of Radiology，2014，83：79-83.

［5］José Curbelo，José María Galván，Javier Aspa. Updateson Aspergillus，Pneumocystis and Other OpportunisticPulmonary Mycoses. Arch Bronconeumol，2015，51（12）：647-653.

病例5　四肢关节痛1个月余，咳嗽伴发热3天

【病史摘要】

患者，女性，39岁。2012年10月21日因"四肢关节痛1个月余，咳嗽伴发热3天"入院。

1个月前无明显诱因出现四肢关节酸痛，无关节肿胀及活动受限，无发热、皮疹等。半月前开始出现四肢明显乏力，活动困难，以致卧床不起。3天前开始出现咳嗽、咳黄白色黏痰，量较多，伴发热，最高体温达38.7℃，无畏寒或寒战，求诊于我院门诊，测血压为70/40mmHg，考虑"感染性休克"收治急诊。入院后给予抗感染（哌拉西林钠/他唑巴

坦钠）、补充血容量和营养支持及对症治疗等，但发热持续不退，最高体温达 39℃，血压不稳，需持续用多巴胺维持静脉滴注。10 月 26 日下午出现血氧分压下降，面罩高流量吸氧下 SPO_2 在 70% 左右，故予气管插管机械通气，并转入综合 ICU 进一步治疗。

既往无其他特殊病史；平时脱发明显。

体格检查（转入 ICU 时）：T 37.5℃，P 140 次/分，R 20 次/分，BP 103/74mmHg，SPO_2 95%，FIO_2 50%。经口气管插管机械辅助通气，气道中吸出大量血性黏稠痰。发育正常，营养一般，贫血外貌，神志清楚。头发稀疏。双足趾腹面可见散在暗红色斑疹，以左足明显，压之褪色。浅表淋巴结未触及肿大。双肺呼吸音粗，可闻及湿性啰音及哮鸣音；心律齐，140 次/分，未闻及病理性杂音。腹软，无压痛、反跳痛，肠鸣音存在。神经系统：脑膜刺激征阴性，未引出病理反射。

辅助检查：

一、实验室检查

1. 血常规 白细胞 $16.44×10^9/L$，血小板 $98.0×10^9/L$，血红蛋白浓度 $72×10^9g/L$。

2. 血生化 谷草转氨酶 214U/L，谷丙转氨酶 59U/L，血清白蛋白 21.8g/L；肾功能正常；降钙素原（PCT）：4.46ng/ml（10 月 21 日）；8.23ng/ml（10 月 24 日）；27.55ng/ml（10 月 26 日）。C 反应蛋白（CRP）：35.4mg/L。血沉（ESR）：78mm/h。

3. 病原学相关检查 血 1-3-β-D 葡聚糖：188.5pg/ml（10 月 22 日）。血结核分枝杆菌抗体阴性；血肺炎支原体 IgM 抗体阴性。

4. 血液风湿免疫学检查 10 月 25 日抗核抗体：核均质型 1∶100 阳性；胞质颗粒型 1∶100 阳性；抗双链 DNA 阳性；抗 PR3 抗体、抗 MPO 抗体、抗 GBM-IgG 抗体等阴性。

5. 痰细菌培养 10 月 24 日痰细菌培养无细菌生长。

二、影像学检查

1. 胸片（图 2-3-16，图 2-3-17）

2. CT（图 2-3-18）

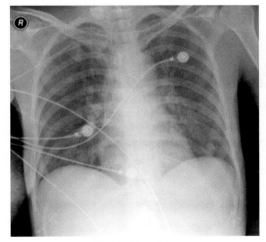

图 2-3-16 胸片

双肺纹理增多、增粗并模糊。左侧肺门模糊，右侧肺门不大，纵隔无增宽。两侧膈面光滑，肋膈角锐利。拟双肺多发感染

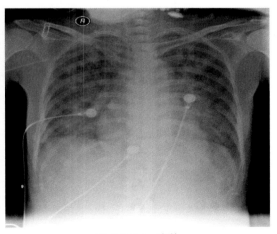

图 2-3-17 胸片

双肺透过度较前明显降低，双肺纹理粗乱并模糊，双肺多发斑片状渗出模糊灶。心影较前增大

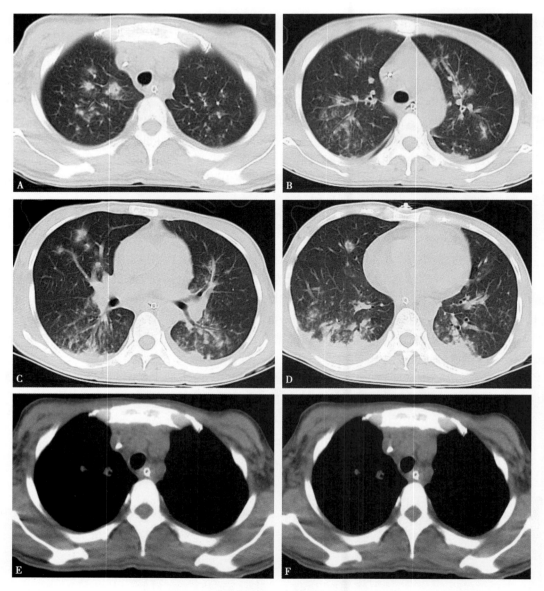

图 2-3-18　胸部 CT

两肺见大小不等的结节状及片状阴影，以中下肺野为主，两下肺膨胀不全；
两侧胸腔积液，纵隔及两侧腋下见多发小淋巴结，少量心包积液

初步诊断：

1. 系统性红斑狼疮
2. 肺部感染
3. I 型呼吸衰竭

【诊疗经过】

患者入院后持续发热、血压低、呼吸困难、气道中吸出大量血性黏痰等。根据胸片及

肺部 CT 所见，考虑系统性红斑狼疮，不排除存在狼疮性肺炎可能，给予甲泼尼龙、环磷酰胺及大剂量静脉用免疫球蛋白冲击治疗。但鉴于血 PCT 及外周血白细胞升高明显，考虑合并肺部细菌感染；由于血 1-3-β-D 葡聚糖水平明显升高，考虑肺部细菌及真菌混合感染可能性大，遂给予亚胺培南 0.5g，每 6 小时 1 次，联合氟康唑 0.6g 每天 1 次抗感染治疗。同时完善病原学检查，包括血细菌及真菌培养、痰细菌及真菌培养、肺泡灌洗液细菌及真菌培养等。2012 年 10 月 27 日复查 CT 显示：与 2012 年 10 月 24 日 CT 片比较，两肺感染、两下肺膨胀不全、两侧胸腔积液和心包积液，均较前片进展（图 2-3-19）。

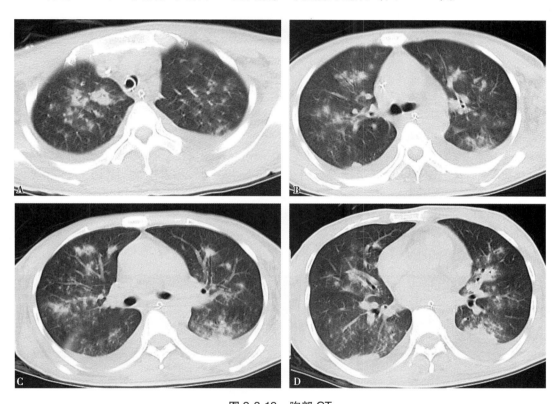

图 2-3-19 胸部 CT
A~D. 两上中下肺见斑片状密度增高影，病灶边缘模糊，两侧胸腔积液

经上述方案治疗，患者气道出血量减少，并逐渐转为黄脓痰。为进一步明确肺部病变情况，于 10 月 29 日行床旁支纤镜检查。镜下见气管下段黏膜充血、糜烂，并有脓苔附着。于右下叶背支开口脓苔附着处行黏膜活检及刷检。结合影像学改变及气管镜所见，考虑肺部曲霉感染可能，遂于 10 月 29 日停用氟康唑，改用伏立康唑（首日静脉使用 6mg/kg，每 12 小时 1 次；后 4mg/kg，每 12 小时 1 次）。

10 月 30 日复查血 1-3-β-D 葡聚糖为 222.1pg/ml。11 月 2 日支气管黏膜活检病理回报提示曲霉感染（图 2-3-20）。11 月 3 日气管镜取痰培养示烟曲霉生长。

2012 年 11 月 1 日及 11 月 14 日痰培养：鲍曼不动杆菌。药物敏感试验示除头孢哌酮/舒巴坦和氨苄西林/舒巴坦中介外，其余抗菌药物均耐药。遂于 2012 年 11 月 1 日加用头孢哌酮/舒巴坦 3.0 每 8 小时一次治疗。11 月 4 日及 11 月 8 日血培养回报：鲍曼不动杆

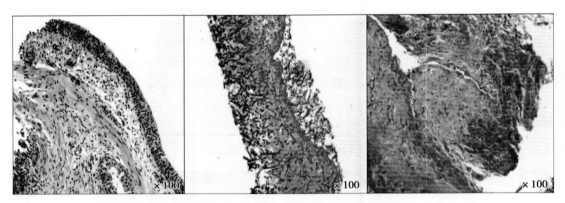

图 2-3-20　肺组织病理

（右肺下叶背支）送检组织见真菌团块，形态倾向于曲霉（H-E 染色）

菌，对包括替加环素等在内的所有抗菌药物均耐药。11 月 11 日支气管肺泡灌洗液培养：鲍曼不动杆菌，药敏结果同痰培养。

　　根据病原学检查及药物敏感试验结果，继续给予亚胺培南、头孢哌酮/舒巴坦和伏立康唑抗感染治疗。患者体温逐渐下降，自主呼吸好转，于 2012 年 11 月 10 日停呼吸机，11 月 11 日拔除气管插管并停用升压药物治疗。

　　2012 年 11 月 19 日复查 CT：双侧胸腔积液较前片减少；右肺下叶完全不张实变；左肺下叶渗出实变较前片减少；余两肺多发空洞，较前片进展，其中部分较大空洞见结节，拟合并真菌感染可能性大（图 2-3-21）。

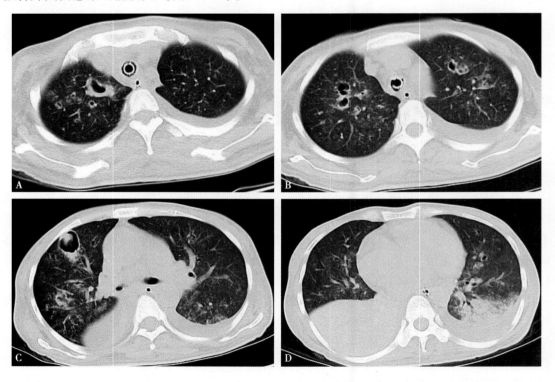

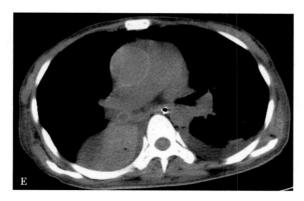

图 2-3-21　胸部 CT

A~D. 肺窗，两肺新见多发大小不等的空洞影，部分较大空洞内见结节影，
右肺下叶不张。较前片进展；E. 纵隔窗，右下肺不张，左下胸腔积液

最后诊断：

1. 系统性红斑狼疮
2. 急性侵袭性肺曲霉病
3. 肺鲍曼不动杆菌感染
4. 败血症
5. 多器官功能障碍综合征

【讨论】

　　肺曲霉病在临床上可分为非侵袭性肺曲霉病及侵袭性肺曲霉病，其中非侵袭性肺曲霉病包括曲霉球、变态反应性支气管肺曲霉病。侵袭性肺曲霉病病情凶险，多进展迅速，常发生于存在免疫功能受损的重症患者。中性粒细胞减少的患者，曲霉肺部感染容易出现肺脓肿或肉芽肿形成。而糖皮质激素的使用则是非中性粒细胞减少危重患者侵袭性曲霉感染最常见的危险因素。这类患者曲霉肺部感染往往不会累及血管壁，病程进展相对较慢，缺乏典型的临床表现及影像学改变，早期诊断相对困难。有学者对 ICU 死亡患者尸检结果分析，发现侵袭性曲霉感染是 ICU 最常漏诊的感染性疾病。系统性红斑狼疮患者由于糖皮质激素、免疫抑制剂、广谱抗生素的使用等，合并肺部真菌感染的发病率逐年上升，其中曲霉是肺部真菌感染的最重要病原菌。可引起人类疾病的曲霉有烟曲霉和黄曲霉等，而引起肺部曲霉感染的以烟曲霉最常见。本例患者即为肺部烟曲霉感染。

　　系统性红斑狼疮（systemic lupus erythematosus，SLE）合并侵袭性肺曲霉病早期临床表现缺乏特异性，且病情进展快，难以与狼疮性肺血管炎或 SLE 合并肺部细菌感染等鉴别，因此对于入住重症医学科的危重患者应及时评估是否存在真菌感染尤其是侵袭性肺曲霉病的可能。侵袭性肺曲霉病的影像学改变主要包括：①早期出现胸膜下密度增高的结节实变影，数天后病灶周围出现晕轮征，约 10~15 天后肺实变区出现液化、坏死，出现空腔阴影或新月征；②气道侵袭 CT 改变包括小气道病变、气道周围实变、支气管扩张或壁增厚和气道周围的实变伴空洞。必须符合 ≥1 个以上标准；③混合侵袭：CT 表现符合①与②改变；④未定型侵袭：CT 影像不满足上述任何一种情况。非血液疾病继发的 IPA 常表现为磨玻璃样阴影和实变等沿气道侵袭的支气管肺炎影像。值得注意的是，肺曲霉病的肺部 CT 有动态变化特征，因此动态观察更有意义。

肺部 CT 或 HRCT 对肺部侵袭性真菌感染的诊断有比较重要的价值，但仅依靠肺部 CT 对 IPA 进行早期诊断仍存在一定的局限性。联合血清抗原检测包括血 1，3-β-D-葡聚糖和血清半乳甘露聚糖（GM）试验及支气管肺泡灌洗液半乳甘露聚糖（BALF GM）检测，对 IPA 的早期诊断有重要的应用价值。许攀峰等研究显示 IPA 肺部 CT 特征性改变诊断的敏感性为 30%，肺部 CT 特征性影像学表现联合 GM 实验的诊断敏感性与单纯 GM 试验相当（47.5% 和 50.0%），而特异性明显提高（100% 和 84.2%），因此对于怀疑 IPA 的非粒细胞缺乏症患者，依靠 GM 试验联合 CT 影像学改变有一定的敏感性，同时有较好的特异性。而杜鹃等的研究发现，以 GM 值为 1.0 作为阳性界值时，BALF GM 和血清 GM 的特异度、阳性预测值均可达 100%。但 BALF GM 检测的敏感度和阴性预测值（66.7% 和 90.1%）明显高于血清 GM 检测（28.6% 和 81.0%）。当 SLE 患者出现肺部感染的症状及体征，影像学出现新的浸润灶时，联合检测血 G 试验、GM 试验和 BALF GM 试验有助于早期诊断，有助于提高危重患者抢救成功率。

本例患者基础病为 SLE，存在宿主免疫缺陷，特别在狼疮活动期和免疫抑制治疗期，SLE 患者往往是侵袭性肺曲霉病的高危人群。SLE 患者若有呼吸道感染加重表现，即使早期影像学改变不典型，如有血 1-3-β-D 葡聚糖明显升高，就应注意侵袭性肺部真菌感染可能。本例抢救成功的经验提示，及时完善纤维支气管镜取深部痰培养及支气管镜组织活检，为确诊侵袭性肺曲霉病提供微生物学及组织病理学依据，并根据检查结果及时调整治疗方案是降低病死率的关键。但治疗 4 周后，尽管临床症状明显改善，但影像学仍见病灶进展，提示免疫缺陷病人侵袭性肺曲霉病的治疗需要较长的疗程，临床上需注意足疗程用药，避免病情反复。此外侵袭性肺曲霉病易侵犯血管，易导致大出血，甚至危及生命，本例患者 CT 已出现提示侵犯血管的影像学改变，临床上应动态复查胸部 CT，密切观察病情变化，必要时可及时给予外科积极干预。

（洪澄英　温隽珉　刘雪燕）

【专家点评】

该病例诊断明确，基础病是系统性红斑狼疮，同时合并肺部细菌和曲霉感染（急性侵袭性肺曲霉病）。患者入院前 1 个月开始发病，主要表现为四肢关节酸痛、四肢乏力，活动困难。3 天前开始出现咳嗽及发热等，并出现休克而入院。入院后考虑狼疮性肺炎给予大剂量的激素和其他免疫抑制剂治疗。现在的问题是合并肺部真菌感染是入院前就存在还是出现在住院后；如何鉴别狼疮性肺炎和真菌性肺部感染。

系统性红斑狼疮是一种多发于年轻女性的自身免疫性疾病。本病免疫学上可表现为 T 淋巴细胞减少、T 抑制细胞功能降低、B 细胞过度增生；30% 的 SLE 患者伴有高球蛋白血症，血清 IgG 水平在疾病活动时升高；补体 C3、C4 和 CH50 在疾病活动期均可降低，与免疫复合物形成而消耗补体有关。因此系统性红斑狼疮的免疫学改变总体上是机体免疫紊乱而不是免疫功能缺损。系统性红斑狼疮合并感染特别是真菌感染并不多，该病例入院时的肺部改变要注意考虑狼疮性肺炎可能。

系统性红斑狼疮容易合并感染大多是因为使用类固醇激素和免疫抑制剂治疗，特别是在诱导缓解期大剂量类固醇激素冲击治疗，病人免疫往往受到深度抑制，十分容易出现感染并发症。该病例入院后考虑系统性红斑狼疮活动，不排除存在狼疮性肺炎可能，给予了甲泼尼龙、环磷酰胺冲击治疗。10 月 27 日复查肺部 CT 示两肺病变较前片有进展，这时临床上就要注意合并感染的可能。尤其是大剂量类固醇激素及免疫抑制剂治疗后病人情况一度改善、肺部影像学也一度好转后，若出现再度发热、肺部症状和体征加重、肺部影像学进展，就要特别注意感染尤其是真菌感染的可能。

若肺部 CT 影像学改变典型如早期出现胸膜下密度增高的结节实变影，数天后病灶周围出现晕轮征，约 10~15 天后肺实变区出现液化、坏死，出现空腔阴影或新月征等，肺曲霉感染诊断并不困难。不典型的肺部影像学改变有时难于与原发病改变如狼疮性肺炎等鉴别。重要的是临床医生对该病的认识要提高，尽早采取标本进行病原学和病理学检查。1,3-β-D-葡聚糖和血清半乳甘露聚糖（GM）试验特别是支气管肺泡灌洗液半乳甘露聚糖（BALF GM）检测，对 IPA 的早期诊断有十分重要的意义，有条件的医院应开展检测。本例抢救成功的经验是及时做纤维支气管镜取痰培养及支气管镜下活体组织检查，为诊断侵袭性肺曲霉病提供了微生物学及组织病理学依据。

（吴诗品 陆普选 成官迅）

参 考 文 献

［1］Kosmidis C，Denning DW. The clinical spectrum of pulmonary aspergillosis. Postgrad Med J，2015，91：403-410.

［2］Winters B，Custer J，Galvagno SM jr，et al. Diagnostic errors in the intensive Care Unit：a systematic review of autopsy studies，BMJ Qual Saf，2012，21：804-902.

［3］张立民，蒋颖，曾小峰. 结缔组织病合并侵袭性肺曲霉病 20 例临床分析. 北京医学，2010，32（3）：194-196.

［4］中华内科杂志编辑委员会. 侵袭性肺部真菌感染的诊断标准与治疗原则. 中华内科杂志，2006，45（8）：697-700.

［5］Park SY，Lim C，Lee SO，et al. Computed tomography findings in invasive pulmonary aspergillosis in non-neutropenic transplant recipients and neutropenie patients，and their prognostic value. J Infect，2011，63：447-456.

［6］徐思成，董旭南. 侵袭性肺曲霉病的初次 CT 特点. 中华危重病急救医学，2013，25（4）：229-232.

［7］许攀峰，周建英，周华，等. 血清抗原检测联合肺部 CT 诊断侵袭性肺曲霉病的探讨. 浙江大学学报（医学版），2012，41（3）：332-337.

［8］杜娟，高伟良，冯清洲，等. 支气管肺泡灌洗液半乳甘露聚糖检测对侵袭性肺曲霉病的早期诊断价值. 实用医学杂志，2013，29（10）：1677-1679.

病例6 发热、咳嗽、咳黄色痰1个月

【病史摘要】

患者男性，30 岁，农民，因"发热、咳嗽、咳黄色痰 1 个月"于 2013 年 9 月 13 日入院。患者于 1 月前无明显诱因发热，体温最高 41℃。伴咳嗽、咳黄色痰，痰中带少量血丝，伴胸闷、气促，不能剧烈运动。外院胸片检查提示"右下肺炎症"，胸部平扫 CT 示

"右肺肺脓肿可能"，予静脉输液治疗（具体用药不详）无好转。为进一步治疗来我院就诊，门诊以"右下肺肿块"收入院。

既往史：2013年9月6日在当地医院确诊糖尿病，现予胰岛素治疗。否认肝炎、结核等传染病史。否认吸烟、酗酒史。

体格检查：T 36.0℃，P 95次/分，R 18次/分，BP 118/74mmHg。发育正常，营养良好，表情自如，精神状态良好，查体合作。全身浅表淋巴结未扪及肿大。胸廓未见异常，胸骨无压痛。呼吸运动、肋间隙正常，右肺语颤增强，右肺叩诊部分呈实音。左肺呼吸音清晰，可闻及少量湿啰音；右肺呼吸音弱，可闻大量湿啰音。心前区无隆起，心浊音界正常，心率95次/分，律齐，各瓣膜听诊区未闻及病理性杂音。腹软，无压痛，肝脾肋下未及，双下肢无水肿。

辅助检查：

一、实验室检查

2013年9月13日红细胞沉降率70mm/h；CRP 10.9mg/L。

二、影像学检查

2013年8月28日外院胸片示：右下肺炎症。

2013年9月7日外院胸部CT平扫示：右肺脓肿。

初步诊断：

1. 右肺占位查因：真菌？肿瘤？

2. 2型糖尿病

【诊疗经过】

入院后密切监测血糖，皮下注射胰岛素积极控制血糖。2013年9月14日血常规未见异常；肿瘤标志物Cyfra21-1 1.55ng/ml，NSE 15.41ng/ml，CEA 2.02μg/L；反复痰涂片：未查到细菌、抗酸杆菌；2013年9月16日痰真菌培养及鉴定：无念珠菌生长。2013年9月13日胸片示：右肺中野背侧见厚壁空洞影，其下缘见片状高密度影，边界不清；右下肺纹理增粗、增多，变形（图2-3-22）。

2013年9月18日胸部CT示：右肺下叶背段可见一团块状高密度影，大小约为0.7cm×0.6cm，其内可见空气半月征，内壁较光滑，其内可见丝状影，病变边界不清，邻近肺纹理模糊，呈小片状磨玻璃样影，部分肺组织呈实变影，内可见充气支气管征，邻近胸膜增厚，增强扫描病变囊壁呈中度强化，其内坏死区无强化；右肺下叶基底段呈多发斑点状、条状高密度影，边界不清，以下叶后基底段为著，右肺门可见数个钙化淋巴结，气管分叉处可见肿大淋巴结影，横径约为2.9cm，双侧胸腔背侧可见少许弧形液性密度影（图2-3-23）。

诊断：

1. 右肺下叶背段空洞性及右肺下叶基底段多发斑片状影，考虑为肺脓肿。

2. 右侧肺门软组织密度影，不除外肺癌。

鉴于患者有糖尿病史，临床不除外真菌感染，给予伊曲康唑口服液（20ml 每天1次）抗真菌治疗。纤支镜刷片见曲霉，结合胸部CT提示肺脓肿形成，考虑曲霉感染合并肺脓肿可能性大。由于考虑保守治疗效果差，存在大咯血风险，建议手术治疗。入院第12天胸腔镜下行右下肺+右上肺楔形切除术。术后送病理诊断：（右下肺）真菌性肺炎，镜下形态符合曲霉感染，伴慢性化脓性炎及空洞形成（图 2-3-24）。

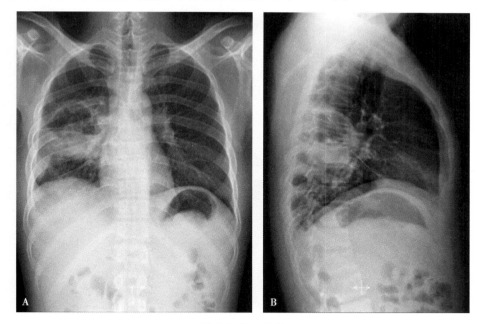

图 2-3-22　胸片

右肺中野背侧见厚壁空洞影，其下缘见片状高密度影，边界不清，结合侧位片病灶位于右肺下叶背段

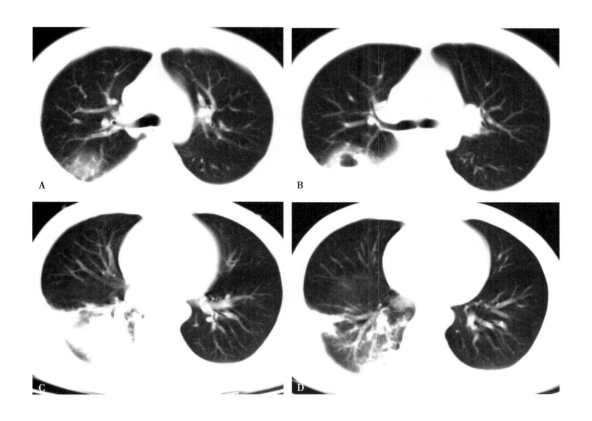

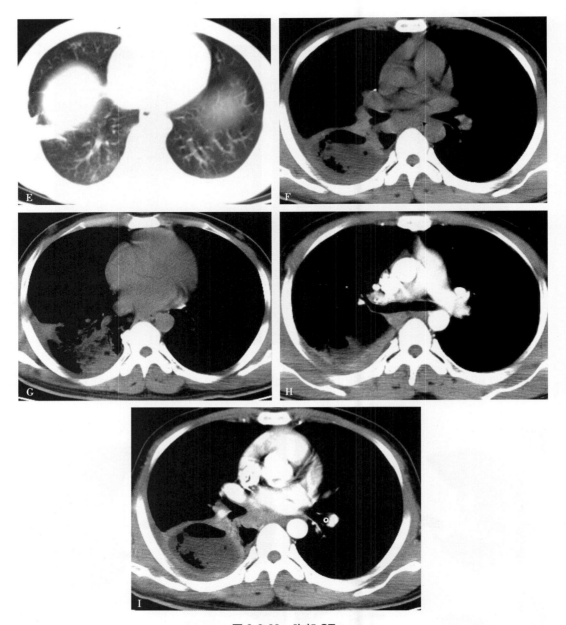

图 2-3-23　胸部 CT

A. 右肺下叶背段病灶邻近肺纹理模糊，呈小片状磨玻璃样影；B. 右肺下叶背段可见一团块状高密度影，大小约为 0.7cm×0.6cm，其内可见空气半月征；C. 右肺下叶背段高密度病灶周围肺组织呈实变影，并可见充气支气管征；D、E. 右肺下叶基底段呈多发斑点状、条状高密度影，边界不清，以下叶后基底段为著；F、G. 纵隔窗示，右肺下叶背段可见一团块状高密度影，内壁较光滑，其内可见丝状影，病变边界不清，部分肺组织呈实变影，并邻近胸膜增厚；H. 右肺门可见数个钙化淋巴结，气管分叉处可见一肿大淋巴结影，横径约为 2.9cm；I. 增强纵隔窗示，右肺下叶背段高密度影，增强扫描病变囊壁呈中度强化，其内坏死区无强化

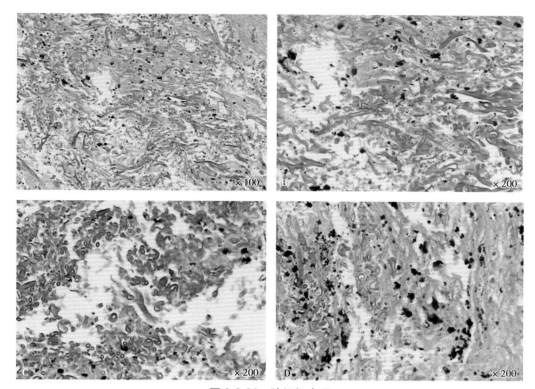

图 2-3-24　肺组织病理
示有隔膜、约呈 45°分支的菌丝（H-E 染色）

出院诊断：
1. 慢性坏死性肺曲霉病
2. 2 型糖尿病
转归：患者术后未见手术并发症，切口愈合良好，康复出院。

【讨论】

侵袭性肺曲霉病好发于免疫抑制人群，如糖尿病、结缔组织病、嗜酒、营养不良、高龄、应用糖皮质激素、慢性肉芽肿病等患者群体。慢性坏死性肺曲霉病（CNPA）又称为亚急性侵袭性曲霉病（SAIA），早期呈现炎性结节、肉芽肿形成，伴晕轮征，继而实变区出现空洞，单一空洞逐渐扩大；病程特点表现为历经数月进展缓慢，或数周内急性发作。该患者有糖尿病史，发病 1 个月余，临床表现为发热、咳嗽、咳痰、咯血、气促等症状，实验室检查提示炎症指标升高，胸部 CT 可见感染性病灶伴空洞形成，纤支镜刷片见曲霉，术后组织病理诊断明确为曲霉感染，临床上符合 CNPA 诊断要点。

CNPA 临床症状与活动性肺结核、非典型分枝杆菌病、肺组织胞浆病等相类似，确诊依赖于组织病理检查或组织培养。其病理特点是肺组织内曲霉丝浸润伴有出血、组织坏死、微脓肿形成、炎性细胞浸润等。其 CT 的典型表现为上叶肺实变伴空洞形成最常见，空洞内见丝状、絮状、海绵状病变，若空洞周围出现新的实变、蜂窝状改变以及胸腔积液，则提示病变进展。对于患有慢性肺疾病且免疫力低下患者，如出现上叶小片状磨玻璃样改变及小结节，伴周围晕征，应考虑本病早期病变。本例右肺下叶背段可见一结节状高密度影及斑片状磨玻璃影，结节内可见空气半月征，符合 CNPA 胸部 CT 诊断要点。

CNPA 临床上需与肺曲霉球鉴别，鉴别要点包括：①组织病理检查是诊断金标准，CNPA 曲霉可浸润肺组织，致使组织出血、组织坏死、微脓肿形成和炎性细胞浸润，而曲霉球曲霉仅在空洞内或囊腔内生长；②CNPA 常见症状为咳嗽、咳痰、咯血，大部分合并全身中毒症状，如低热、体重减轻、盗汗、乏力等；而肺曲霉球常见症状为咯血、咳嗽、咳痰；③影像学上出现空气新月征对诊断 CNPA 和肺曲霉球都有提示意义。然而 CNPA 常为厚壁空洞，壁较不规则，空洞周围常有浸润影；而肺曲霉球空洞壁相对较薄，壁较规则，空洞周围浸润影较少。随病程进展，肺曲霉球几乎不发生变化，但 CNPA 可出现空洞增大、肺纤维化，最终形成慢性纤维空洞型肺曲霉病，因此需动态观察影像学表现。CNPA 和肺曲霉球较常见的其他影像表现为结节状或团块状阴影，前者面积较大，且可形成肺叶或肺段实变，伴支气管充气征，后者面积较小，且支气管充气征少见。但是，部分曲霉球在机体免疫力下降时可以进展为 CNPA；④急性炎症标志物如 C-反应蛋白、血液黏滞度等可能有助于 CNPA 与肺曲霉球的鉴别，在 CNPA 患者往往观察到指标升高。

CNPA 还需与结核鉴别。两者 CT 表现上有很多相似处，如均好发在上叶，均可形成空洞及纤维化，因此临床鉴别较困难。以下可能有助鉴别：①陈旧性肺结核伴慢性坏死性肺曲霉病是在原有结核基础上先出现肺实变，2 周左右出现巨大空洞；而结核多先形成结核球，后形成空洞，多需数周到数月，空洞大小与结核球大小有关；此外，结核的干酪性肺炎主要以虫蚀性空洞为主，空洞较小。②CNPA 空洞为厚壁，壁不规则，内外壁不光滑，内壁可见附着丝状影，空洞内亦可见丝状影；结核空洞虽也为厚壁空洞，但其内壁及空洞内无丝状影。③结核多见卫星灶，CNPA 病灶周围主要以实变及纤维化为主。因此，短时间发生在上叶巨大空洞，空洞内见丝状影，空洞周围无卫星灶者多为慢性坏死性肺曲霉病，应结合病史及影像变化，加以鉴别。

关于 CNPA 治疗包括药物治疗、手术切除、介入治疗等方法。①药物治疗：CNPA 患者需系统抗真菌治疗，常需长疗程甚至终生抗真菌治疗，为防止病情进展和复发，必要时选择多烯类、三唑类、棘白菌素类等两种药物协同治疗。②手术治疗：较大空洞或脓肿形成，药物治疗不佳、伴大咯血或肺结节影与肿瘤不能鉴别时，可考虑肺叶切除术。手术仅适用于有一定肺功能储备的患者，手术同时予抗真菌药物；③介入治疗：空洞填充治疗是通过纤支镜或 CT 引导下经皮穿刺到空洞部位，在空洞内注入抗真菌药物与凝胶混合物，造成空洞内无氧环境。对于不适合手术的大咯血患者可应用选择性支气管动脉栓塞，75%~90%患者能取得立即止血的效果，但远期复发率较高，建议至少随访 3 年以上；但因曲霉有侵袭血管特性，认为 CNPA 复发率可能更高。

（高 伟 成官迅 陈丹丹）

【专家点评】

亚急性侵袭性肺曲霉病（SAIA），既往又称为半侵袭性肺曲霉病，发生在轻微免疫功能低下或非常虚弱的患者，如糖尿病、营养不良、酗酒、高龄、长期使用激素或其他免疫抑制药物、COPD、结缔组织病、放射治疗、肺结核分枝杆菌感染或 HIV 感染者。关于糖尿病是否作为肺曲霉病的危险因素，不同国家或地域指南有差异。我国 2007 肺真菌病诊断和治疗专家共识及最新 2016 美国 IDSA 曲霉病指南中，均没有将糖尿病纳入高危因素；

而 2015 欧洲临床微生物学和感染性疾病联合会（ESCMID）、欧洲呼吸学会（ERS）合作发布的慢性肺曲霉病诊断和治疗临床指南中，将糖尿病作为 SAIA 首要的高危因素。

糖尿病患者存在免疫系统异常，高血糖状态下，抑制了中性粒细胞的吞噬功能，使机体对感染的抵抗力降低；高血糖环境促进了真菌的生长繁殖。近年来糖尿病合并侵袭性肺曲霉感染的报道增多，据统计，比一般人群发病率高出 3~4 倍。该患者年轻，此次入院前刚发现糖尿病，是否有家族遗传倾向不得而知，在抗曲霉治疗过程中应严密监测血糖，使血糖接近正常水平。

需要追问患者近期居住和生活情况，如有无暴露于存在大量曲霉孢子的环境中或因农作物、翻土吸入较大量曲霉孢子。因患者为青年发病，也应考虑 HIV 筛查。

痰培养诊断曲霉阳性率低，而支气管肺泡灌洗或刷片均有助于发现病原体。

该患者影像学表现包括实变、空洞和脓肿形成，除糖尿病外未发现其他手术危险因素，心肺功能尚可，手术切除可提供长期的治愈并避免咯血和局部扩展，提高生存率。

（刘雪燕　洪澄英　韩雪梅）

参 考 文 献

［1］Denning DW，Cadranel J，Beigelman-Aubry C，et al.，Chronic pulmonary aspergillosis：rationale and clinical guidelines for diagnosis and management. Eur Respir J，2016，47（1）：45-68.

［2］郑玉龙，周建英.慢性坏死性肺曲霉病.国际呼吸杂志，2006，26（04）：293-295.

［3］Yella LK，Krishnan P，Gillego V，The air crescent sign：A clue to the etiology of chronic necrotizing pneumonia. Chest，2005，127（1）：395-397.

［4］郑玉龙，丁伟，周建英.慢性坏死性肺曲霉病与肺曲霉球临床病理比较分析.中华传染病杂志，2008，26（5）：305-308.

［5］包权，李明珠，徐敏，等.慢性坏死性肺曲霉病 CT 表现分析.医学综述，2011，17（12）：1902-1903.

［6］郑玉龙，王雪芬，丁伟，等.慢性坏死性肺曲霉病的诊断与治疗.中华结核和呼吸杂志，2006，29（2）：92-95.

病例 7　发热、咳嗽、痰中带血丝 1 个月

【病史摘要】

患者，男性，56 岁。主诉"发热、咳嗽、痰中带血丝 1 个月"入院。1 个月前出现发热（体温不详）、咳嗽、咳黄脓痰，痰中带血丝。半个月前在外院胸片示"左上肺大片状密度增高影，考虑左上肺结核"，给予"左氧氟沙星、龙血竭"等治疗，症状无缓解，复查胸片示"左上肺病灶较前明显增多"，胸部 CT 提示"左上肺支气管扩张并感染"。先后予"头孢哌酮/舒巴坦联合阿米卡星、亚胺培南/西司他丁、哌拉西林/舒巴坦联合左氧氟沙星"抗感染及对症治疗，仍有咳嗽、发热。2014 年 12 月 6 日复查胸部 CT 示"较前对比病灶范围增大，两侧少量胸腔积液"，为进一步诊治于 2014 年 12 月 10 日转至我科。发病以来，食欲睡眠差，大小便正常，体重无明显减轻。

既往有高血压病史；曾因左肾萎缩行左肾切除术。

体格检查：T 37.2℃，P 97 次/分，R 20 次/分，BP 106/64mmHg。双肺呼吸音粗，左

肺可闻及湿啰音，右肺未闻明显干湿啰音。心率 97 次/分，律齐，各瓣膜听诊区未闻及病理性杂音。腹软，无压痛、反跳痛，双下肢无水肿。

辅助检查：

一、实验室检查

WBC 12.1×10^9/L，N 80.9%；尿常规示：隐血 3+，白细胞±，尿胆原±，蛋白质±；血气分析：pH 7.491，PCO_2 30.2mmHg，PO_2 55.2mmHg，FIO_2 21%；超敏 C 反应蛋白 161.97mg/L；肝功能：ALB 28.1g/L；糖基抗原 125 46.09U/ml；降钙素原 0.21ng/ml；红细胞沉降率 113mm/h；结核分枝杆菌抗体阳性；总胆固醇 2.86mmol/L，高密度脂蛋白 0.67mmol/L；血电解质、心肌酶、肾功能、甲胎蛋白、癌胚抗原、糖基抗原 19-9、Cyfra 21-1、神经特异性烯醇化酶、肺炎支原体抗体、真菌 1-3-β-D 葡聚糖、艾滋病抗体、梅毒抗体、血管炎系列、ANA 系列、抗 ENA 抗体谱均基本正常；肥达氏反应、外斐氏反应阴性。抗核抗体阴性。痰找抗酸杆菌为阴性；痰培养示卡他球菌、甲型链球菌。痰涂片示革兰阴性球菌成对排列，革兰阳性球菌呈链状，偶见革兰阴性小杆菌，未见酵母菌；1 次痰培养（痰标本合格）：烟曲霉。

二、影像学检查

腹部彩超：轻度脂肪肝、多发性肝囊肿；右肾内多发性结石，左肾已切除；前列腺稍大。心脏彩超：主动脉硬化，升主动脉瘤样扩张；左室舒张功能减低，左室整体收缩功能正常；静息状态下未见明显室壁运动异常。

初步诊断：

1. 支气管扩张并感染
2. I 型呼吸衰竭
3. 呼吸性碱中毒

【诊疗经过】

入院后于 2014 年 12 月 15 日查胸部增强 CT 扫描：左肺上叶团片实变灶，内见空气新月征，考虑真菌感染可能；双肺节段性轻度支扩伴感染；双侧少量胸腔积液（图 2-3-25）。行支气管镜检查，见右上叶各段、左下叶开口支气管黏膜充血肿胀，右中叶支气管开口局部黏膜隆起。左上支气管黏膜活检病理：上皮鳞化，分化尚好，上皮下为增生的炎性肉芽组织，未见结核改变，抗酸染色阴性。纤支镜取痰培养阴性。纤支镜取痰涂片、痰涂片均未见抗酸杆菌。

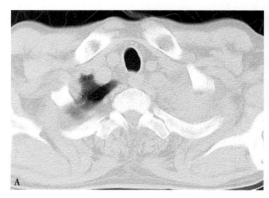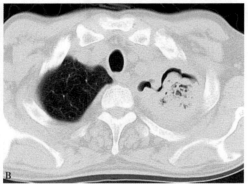

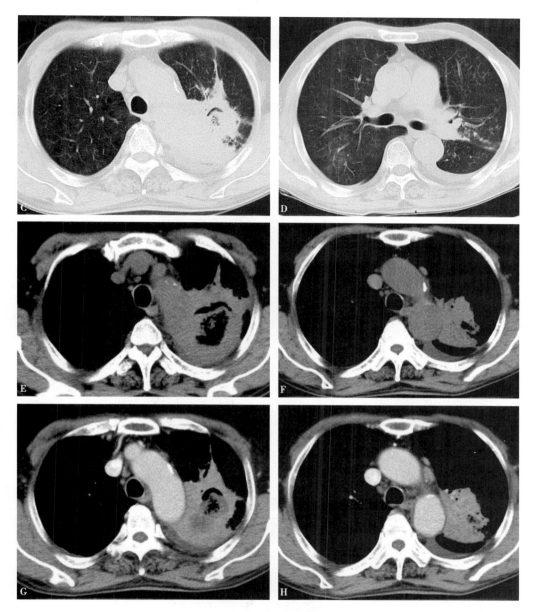

图 2-3-25 胸部 CT 平扫+增强

A~D. 肺窗，左肺上叶见团片实变灶，内见空气新月征，实变病灶周围见腺泡结节影；双侧少量胸腔积液；E、F. 左上肺野见巨大厚壁空洞影，病灶周围与纵隔及侧胸膜相连；G、H. 增强扫描见空洞厚壁不均匀强化，洞内低密度病灶未见明显强化

根据 CT 检查结果，诊断肺曲霉感染，予以伏立康唑抗感染治疗。患者咳嗽咳痰逐渐减轻，咯血停止，热退。病情稳定，于 2014 年 12 月 23 日出院。

出院诊断：

1. 侵袭性肺曲霉病

2. 支气管扩张症

3. Ⅰ型呼吸衰竭

出院后坚持服用伏立康唑联合乙酰半胱氨酸，并定期随访。咳嗽咳痰较前明显减轻。2015 年 1 月 15 日复查胸部 CT：对比前片左肺病变略有好转，双侧少量胸腔积液，基本吸收（图 2-3-26）。

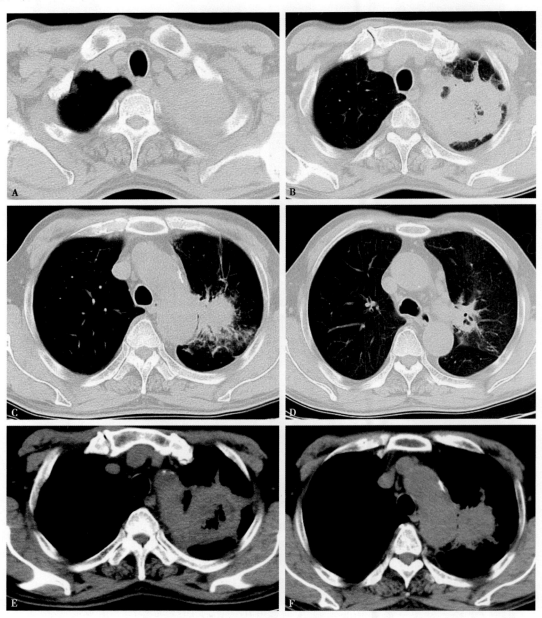

图 2-3-26　复查胸部 CT

A~D. 肺窗，左肺上叶团块状实变影对比前片稍有吸收缩小，空洞影基本消失；E、F. 纵隔窗，左上肺见厚壁空洞影，病变较前有缩小

2015 年 4 月 20 日复诊，诉近 1 个月咳嗽、咳痰再次加重，咳暗黄色脓痰。复查胸部

CT 提示"左肺尖占位较前略有增大"。再次住院治疗，并于 2015 年 4 月 30 日行支气管镜检查，支气管刷检物组织病理结果见图 2-3-27。纤维支气管镜下肺活检病理结果见图 2-3-28。

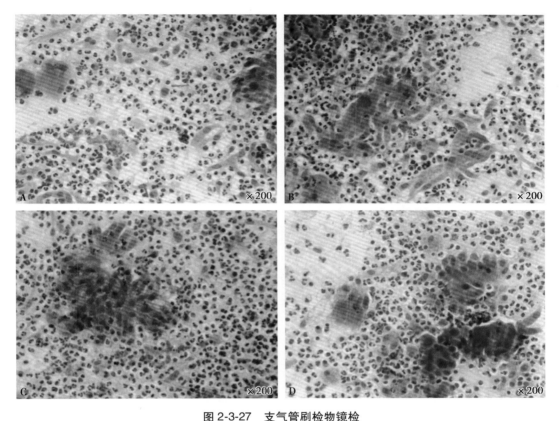

图 2-3-27 支气管刷检物镜检
A~D. 涂片中可见纤毛柱状上皮细胞，杯状细胞，肺泡吞噬细胞，
大量中性白细胞，淋巴细胞，多核巨细胞（H-E 染色）

为进一步明确诊断，于 2015 年 5 月 5 日行经皮肺穿刺活检术，病理结果见图 2-3-29。经皮肺穿刺活检标本送细菌真菌培养，提示有龋齿放线菌和麻疹样小杆菌生长，对青霉素及米诺环素敏感。

入院后继续口服伏立康唑治疗，并予青霉素和米诺环素治疗龋齿放线菌和麻疹样小杆菌。但患者仍咳嗽、咳灰绿色脓痰，食欲缺乏，全身乏力。于 2015 年 5 月 20 日再次复查胸部 CT：对比 2015 年 4 月 20 日旧片，左肺上叶尖段厚壁空洞伴周围渗出实变，符合肺曲霉感染表现（图 2-3-30）。

鉴于伏立康唑治疗后症状改善不明显，遂于 2015 年 5 月 20 日全麻下行胸腔镜左上肺切除、胸膜粘连烙断、肋间神经封闭术。患者 2015 年 6 月 4 日清晨刷牙时突感压榨样胸痛，持续约 40 多分钟，伴胸闷气促及呼吸困难。床边心电图：$V_{1~6}$ 导联 ST-T 抬高 0.2～0.5mV，完全性右束支传导阻滞。诊断"急性冠脉综合征"。立即予抗凝、升压、补充血容量及支持对症处理。09：10 时患者突发意识丧失，心电监护提示室颤，抢救无效死亡。

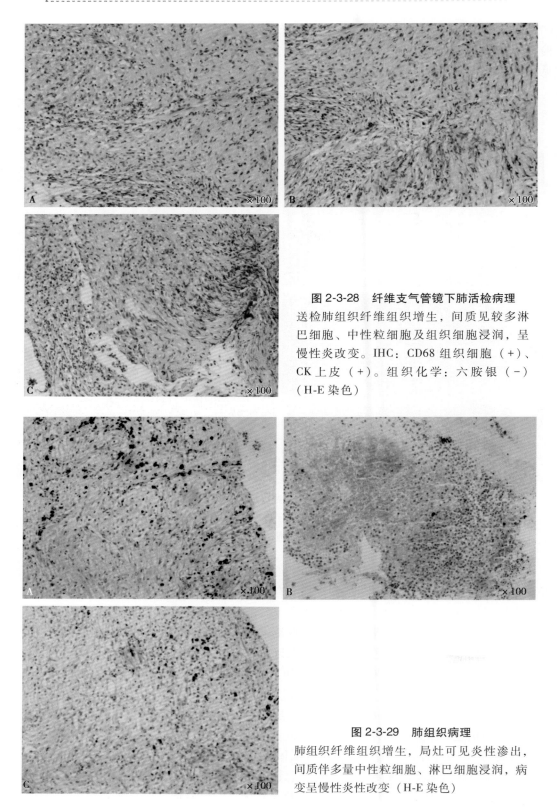

图 2-3-28 纤维支气管镜下肺活检病理

送检肺组织纤维组织增生，间质见较多淋巴细胞、中性粒细胞及组织细胞浸润，呈慢性炎改变。IHC：CD68 组织细胞（＋）、CK 上皮（＋）。组织化学：六胺银（－）（H-E 染色）

图 2-3-29 肺组织病理

肺组织纤维组织增生，局灶可见炎性渗出，间质伴多量中性粒细胞、淋巴细胞浸润，病变呈慢性炎性改变（H-E 染色）

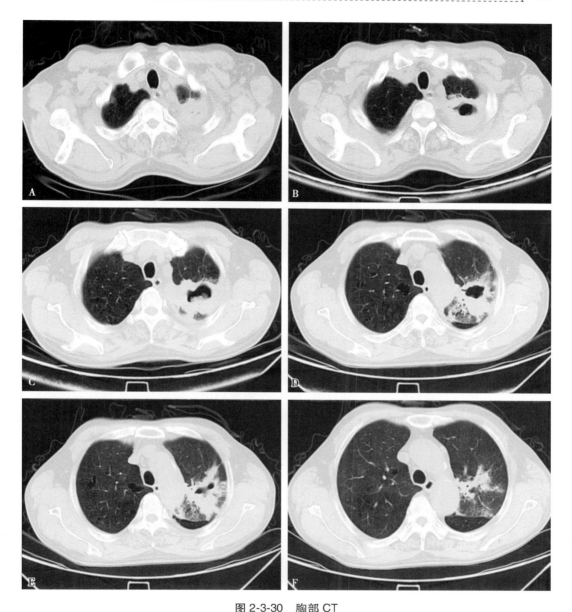

图 2-3-30　胸部 CT

A~F. 肺窗，左肺上叶尖段见厚壁空洞影，病灶周围见渗出性病变。
与 2015 年 1 月 15 日胸部 CT 片比较病灶稍有吸收

【讨论】

　　近年来由于免疫受损患者的增加，曲霉所致的感染日益常见。研究表明，超过 50% 的真菌感染是由于曲霉所致。而曲霉导致的感染 90% 发生在肺部，后者被称之为肺曲霉病。肺曲霉病分为三种类型：①侵袭性肺曲霉病，包括以下三种亚类型：侵袭性肺曲霉病、侵袭性气管支气管曲霉病和慢性坏死性曲霉病；②慢性和腐生性曲霉病，它又分为曲霉球和慢性空洞型曲霉病（CCPA）；③过敏性支气管曲霉病。患有基础肺病的患者容易出现 CCPA，若患者不能及时诊断并接受正规的抗真菌治疗，5 年死亡率高达 80%。呼吸内科医生必须掌握 CCPA 的相关诊治技术，以提高患者生存率和生存质量。

目前我国根据宿主因素、临床特征、微生物学及组织病理学，将肺曲霉病的诊断分为拟诊、临床诊断和确诊。本病例从发病到最后病理证实历时 5 月余，是从临床诊断到确诊的一个过程，也是由急性侵袭性曲霉病发展为慢性空洞型曲霉病的过程。2014 年 11 月最初发病，表现为发热、咳嗽、痰中带血丝，胸部 CT 提示"左肺上叶团片实变灶，内见空气新月征"，因此临床诊断为急性侵袭性肺曲霉病。经过伏立康唑治疗，患者体温逐渐恢复正常，咳嗽咳痰明显减少，咯血消失；动态复查胸部 CT 提示肺部病灶明显缩小。但患者服用伏立康唑 3 个月后，病情反复，胸部 CT 提示肺部病灶有增大，在纤支镜、经皮肺穿刺活检等不能明确肺部病灶性质的情况下，行胸腔镜下楔形切除肺部病灶，病理学检查证实为曲霉感染。

伏立康唑为三唑类抗真菌药物，抗真菌谱包括念珠菌属、隐球菌属、曲霉、镰刀霉属等致病真菌。适用于免疫抑制患者的严重真菌感染，如侵袭性曲霉等。本病例经过伏立康唑连续治疗 3 个月，病情反复，可能与以下几方面原因有关：①患者一直在大量吸烟酗酒，肺部感染的危险因素持续存在；②患者第二次住院时经皮肺穿刺活检提示有龋齿放线菌和麻疹样小杆菌生长，提示是 CCPA 合并了放线菌等感染。放线菌感染是一种比较特殊的感染，它是一种渐进性、化脓性、肉芽肿性的亚急性至慢性感染性疾病，以局部扩散、化脓或肉芽肿性炎症、多发脓肿和窦道瘘管为特征；药物治疗首选青霉素，青霉素过敏者可用四环素和红霉素类抗生素；③存在伏立康唑耐药的可能。CPA 中抗真菌治疗起效比较慢，大部分患者到第 6 个月时通常有效。在该阶段恶化的患者沿用原治疗方案有可能治疗失败。唑类药物耐药是长期抗真菌治疗失败的一个重要原因。使用分子生物学方法检测呼吸道样本中的耐药突变可能有助于指导治疗决策。此外，有研究表明干扰素介导的免疫反应受损在 CPA 患者发病机制中具有重要作用，这些患者可能存在 IFN-γ 缺陷。

手术治疗是 CCPA 患者的一种治疗方法。但 CCPA 患者往往一般情况较差，死亡风险和术后并发症较高。本例患者同时合并烟曲霉感染和放线菌感染，药物治疗后症状进行性加重，影像学提示肺部空洞有增大，存在大咯血的风险，因此给予左肺上叶切除。由于患者术后并发急性心肌梗死，抢救无效死亡。因此术前对患者需进行仔细的评估，尤其要注意患者的心肺功能情况，以有效降低死亡率。

我们通过本例诊治，总结以下经验教训：①当临床高度怀疑曲霉感染时，又能除外肺癌、肺结核、肺部细菌感染后，可考虑尽早使用抗真菌治疗方案；②免疫力低下人群肺部感染往往存在多种微生物的感染可能，应尽可能反复多次留取合格痰标本、肺泡灌洗液、经皮肺穿刺的肺组织标本进行培养，以明确病原学；③免疫功能低下人群的肺部曲霉感染用伏立康唑/伊曲康唑治疗是较好的选择，但若病情好转后出现症状反复，就需要警惕是否有药物耐药，及时改用棘白菌素或两性霉素 B。此外，近年来报道的局部空洞灌注治疗适用于全身使用抗真菌药物无效或由于副作用不能使用时。④CCPA 患者心肺功能对决定手术的成败有重要作用，术前要仔细权衡评估。

（鄢孟洁　卢月梅　杨敏洁）

【专家点评】

侵袭性曲霉病轻症者首次治疗可选择口服伏立康唑；病情严重者推荐使用伏立康唑静脉制剂，好转后给予口服伏立康唑或伊曲康唑口服液序贯治疗。如初始治疗无效，需在明确诊断的情况下进行补救治疗，可选择卡泊芬净或米卡芬净、脂质体两性霉素 B、泊沙康唑、伊曲康唑。然而，在伏立康唑初始治疗失败的 IPA 患者中不推荐使用伊曲康唑作为补救治疗。在初始治疗中不推荐常规采用联合治疗，而在标准治疗不能耐受、多耐药菌感染或广泛感染时可考虑联合治疗。此外，补救治疗时可在当前治疗的基础上另外添加新的抗真菌药物。

本例患者在诊断为侵袭性曲霉病后，立即给予伏立康唑治疗，症状及影像学曾一度改善，提示治疗有效。但在治疗 5 个月后肺部病灶增大，提示治疗效果不佳，可能与宿主因素有关。该患者虽无粒细胞减少及明确免疫抑制，但因其同时感染放线菌病，同时大量吸烟、酗酒等，均可能影响治疗效果。该患者最终由急性侵袭性曲霉病逐渐发展为慢性空洞型曲霉病（CCPA）。

CCPA 可选择外科治疗与药物治疗联合使用，但其手术并发症较肺曲霉球明显增多，因此在选择手术治疗前需根据患者基础疾病及全身情况进行充分评估。

近年来一些新的治疗方法让部分常规药物治疗效果不佳又不适合手术的慢性肺曲霉病患者有更多的治疗选择。如部分学者尝试经支气管镜在腔内注入抗真菌药物，或 CT 引导下经皮置入导管注入两性霉素 B 取得了一定的疗效。同时介入治疗的发展也为慢性肺曲霉病提供了一些新的治疗方法，如大咯血的患者可选择支气管动脉栓塞。随着支气管镜介入技术的发展，使得支气管镜下清除肺曲霉球成为可能，有学者选择了经支气管镜可以窥见曲霉球的病例，通过 X 线定位、微波、电凝等技术，反复在镜下对曲霉球进行钳夹、冲洗及局部使用两性霉素 B，同时口服抗真菌药，成功地清除了空洞内的曲霉球。

（宋卫东 丁洁珠 尹 慧）

参 考 文 献

[1] Pagano L，Caira M，Candoni A，et al. The epidemiology of fungal infections in patients with hematologic malignancies：the SE-IFEM-200 study. Haematologica，2006，91（8）：1068-1075.

[2] Denning DW，Cadranel J，Beigelman-Aubry C，et al. Chronic pulmonary aspergillosis：rationale and clinical guidelines for diagnosis andmanagement. European Society for Clinical Microbiology and Infectious Diseases and European Respiratory Society，2016，47（1）：45-68.

[3] 中华内科杂志编辑委员会. 侵袭性肺部真菌感染的诊断标准与治疗原则（草案）. 中华内科杂志，2006，45：697-699.

[4] 李秀丽，李祥翠，廖万清. 放线菌病的研究进展. 中国真菌学杂志，2006，3（3）：189-192.

[5] Felton TW，Baxter C，Moore CB，et al. Efficacy and safety of posaconazole for chronic pulmonary aspergillosis. Clin Infect Dis，2010，51：1383-1391.

[6] Kosmidis C，Denning DW. The clinical spectrum of pulmonary aspergillosis. Thorax，2015，70（3）：270-277.

[7] Döffinger R，Harris C，Lear S，et al. Impaired Th1 and Th17 immunity in chronic pulmonary aspergillosis. In：NHS England National Commissiong Group Chronic Pulmonary Aspergillosis national service，The National Aspergillosis Centre Annual Report 2013-2014. NHS England，London，2014，Available from：http://www. uhsm. nhs. uk/nac/news/Documents/NAC%20annual%20report%202013-4%20web. pdf.

[8] Farid S，Mohamed S，Devbhandari M，et al. Results of surgery for chronic pulmonary aspergillosis，optimal antifungal therapy and proposed high risk factors for recurrence-a National Centre's experience. J Cardiothorac Surg，2013，8（1）：1-9.

[9] Kravitz JN, Berry MW, Schabel SI, et al. A modern series of percutaneous intracavitary instillation of amphotericin B for the treatment of severe hemoptysis from pulmonary aspergilloma. Chest, 2013, 143: 1414-1421.

病例8　发热、咳嗽5天

【病史摘要】

患者，男性，21岁。因"发热、咳嗽5天"于2005年9月4日入院。患者5天前无明显诱因出现发热，体温最高达39℃，热型不规则，伴咳嗽、咳痰，痰不多，为黄色脓痰。外院就诊，予"头孢类抗生素"抗感染治疗，但疗效欠佳，症状逐渐加重，并出现气紧，声音嘶哑。起病来无咯血、胸痛；无盗汗；大小便正常，体重无明显下降。

1年前包皮手术并发感染，抗感染治疗1个多月痊愈。电焊条工厂工作3年。

体格检查：T 36.7℃，R 20次/分，P 82次/分，BP 104/72mmHg。神清，消瘦。右颌下可触及黄豆大淋巴结，轻压痛，活动，边界清，表面光滑。咽后壁充血，扁桃体Ⅰ度大。双肺呼吸音粗，双肺散在湿性啰音，可闻吸气期干啰音。心率82次/分，律齐，心脏瓣膜听诊区未闻杂音。腹软无压痛，肝脾肋下未触及。

辅助检查：

一、实验室检查

白细胞$5.9×10^9$/L，中性粒细胞50.8%，嗜酸性粒细胞0.1%；血沉35mm/h；肝功能和肾功能正常；骨髓检查：反应性骨髓象；淋巴细胞免疫表型分析正常：$CD3^+$ 73.8%，$CD4^+$ 24.4%，$CD8^+$ 48.9%，$CD19^+$ 13.2%，$CD16^+$56 10.2%，CD4/CD8 0.5%；HIV抗体阴性；PPD阴性；多次痰找抗酸杆菌阴性；血培养多次阴性。

二、影像学检查

1. 胸片　2005年9月5日胸片示：双中下肺野内中带沿肺纹理分布斑片状模糊影，拟肺部感染（图2-3-31）。

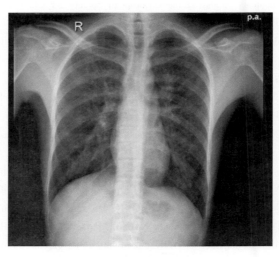

图2-3-31　胸片

双中下肺野内中带沿肺纹理分布斑片状模糊影

2. 胸部 CT　2005 年 9 月 6 日胸部 CT 见双肺多发斑片状影，沿肺纹理走行分布（图 2-3-32）。

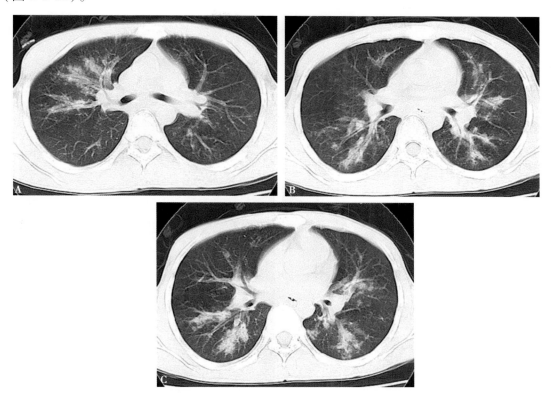

图 2-3-32　胸部 CT
A. CT 示右肺多发斑片状影及腺泡结节影；B. CT 示双肺多发斑片状影，
以左舌叶及双下叶背段明显；C. CT 示双肺多发斑片状及结节影，以左舌叶及双下叶背段明显

初步诊断：肺部感染

【诊疗经过】

入院后先后使用环丙沙星、欣匹特抗感染，无好转。继予异烟肼、利福平、乙胺丁醇和吡嗪酰胺诊断性抗结核治疗，但症状加重，体温升高，痰量增多。

因考虑患者病情重，不除外特殊病原体感染，于 2005 年 9 月 7 日电子支气管镜检查：双侧声带、气管、双侧支气管多发溃疡伴坏死（图 2-3-33）。支气管黏膜活检病理结果显示：支气管黏膜多灶性坏死，坏死物中见多量真菌，考虑曲霉感染（图 2-3-34）。诊断"原发性侵袭性曲霉病"，予"伊曲康唑"抗真菌治疗。

经伊曲康唑治疗后，患者病情仍无改善。9 月 11 日胸片示：肺部感染加重（图 2-3-35）。9 月 12 日患者气促加重，精神萎靡，测未吸氧下 SPO_2 89%，予吸氧、加强对症支持治疗。9 月 15 日上述症状进一步加重。9 月 21 日胸片示肺部病灶进一步加重（图 2-3-36）。支气管镜取痰培养报告：烟曲霉；肉汤法药敏：氟康唑耐药，伊曲康唑考虑耐药，5-氟胞嘧啶和两性霉素 B 敏感。遂停用伊曲康唑，改用伏立康唑。症状逐渐好转，体温逐渐下降，咳嗽减少，痰由黄色转白色，精神明显好转，声音嘶哑改善，气促明显减轻。

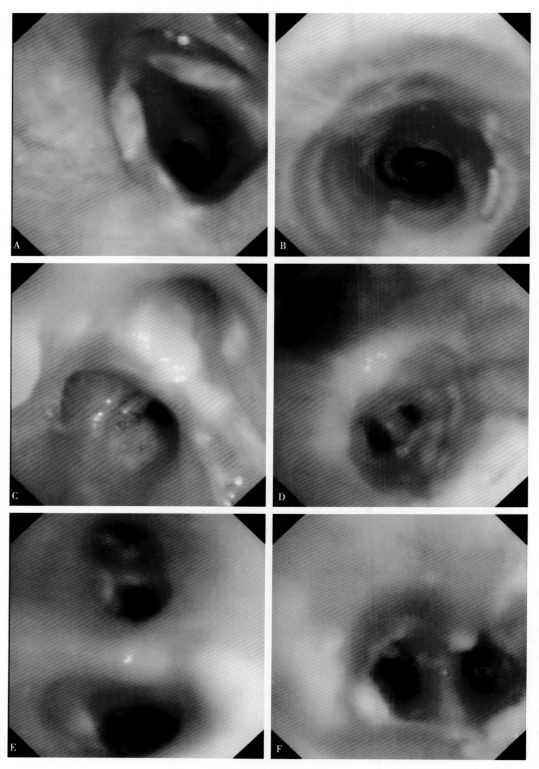

图 2-3-33　支气管镜
双侧声带、气管黏膜和双侧支气管黏膜多发溃疡伴表面被覆坏死物

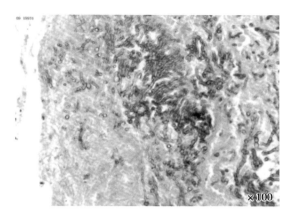

图 2-3-34 肺组织病理

支气管黏膜多灶性坏死，坏死物中见多量真菌，

考虑曲霉感染（H-E 染色）

最终诊断：侵袭性肺曲霉病。

转归：患者 2005 年 9 月 28 日出院后口服伏立康唑 3 天后自行停用。2005 年 10 月 11 日复查胸片示双肺炎症明显吸收好转。2005 年 10 月 19 日复查支气管镜：气道溃烂坏死基本消失，气管局部黏膜两个小息肉。2005 年 12 月 8 日复诊时症状基本消失，复查 CT：与 2005 年 9 月 6 日 CT 比较，肺部炎性渗出明显吸收（图 2-3-37）。2005 年 12 月 12 日复诊支气管镜：气道未见异常（图 2-3-38）。

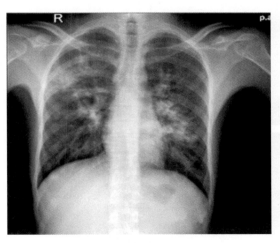

图 2-3-35 胸片

两肺斑片状渗出病灶明显增多，

与 2005 年 9 月 5 日胸片比较有进展

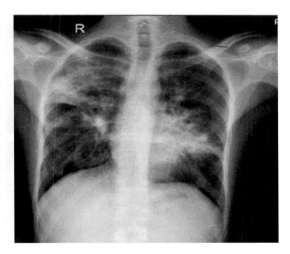

图 2-3-36 胸片

两肺斑片状渗出病灶增多，

与 9 月 11 日胸片比较继续加重

【讨论】

曲霉广泛存在于自然界中，也是上呼吸道的寄生菌。致病性曲霉以烟曲霉、黄曲霉、黑曲霉为常见。人体感染曲霉有两种方式：①原发性感染，为吸入大量被曲霉污染的物质如空气、泥土、污水等；②患者存在全身性疾病或长期使用免疫抑制剂、糖皮质激素等引

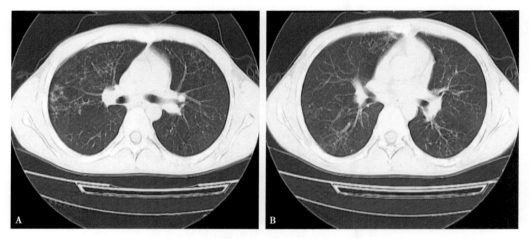

图 2-3-37　胸部 CT

两肺见散在斑点状影，与 2005 年 9 月 6 日 CT 比较病灶明显吸收好转

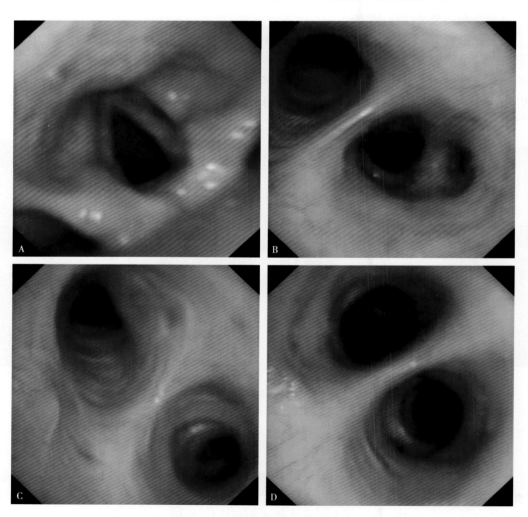

图 2-3-38　气管镜下气道未见异常

起机体免疫功能下降，导致曲霉机会性感染。肺曲霉病临床上分为肺曲霉球、变应性支气管肺曲霉病（allergic bronchopulmonary aspergillosis，ABPA）和侵袭性肺曲霉病（invasive pulmonary aspergillosis，IPA）。随着免疫抑制剂、糖皮质激素、大量抗生素的使用，IPA 的发病率越来越高，死亡率高于其他类型曲霉病。近年来免疫功能正常患者罹患原发性肺曲霉病的报道也越来越多。本例患者免疫功能正常，无全身系统性疾病，也无使用与免疫相关药物病史。患者于电焊条工厂工作多年，工作环境相对较差，但无明确的吸入曲霉污染物质的病史，临床上比较少见。

　　IPA 的临床表现多种多样，缺乏特异性，主要与曲霉生物学特性和宿主机体反应有关。曲霉病在肺脏组织病理学改变可表现为血管浸润和气道侵袭；而在宿主机体的反应过弱或反应过强时，则表现为器官的破坏或者过度的炎性反应。曲霉与宿主的相互作用决定了 IPA 特定的临床体征和症状。本例患者表现为明显的气道侵袭，从声门、气管、大小支气管多部位曲霉侵袭破坏，呼吸道症状如咳嗽、气促症状明显，并出现急性呼吸衰竭，病情发展迅速；另外全身炎症反应明显，反复高热、炎症指标持续走高。IPA 的 X 线表现也缺乏特异性，多表现为斑片影、结节影、空洞等，早期甚至可表现为正常。典型的 CT 表现，早期可出现"晕征"，发病 3 周后可出现"空气新月征"。但"晕征"和"空气新月征"临床上并不常见。Xu 等研究显示 64 例 IPA 患者早期 CT 表现中，磨玻璃影或实变影比较常见，占 56.9%，晕征占 32.3%，而非恶性血液病组晕征现象更少，只占 12.9%；另外，非恶性血液病患者更容易出现气道侵袭，占 67.8%。本例患者胸片和 CT 特征是沿肺纹理分布的斑片影，缺乏特异性。支气管镜显示气道受累严重，镜下特点与支气管结核类似，需组织病理和微生物培养以鉴别诊断。

　　IPA 的主要治疗方法是抗真菌治疗。伊曲康唑为口服三唑类抗真菌药，对曲霉有抗菌作用，但本例患者使用伊曲康唑无效，药物敏感试验也证实耐药。两性霉素疗效高，但副作用大。伏立康唑在曲霉治疗的疗效和安全性方面均较为理想。本例患者静脉使用伏立康唑后病情好转明显，但患者因口服伏立康唑出现副作用而自行停用。患者抗真菌疗程短，总疗程不到 3 周，但追踪随访显示患者疾病基本控制且无复发现象，可能与患者自身免疫功能正常相关。

（何正强　史　菲　彭树松）

【专家点评】

　　该患者系青年男性，过去无明确的基础疾病，本次发病仅有发热、咳嗽等症状；胸部影像检查报告双肺多发斑片状影，沿肺纹理走行分布；入院后给予普通抗菌药物抗感染治疗；因患者发热、咳嗽等症状加重，改为诊断性抗结核治疗。从患者初期的临床表现和实验室检查结果分析，早期的诊断与治疗是合理的。

　　近年来，侵袭性真菌感染逐渐增多，临床医师对该病的认识不断提高。原发性侵袭性曲霉病多见于社区获得性感染，患者可没有真菌感染的危险因素和基础疾病，发病初期临床表现和影像学也无特殊性。胸部影像学可表现为斑片影、结节影、空洞等，典型侵袭性曲霉病 CT 表现可出现"晕征"和"空气新月征"。根据侵袭性真菌病诊治指南，侵袭性真菌病的诊断分为确诊、临床诊断和拟诊。该患者确诊为侵袭性曲霉病，其依据是具备组织病理学证据（支气管黏膜活检病理结果显示支气管黏膜坏死物中见多量真菌，考虑曲霉感染）。

侵袭性曲霉病临床诊断依据还包括血清半乳甘露聚糖（GM 试验）和（或）1，3-β-D 葡聚糖（G 试验）阳性和 CT 影像学肺曲霉病的表现。该病例在缺乏上述实验室依据的情况下，及时进行支气管镜检查，通过组织病理学确诊，其经验值得临床医师借鉴。

侵袭性曲霉病的最短疗程为 6~12 周，停止抗真菌治疗的前提是影像学吸收、曲霉清除以及免疫功能恢复。该患者无免疫功能抑制，且处于侵袭性曲霉病的发病早期阶段，诊断和治疗及时，故其疗程应根据患者的治疗反应决定。

（杨 健 黄 嵘 吴诗品）

参 考 文 献

［1］ Kosmidis C，Denning DW. The clinical spectrum of pulmonary aspergillosis．Thorax，2015，70（3）：270-277.

［2］ Zhang R，Wang S，Lu H，et al. Misdiagnosis of invasive pulmonary aspergillosis：a clinical analysis of 26 immunocompetent patients．Int J Clin Exp Med，2014，7（12）：5075-5082.

［3］ Warris A. The biology of pulmonary aspergillus infections．J Infect，2014，69 Suppl 1：S36-41.

［4］ Xu SC，Dong XN，Baihetinisha T，et al. The initial CT findings in patients suffering from invasive pulmonary aspergillosis．Zhonghua Wei Zhong Bing Ji Jiu Yi Xue，2013，25（4）：229-232.

病例9 发热、咳嗽、气喘20余天

【病例摘要】

患者，女性，40 岁。因"发热、咳嗽、气喘 20 余天"于 2009 年 10 月 15 日入院。患者 20 多天前无明显诱因出现高热，体温最高达 39.3℃，热型不规则，伴畏寒；气喘且逐渐加重；咳嗽，咳黄色黏稠痰，不易咳出，咳嗽剧烈时有胸痛、呕吐。外院胸片考虑"双下肺感染"。2009 年 10 月 3 日外院血培养"罗菲氏不动杆菌"；2009 年 10 月 7 日外院痰培养"铜绿假单胞菌"。外院诊断为"双下肺炎、支气管哮喘、脓毒血症"，先后予"头孢孟多、头孢哌酮/他唑巴坦、左氧氟沙星"等抗感染治疗，无好转，为进一步诊治转我院。发病来精神、食欲缺乏，大小便正常，体重下降 3kg。

1 年前曾有气喘发作，但未规范诊治。8 个月前因痔疮行痔疮切除术。

体格检查：T 36.9℃，Bp 93/71mmHg，R 21 次/分，P 104 次/分。浅表淋巴结未触及肿大。气管居中。双肺呼吸音粗，双肺可闻及湿啰音和哮鸣音。心率 104 次/分，律齐，心脏瓣膜听诊区未闻及杂音。腹平软，无压痛、反跳痛，肝脾肋下未触及。

辅助检查：

血常规：白细胞 $11.4×10^9$/L，中性粒细胞 92.4%，淋巴细胞 4.4%，嗜酸性粒细胞 0.1%；D-二聚体 2044.51ng/ml；C-反应蛋白 123.8mg/L；血沉 113.0 mm/h；血气 pH 7.46，PCO_2 35mmHg，PO_2 61mmHg，FIO_2 29%；肺炎支原体抗体：1：320 阳性；血 IgE 正常：166.0IU/ml，IgG 正常：16.2g/L、补体 C3 正常：1.77g/L；1-3-β-D 葡聚糖：157pg/ml；肝功能、肾功能、甲状腺功能未见异常；PPD 皮试阴性，反复痰找抗酸杆菌阴性。

初步诊断：肺部感染；支气管哮喘

【诊疗经过】

入院后完善检查。肺功能检查：FEV1 53%，FEV1/FVC 60%，拟中度阻塞性通气功能障碍。心脏彩超未提示异常。予头孢他啶和莫西沙星抗感染及对症治疗，症状无好转。2009年10月15日胸部正位X光片：双肺多发斑片状渗出影，以左上肺和双下肺野为著（图2-3-39）。

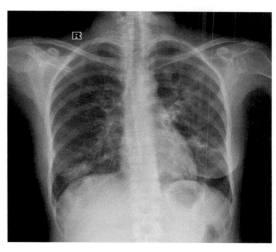

图2-3-39　胸部正位片

两肺多发斑片状渗出影，以左上肺和双下肺野为著

为进一步明确诊断，于2009年10月16日支气管镜检查，提示：气管和双侧支气管黏膜充血，多部位糜烂伴黄白色坏死物被覆（图2-3-40）。支气管黏膜活检病理结果示：大量真菌、坏死及炎性渗出物，真菌形态与曲霉符合（图2-3-41）。纤支镜取痰培养：烟曲霉。给予伏立康唑针剂治疗，并规范支气管哮喘治疗方案，患者病情逐渐好转，气喘缓解，咳嗽明显减轻。

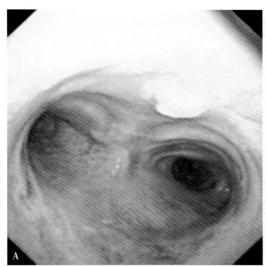
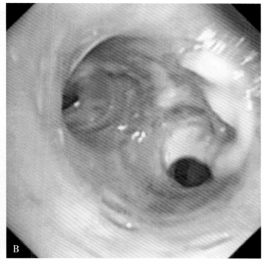

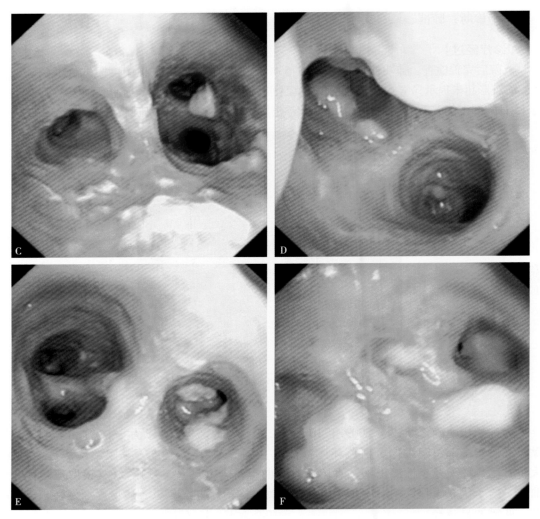

图 2-3-40 支气管镜检查

气管下段、双侧支气管多发黏膜糜烂伴黄白色坏死物

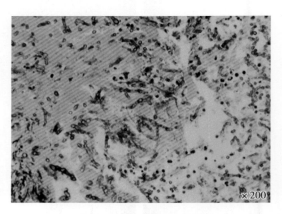

图 2-3-41 肺组织病理

支气管黏膜大量真菌、坏死及炎性渗出物，真菌形态符合曲霉（H-E 染色）

　　2009 年 10 月 26 日复查 CT：两肺多发斑点状、斑片状及条索状密度增高影，以左上肺及两下肺为著（图 2-3-42）。

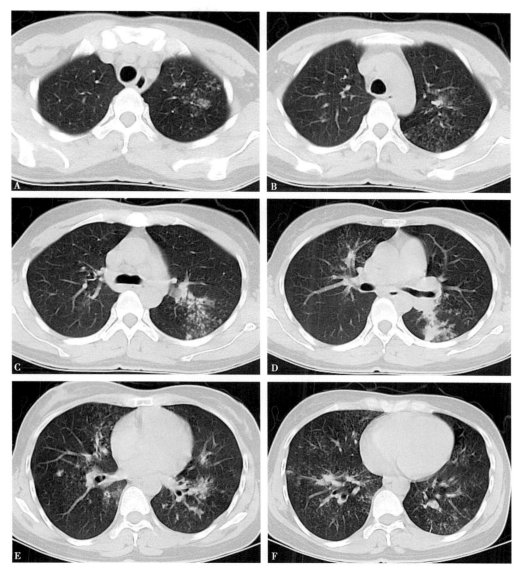

图 2-3-42　胸部 CT

A~F. 肺窗，两肺多发斑点状、斑片状及条索状密度增高影，以左上肺及双下肺为著

　　最终诊断：侵袭性肺曲霉病；哮喘

　　治疗及转归：患者 10 月 30 日出院后口服伏立康唑，追踪随访。2009 年 11 月 16 日复查 CT：病灶较 2009 年 10 月 26 日 CT 吸收好转（图 2-3-43）。2010 年 3 月 1 日再次复查 CT：与前片比较，两肺病灶较前吸收，两下肺少许陈旧改变（图 2-3-44）。2010 年 9 月 19 日复查支气管镜：原支气管糜烂和坏死病灶消失，右下叶前基底支 b 亚段开口及左上叶下舌支 b 亚段支气管黏膜呈瘢痕样改变（图 2-3-45）。

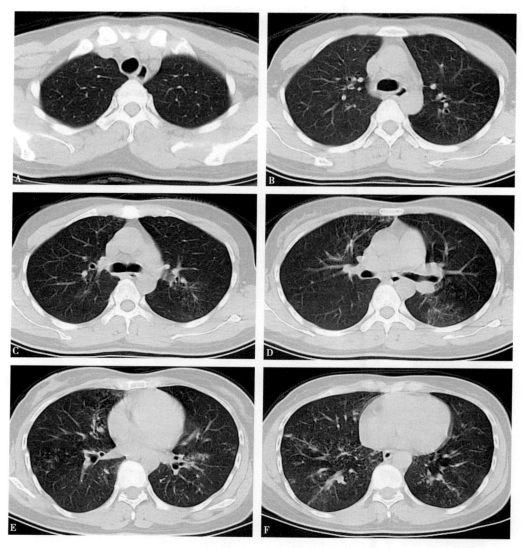

图 2-3-43 胸部 CT

A~F. 肺窗，两肺多发斑点状影，与 2009 年 10 月 26 日 CT 同层比较病灶明显吸收好转

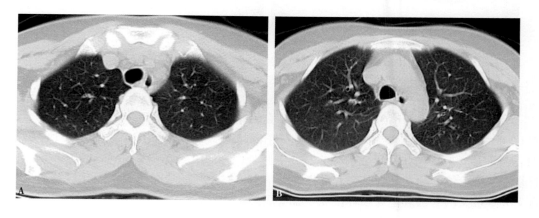

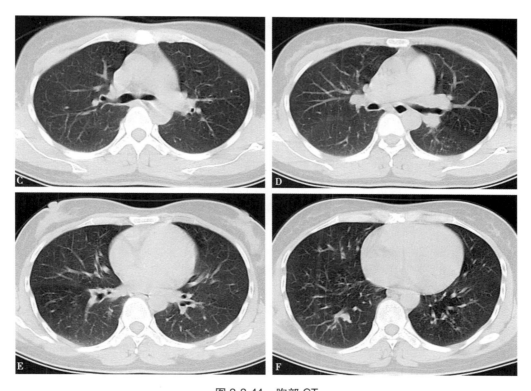

图 2-3-44　胸部 CT

A～F. 肺窗，两肺病灶基本吸收，与 2009 年 11 月 16 日 CT 同层比较病灶明显吸收

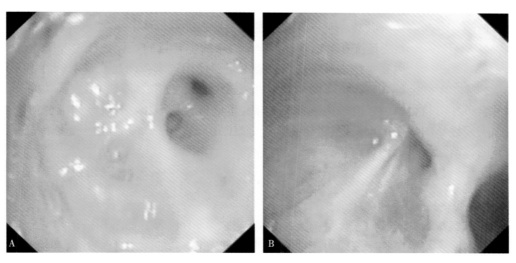

图 2-3-45　支气管镜检查

A. 右下叶前基底支；B. 亚段开口和左下舌支

【讨论】

　　肺曲霉病是常见的肺部真菌感染性疾病，根据临床表现主要分为曲霉球、变态反应性支气管肺曲霉病（allergic bronchopulmonary aspergillosis，ABPA）和侵袭性肺曲霉病

（invasive pulmonary aspergillosis，IPA）三种类型。IPA 是曲霉经气道（少数经血行传播）侵入气管支气管-肺组织引起坏死性炎症，常发生于免疫受损患者，也有报道免疫功能正常患者在一次吸入大量曲霉孢子也可罹患 IPA。近年来免疫功能正常患者罹患原发性肺曲霉病的报道也越来越多。本例患者影像学检查和支气管镜检查显示病变累及气管支气管和肺实质，支气管镜检查获取黏膜病理证实大量曲霉生长及炎症坏死，支气管结构破坏，可确诊 IPA。IPA 的临床表现多种多样，本例患者主要表现为类似哮喘发作和气管支气管、肺部浸润病灶，容易误诊为 ABPA。ABPA 诊断主要标准有：①反复发作的哮喘；②外周血嗜酸性粒细胞增多；③曲霉抗原皮肤试验即刻阳性；④血清抗烟曲菌沉淀抗体阳性；⑤血清 IgE 增高；⑥血清抗曲霉特异 IgG 和 IgE 抗体阳性；⑦肺部游走性浸润影史；⑧中心性支气管扩张。次要诊断标准：痰培养曲霉阳性；咳棕色痰栓病史和迟缓的皮肤试验阳性。符合 8 项主要诊断标准中的 6 项可以确诊。本病例由于条件所限未能查皮肤试验和抗曲霉特异抗体，但外周血嗜酸性粒细胞和 IgE 正常，CT 影像肺部有浸润病灶，但非游走性，且未见中心性支气管扩张。根据诊断标准，可以排除 ABPA。

本例患者 1 年前有类似哮喘发作史，此次发病气喘症状明显，双肺可闻及哮鸣音，肺功能检查为中度阻塞性通气功能障碍，血气证实存在呼吸衰竭，最后出院诊断哮喘合并 IPA。哮喘为慢性气道炎症性疾病，气道局部免疫功能受损，有研究表明 54% 的哮喘患者痰中可分离出真菌，真菌的致敏性可导致哮喘持续性的呼吸道症状，并与哮喘肺功能下降相关，全球超过 650 万的重症哮喘存在真菌致敏，可见哮喘容易合并真菌感染。但本例患者是否可确诊哮喘值得商榷，首先，患者 1 年前虽然有一次类似哮喘发作史，但未经过正规诊断和治疗；其次，IPA 累及支气管引起的气道炎性水肿和大量黏稠胶冻样分泌物，导致气道堵塞，可在肺功能表现为阻塞性通气功能障碍，所以本例患者是否存在哮喘，需长期追踪随访，规范抗真菌治疗结束后可行肺功能及支气管激发试验检查进一步核实哮喘诊断。

IPA 的主要治疗方法是抗真菌治疗，ABPA 治疗的主要目的是保护气道和肺组织结构功能正常，治疗药物主要是糖皮质激素，一般不需要使用抗真菌治疗。哮喘合并 IPA，除了规范的哮喘治疗，抗真菌治疗有助于控制真菌感染、改善哮喘症状、稳定肺功能、减少吸入性全身性皮质类固醇、改善血清炎性指标。本例患者虽不能完全确诊哮喘，但也不能排除哮喘，且早期病情危重，存在呼吸衰竭，治疗方案采用"伏立康唑"和规范哮喘治疗是适宜的，治疗效果也理想。

（何正强　洪澄英　吴迪）

【专家点评】

肺曲霉病常继发于其他呼吸系统疾病如肺结核、结节病等，如不积极治疗，5 年病死率较高。因此，需提高临床医师对肺曲霉病的全面认识，以期尽早明确诊断和恰当治疗，以降低其病死率。

该患者本次以"发热、咳嗽、气喘 20 余天"入院，胸部 CT 显示两肺多发斑点状、斑片状及条索状密度增高影，临床易诊断为细菌性肺炎。但抗感染治疗效果不佳，1-3-β-D 葡聚糖阳性（157pg/ml）提示真菌感染。最后经支气管黏膜活检组织病理确诊为侵袭性肺曲霉病。

近年来的研究发现超过 80 种真菌可以诱发呼吸道变态反应性疾病，且与患者的哮喘严重程度呈明显相关性，其中曲霉属最为常见，烟曲霉是重症哮喘的独立危险因素。该患者有哮喘病史，需与变应性支气管肺曲霉病（ABPA）相鉴别。ABPA 主要实验室诊断标准有：曲霉抗原皮肤试验即刻阳性；血清曲霉沉淀素阳性；血清抗曲霉特异性 IgE 抗体阳性。对于支气管哮喘患者，特别是严重哮喘或难治性哮喘患者，治疗效果不佳时，需除外曲霉感染的可能性，应及时进行真菌涂片和培养、血清半乳甘露聚糖（GM 试验）和（或）1，3-β-D 葡聚糖（G 试验）、抗曲霉抗体等检查。

（杨　健　吴　迪　杨敏洁）

参 考 文 献

［1］ Agarwal R，Aggarwal AN，Garg M，et al. Cut-off values of serum IgE（total and A. fumigatus -specific）and eosinophil count in differentiating allergic bronchopulmonary aspergillosis from asthma . Mycoses，2014，57（11）：659-663.

［2］ Pashley CH. Fungal culture and sensitisation in asthma，cystic fibrosis and chronic obstructive pulmonary disorder：what does it tell us? Mycopathologia，2014，178（5-6）：457-463.

［3］ Agarwal R. Severe asthma with fungal sensitization . Curr Allergy Asthma Rep，2011，11（5）：403-413.

［4］ Denning DW，Pashley C，Hartl D，et al. Fungal allergy in asthma-state of the art and research needs . Clin Transl Allergy，2014，4：14.

［5］ Parulekar AD，Diamant Z，Hanania NA. Antifungals in severe asthma . Curr Opin Pulm Med，2015，21（1）：48-54.

第四节　咯血为突出表现的曲霉病

病例 1　咳嗽、咳血痰 1 个月

【病史摘要】

患者，女性，71 岁。因"咳嗽、咳血痰 1 个月"于 2015 年 1 月 7 日入院。患者于 1 月前无明显诱因出现咳嗽，咳血痰，量不多，多为血丝痰。无发热、乏力、盗汗；无胸闷、气促、胸痛等不适。2014 年 12 月 14 日于当地医院胸片检查示"右肺下叶后段周围型肺癌与结核鉴别"。2014 年 12 月 15 日在我市某医院行胸部增强 CT 示"右肺下叶后段病灶，考虑结核与周围型肺癌鉴别"，予"血凝酶"止血治疗 2 天效果欠佳。于 2014 年 12 月 19 日行肺肿物穿刺活检，病理报告为"肺曲霉病"。为进一步治疗收治入院。发病来患者体重无减轻，食欲尚可，二便正常。

体格检查：T 36.5℃，P 66 次/分，R 21 次/分，Bp 137/71mmHg。SPO_2 99%。神清，呼吸平顺，对答切题，查体合作。巩膜、全身皮肤黏膜无黄染，无出血点，浅表淋巴结无肿大。双肺呼吸音清，未闻及干湿啰音。心肝脾、腹部检查未见异常。双下肢无水肿。

辅助检查：

一、实验室检查

2014 年 12 月 16 日肿瘤标志物 6 项包括癌胚抗原（CEA）、糖抗原 153（CA153）、糖

抗原 19-9（CA19-9）、糖抗原 724（CA724）、神经元特异性烯醇化酶（NSE）、细胞角蛋白 19（CYFRA21-1）均在正常范围。PCT 0.05ng/ml 正常。2014 年 12 月 17 日结核免疫三项均在正常范围；结核分枝杆菌 DNA 正常；痰找结核菌阴性。2014 年 12 月 19 日血常规在正常范围。

二、影像学检查

2014 年 12 月 19 日肺 CT（图 2-4-1）示：右肺下叶见团块状软组织密度影，大小约 20mm×22mm，边缘呈分叶状，可见长短不一毛刺及棘状突起，附近胸膜粘连；右肺中叶、下叶胸膜下见多发小结节状软组织影，双肺局部见淡片状密度增高影。纵隔内未见明显肿大淋巴结。上腔静脉与气管间隙见液性密度影，大小约 14mm×17mm，CT 值约 12Hu。诊断：右肺下叶占位病变（周围型肺癌可能）；左肺上叶少量炎症；双肺少许慢性炎症；双侧胸腔少量积液。

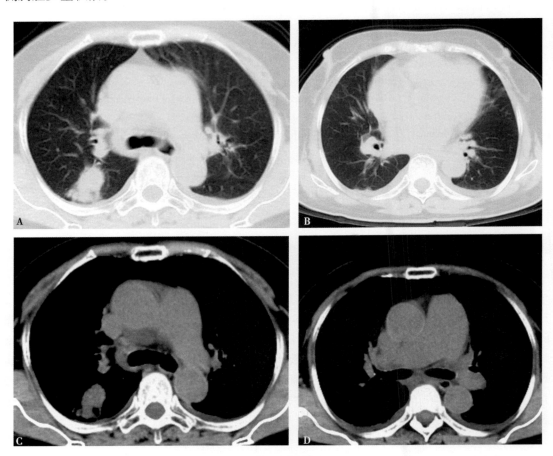

图 2-4-1　胸部 CT

A. 右下肺见团块状致密影，与后胸膜相连；B. 右肺下叶胸膜见多发小结节影；
C. 纵隔窗，右下肺见不规则结节状软组织影，密度尚均匀；D. 两侧胸膜稍增厚

2014 年 12 月 19 日行 CT 引导下肺穿刺活检，病理报告：送检穿刺组织可见真菌菌丝及孢子，菌丝隐约见分支及分隔，邻近肺组织肺泡上皮增生，间质纤维化，碳尘沉着淋巴细胞

浸润，特染：六胺银（＋）、革兰染色（－）：组织改变符合曲霉病（图2-4-2）。

初步诊断：肺曲霉感染

【诊疗经过】

入院后予完善相关检查。2015年1月9日G试验<50.0pg/ml（阴性）。2015年1月9日痰检查见真菌菌丝。入院后予使用伏立康唑（200mg，静滴，每12小时1次）抗真菌治疗。2015年1月21日复查CT（图2-4-3）：右肺下叶实变影有吸收；右肺中叶、下叶胸膜下多发小结节较前吸收缩小。患者自行转院到上级医院拟行手术治疗，但患者最终放弃手术。

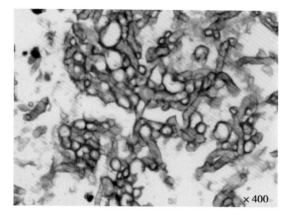

图2-4-2　肺组织曲霉培养

可见菌丝及孢子（H-E染色）

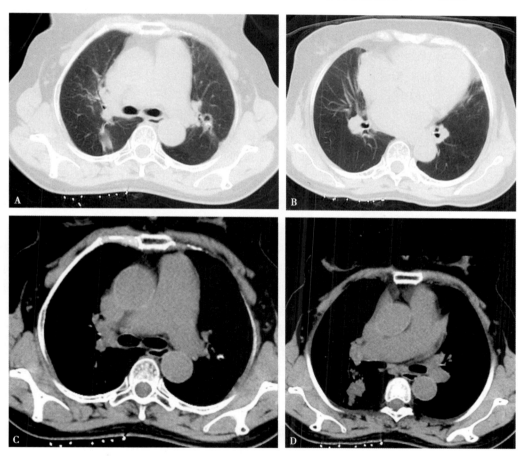

图2-4-3　胸部CT

A、B. 肺窗，见右肺下叶实变影较前缩小；右肺中叶、下叶胸膜下多发小结节较前吸收缩小；

C、D. 纵隔窗，右下肺不规则结节影密度不均匀，与前CT片同层比较稍有吸收

出院诊断：右下叶肺曲霉感染

转归：患者出院后病情稳定，2016 年 1 月 8 日电话随访，患者能坚持日常工作，无咯血等不适，但不愿复诊。

【讨论】

本例主要表现为咳嗽，咳血痰，胸部 CT 示右下肺团块状软组织影，经肺穿刺组织病理诊断曲霉感染，因此肺曲霉病诊断明确。

该患者影像表现为右下肺团块样软组织影，且边缘有分叶，有毛刺及棘状凸起，无新月征，故重点需要与肺癌相鉴别。临床上反复咯血的肺部病变患者，经药物治疗无效时，应警惕肺曲霉病可能，影像检查尤其断层 CT 扫描有重要定性诊断价值。本病例经伏立康唑治疗有效且停药一年未再咯血，肺癌可能性不大。但有报道，肺曲霉病可与肺癌合并存在，因此，应警惕肺癌的漏诊。曲菌造成肺组织梗死形成空洞，应与结核空洞和肺癌空洞鉴别。一般结核球液化后的空隙多位于肺门侧，而肺曲菌病空隙多位于空洞上方，肺癌的空洞多为偏心空洞，远离肺门侧，空洞内壁凹凸不平，此为影像学鉴别诊断的要点。

本例 G 试验阴性，1 次痰找真菌菌丝阳性，提示我们由于寄生性曲霉病多局限，故 G 试验可能为阴性。该病例痰中找到真菌菌丝不能作为确诊依据，注意除外污染可能。文献报道肺曲菌病痰培养阳性率仅 10%~30%，纤支镜下活检或支气管肺泡灌洗液病理检查的敏感性约 40%~70%。目前对慢性寄生性肺曲菌病，均主张手术治疗，目的在于切除肺部原发病和寄生性曲菌病，防止出血。慢性寄生性肺曲菌病手术治疗的效果及预后均较满意，清除病灶后加用抗真菌药物治疗，可巩固疗效。目前对于使用疗程国际上尚无明确指南，一般根据患者状况及影像学稳定情况，可使用伏立康唑或伊曲康唑等 6~12 周。有文献报道，若病变广泛，术中空洞破裂，有肺原发病或其他易导致曲霉病复发或播散者，应预防性抗真菌治疗 8 周以上。若病变孤立，术中完整切除，无原发病者则抗真菌治疗 4 周。

（李　娜　卓宋明　唐文辉）

【专家点评】

本例患者老年女性，主要症状表现为咳嗽、咳血痰 1 个月。影像学提示右下肺占位病变，呈团块状软组织密度影。影像学上类似于肺癌，边缘呈分叶状，可见长短不一毛刺及棘状突起，附近胸膜粘连；右肺中叶、下叶胸膜下见多发小结节状软组织影。肺癌在增强时应出现明显强化，而本例没有看到强化表现故不支持。本例结节周围可见淡薄晕征，支持曲霉感染引起出血梗死样改变，应引起重视。结合病史及病理结果，影像学上发现胸膜下结节样改变，直径<3cm；伴有晕轮征，局部有坏死液化表现，有即将形成空洞之倾向。应考虑到有曲霉感染的可能性。该例临床分型应归属于慢性曲霉病中的曲霉结节。曲霉结节是慢性曲霉病的一种少见表现，其与结核球、肺癌、肺转移癌、隐球菌结节、球孢子菌病或其他罕见病原体相似，仅能通过组织病理学确诊。本例即通过肺穿刺活检发现曲霉感染。

本例单用伏立康唑抗真菌治疗后病情好转，曲霉结节缩小，未再出现咯血痰表现，治疗比较理想。治疗后应密切随访，观察曲霉病灶吸收改善情况。由于患者依从性欠佳，未进行正规随访。这里需强调抗真菌治疗后的病情随访问题。推荐在开始抗真菌治疗后每 3~6 个月进行一次随访，以后可减少随访频率，在临床状态发生变化时随时复查影像学。<3 个月影像学变化不大。慢性曲霉病改善的征象为胸膜增厚减少、空洞内物质减少、空

腔内壁变得更为光滑、结节变小、或空洞周边实变组织变小。治疗失败的征象包括空洞扩大、出现新的空洞、空洞融合、形成曲霉球、空洞周围实变范围扩大。病变演变的前后对比可通过软件对体积定量。

（苏冬娜　邱　晨　成官迅）

参 考 文 献

[1] Schweer KE, Bangard C, Hekmat K. Chronic pulmonary aspergillosis, 2014, 57（5）: 257-270.

[2] 卓宋明, 罗百灵. 肺曲霉病的诊断和治疗. 中国现代医学杂志, 1998, 8（7）: 31-34.

[3] Ba PS, Ndiaye A, Diatta S. Results of surgical treatment for pulmonary aspergilloma. Med Sante Trop, 2015, 25（1）: 92-96.

[4] Walsh TJ, Anaissie EJ, Denning DW, et al. Treatment of aspergillosis: clinical practice guidelines of the Infectious Diseases Society of America. Clin Infect Dis, 2008, 46: 327-360.

[5] Mubashir Ali Khana, Abdul Majeed Dara, Nadeem Ulnazeer Kawoosa, et al. Clinical profile and surgical outcome for pulmonary aspergilloma: Nine year retrospective observational study in a tertiary care hospital. International Journal of Surgery, 2011, 9（3）: 267-271.

病例 2　反复咳嗽、咳痰、气促 5 年余，加重伴咯血 8 个月

【病史摘要】

患者，男性，66 岁，江西人，退休工人。2014 年 5 月 24 日因"反复咳嗽、咳痰、气促 5 年余，加重伴咯血 8 月"第二次入院。患者 5 年前出现咳嗽、咳黄白黏痰，伴气促。2014 年 2 月初因咳嗽、咳痰加重，并痰中带血，在江西吉安某医院住院，诊断为"慢性阻塞性肺疾病急性加重期；肺炎"，先后给予"头孢呋辛、莫西沙星"抗感染及止血、平喘等对症处理后血痰减轻，但咳嗽、咳痰无改善。2014 年 3 月 4 日来我院行支气管镜检查，诊断为"肺曲霉病"，给予"伏立康唑"治疗好转后出院。出院后，患者继续口服"伏立康唑及沐舒坦"治疗，仍时有咳嗽及痰中带血。

否认高血压、糖尿病等病史。10 年前有肺结核病史（具体不详）。

体格检查：T 36.8℃，P 86 次/分，R 20 次/分，BP 125/70mmHg，血氧饱和度 98%（不吸氧情况下）。桶状胸，呼吸平稳，双侧胸壁无肿块，无皮下水肿、肋间隙增宽；呼吸节律两侧对称，触诊语颤减弱，双肺叩诊呈过清音，听诊双肺呼吸音减弱，双肺未闻及干湿性啰音。

辅助检查：

一、实验室检查

血常规：白细胞 $4.08×10^9$/L，中性粒细胞 57.0%，嗜酸性粒细胞比率 2.0%，血红蛋白 98g/L，血小板 $380×10^9$/L；血沉 135mm/h；曲霉抗原检测 0.467μg/L，念珠菌抗原检测 0.063μg/L，隐球菌抗原检测<0.5μg/L；痰一般细菌、结核及真菌涂片及培养阴性；真菌 1-3-β-D 葡聚糖定量 G 试验 86.3pg/ml、GM 试验阴性。

二、影像学检查

2014 年 3 月 5 日胸部平扫加增强（图 2-4-4）示两肺较多支气管受牵拉、扩张、管壁增厚，右上肺见一厚壁空洞，约 55mm×50mm 大小，内壁欠光整，其内可见少量液性密度

影，增强扫描可见壁强化。两肺多个大小不等薄壁空腔，最大约 44mm×29mm；两肺透亮度增高，肺纹理增粗、紊乱，两肺见多发索条状、斑点状及结节状高密影，右上叶尖后段、中叶内侧段及下叶背段、后外基底段见斑片状实变影，内可见多个蜂窝状阴影、点状钙化影及支气管气相。气管支气管未见阻塞，肺门影不大，纵隔未见肿大淋巴结，未见胸腔积液征象，心影无异常，两侧胸膜增厚。影像诊断：右上肺慢性纤维空洞性肺结核，不除外空洞内合并真菌感染，两肺继发牵拉性支扩；慢支炎、肺气肿，两肺多发肺大疱形成；两下肺多发阴影，结核播散灶与炎症鉴别，建议治疗后复查。

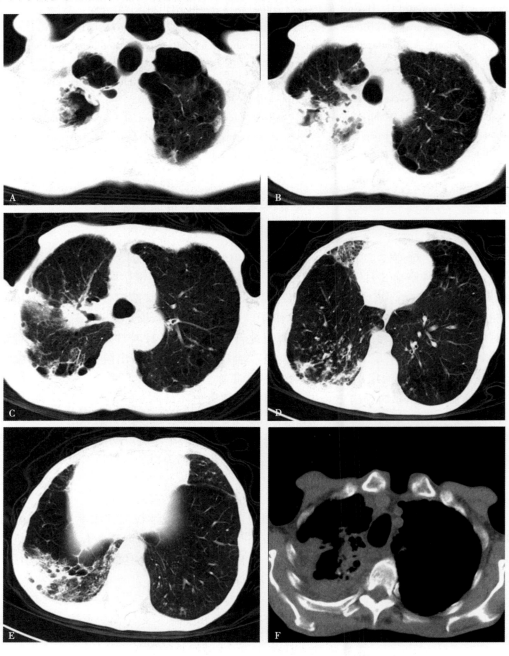

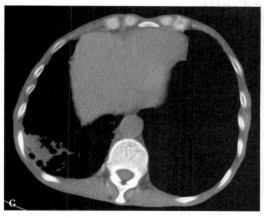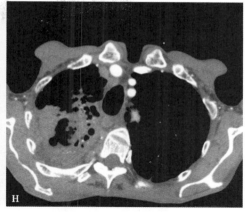

图 2-4-4　胸部 CT

A~C. 肺窗，右上肺见一厚壁空洞，约 55mm×50mm 大小，内壁欠光整，其内可见少量液性
密度影；D、E. 右肺中叶内侧段及下叶背段、后外基底段见斑片状实变影，内可见多个蜂窝
状阴影、点状钙化影及支气管气相；F、G. 纵隔窗，右上肺叶见巨大空洞影，壁厚，周围与
胸膜相连；H. 增强见点状血管影，空洞壁轻度强化

三、病理检查

2014 年 3 月 7 日行超声内镜经支气管镜肺活检（右下叶外基底段）（图 2-4-5）。

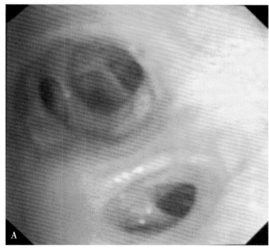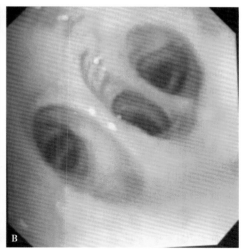

图 2-4-5　纤维支气管镜检查

气管支气管黏膜光滑，各管腔通顺，管腔内未见新生物。
超声内镜经支气管镜肺活检（右下叶外基底段）

病理表现：右下叶外基底段病理改变，符合肺曲霉病（图 2-4-6）。
初步诊断：
1. 慢性纤维空洞性肺结核
2. 空洞内合并曲菌球形成

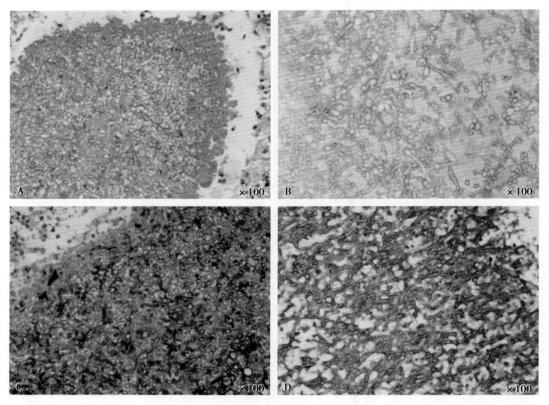

图 2-4-6 肺组织病理

右下叶外基底段肺肉芽肿性病变，肺泡腔内可见少许机化灶，另见一类上皮细胞灶，边界较清，中央可见菌丝及孢子，菌丝粗细较一致，锐角分支（H-E 染色）。特殊染色：抗酸（-）、六胺银（+）、AB（-）、PAS（+）

3. 两肺继发牵拉性支气管扩张
4. 慢性阻塞性肺疾病急性加重期

【诊疗经过】

入院后给予"哌拉西林/他唑巴坦"抗感染治疗及酚磺乙胺、氨甲苯酸和维生素 C 等止血治疗；先后给予伏立康唑针剂及片剂抗真菌治疗共 84 天。患者咳嗽较前好转，时有少量咯血。2014 年 5 月 26 日胸部 CT 平扫+增强（图 2-4-7）：两肺透亮度增高，两肺见多发索条状、斑点状及结节状高密影。右上叶尖后段、中叶内侧段及下叶背段斑片状实变影大致同前，原右下后外基底段见斑片状实变影较前减少，内可见多个蜂窝状阴影、点状钙化影及支气管气相。两肺可见较多支气管受牵拉、扩张、管壁增厚，右上肺及右中叶外侧段各见一厚壁空洞，大者约 55mm×56mm 大小，位于右上肺，较前稍大，内壁欠光整，其内可见空气半月征及结节影，结节大小约 22mm×20mm，增强后未见强化。两肺多个大小不等薄壁空腔，最大约 44mm×29mm，大致同前。气管支气管未见阻塞，肺门影不大，纵隔未见肿大淋巴结，未见胸腔积液征象，心影无异常，两侧胸膜增厚。影像诊断：①右上肺厚壁空洞影较前稍大，右中肺外侧段新见不规则小空洞影，考虑慢性纤维空洞性肺结核、空洞内合并真菌感染（曲菌球形成），两肺继发牵拉性支扩；②慢支炎、肺气肿，两肺多发肺大疱形成。

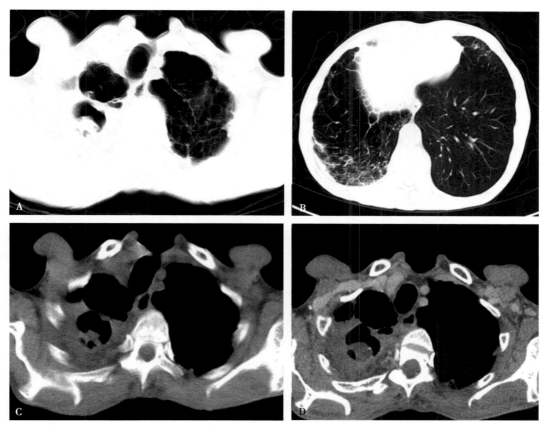

图 2-4-7 胸部 CT

A、B. 右上叶尖后段见空洞影，右中叶内侧段及下叶背段见网格状条索影，小叶间隔明显增厚；C. 纵隔窗，右上肺见一厚壁空洞，大者约 55mm×56mm 大小，较前稍大；D. 增强见厚壁轻度强化

最终诊断：

1. 慢性纤维空洞性肺结核、空洞内合并曲菌球形成
2. 两肺继发牵拉性支气管扩张
3. 慢性阻塞性肺疾病急性加重期

转归：出院后病情稳定，随访至今未再出现咯血。

【讨论】

肺曲霉病是由曲霉属感染引起的一组急、慢性肺部疾病。曲霉为条件致病菌，当机体免疫功能受到抑制或损伤时易受到感染，多继发于肺部已有疾病，如支气管囊肿、支气管扩张、肺炎、肺脓肿等，原发性感染少见。严重时病原菌尚可侵入血道产生全身播散而导致死亡。临床上本病主要有侵袭性肺曲霉病、曲霉球、过敏性支气管肺曲霉病 3 种类型。

曲霉球又称曲霉肿，按发病机制分类：

（1）寄生空洞性（继发性）：即肺内有空洞或空腔，在腔内继发曲菌生长，真菌丝、孢子和黏液纤维素、炎性细胞形成曲霉球，是肺部曲霉感染的一种常见类型，多继发于肺结核、肺囊肿、支气管扩张、肺大疱等疾病形成的肺空洞内。

（2）原发性：曲菌感染后造成肺组织梗死、坏死而致空洞，曲菌在空洞内繁殖生长，演变成曲霉球。另有一类肺部原无空洞，初起仅为局部肺组织的不规则浸润，边缘模糊，随病情发展不规则浸润渐成圆形，边缘变清，形成空洞，此类型极少见。本病例属于寄生空洞，继发慢性纤维空洞性肺结核。目前已经证实，引流不畅促进了曲霉在空洞内的生长。患者往往具有长期使用抗生素、抗结核、化疗或激素类药物史。

临床上肺曲菌球特异表现少，多为原发病表现，故极易误诊为肺结核、支气管扩张、肺癌等。曲霉球感染的主要症状为咯血、咳嗽、胸痛、发热，其中尤以咯血最为常见。咯血主要原因：①肺曲霉球周围炎症刺激形成丰富的血管网，甚至血管瘤，伴随呼吸运动的机械刺激可导致血管破裂；②曲菌产生内毒素与溶蛋白酶导致组织坏死溶解；③原发病出血。

肺曲霉球诊断困难，误诊率高，多为术后病理最终确定诊断。由于抗真菌药物在空洞内很难达到有效药物浓度，药物治疗效果差，国内多位学者主张首选外科手术治疗，并取得了较好的手术效果。

逆转免疫抑制状态如中性粒细胞缺乏纠正，是治疗曲霉病的必要条件。由于大多数真菌感染患者存在免疫抑制状态，控制感染的首要任务是最大限度地减少免疫抑制药物的使用，并给予免疫增强药物。该病疗程长，但疗效及预后好。伏立康唑因其可以获得较高的存活率及较好的治疗效果，现作为首选治疗药物。两性霉素 B 是传统的抗曲霉治疗药物，但该药副作用较明显，现临床较少应用。卡泊芬净安全性及效果比较理想，在两性霉素 B 及其脂质剂型、伏立康唑治疗失败，或不能耐受两性霉素 B 的患者中，卡泊芬净是首选的补救治疗药物。而肺曲霉球手术后病人，则不需抗真菌治疗。

患者最初按"肺炎"处理，先后给予"头孢呋辛、莫西沙星、哌拉西林/他唑巴坦"抗感染治疗无效，病情有进展。后经确诊后改用伏立康唑针剂及片剂抗真菌治疗 84 天，患者病情稳定，随访至今未再出现咯血。

（唐文辉 李 娜 卓宋明）

【专家点评】

本例患者系慢性纤维空洞型肺结核基础上出现空洞内曲霉球。肺结核患者易并发曲霉感染的原因包括：①多数支气管黏膜上皮受损，净化作用减退，人体口咽部真菌易向下侵犯肺组织；②长期使用广谱抗生素、抗结核药物及激素，导致呼吸道菌群失调，T 淋巴细胞数量及功能降低，体内的免疫反应受到抑制，曲霉等致病菌容易向呼吸系统蔓延和播散；③肺结核引起渗出、增生、干酪样坏死及空洞等肺内病变有利于真菌的生长、繁殖。曲霉的孢子经呼吸道吸入并停留在肺结核的空洞里，由于空洞内免疫活性物质缺乏，且温度、湿度适合曲霉生长，从而在空洞内曲霉大量繁殖，与纤维蛋白、空腔内的出血坏死物及黏膜上皮细胞和黏液等混合在一起形成曲霉球。

2015 欧洲呼吸学会和欧洲临床微生物学会与感染性疾病学会联合制定的《2015 年慢

性肺曲霉病诊断与治疗临床指南》指出，单发曲霉球的治疗主要是手术切除，若手术切除不完全，需辅以抗曲霉治疗。多发曲霉球或结节建议抗真菌治疗并定期随访。本例中患者出现多个空洞改变，图 2-4-7 见右上肺厚壁空洞影较前稍大，右中肺外侧段新见不规则小空洞影。临床分型为慢性空洞型曲霉病更为得当。病史中提示 10 年前有肺结核史，是否曾正规抗结核治疗情况未明确。在治疗曲霉病的同时应注意评估肺结核原发病是否活动，是否需要同时抗结核治疗。

（苏冬娜　刘雪燕　韩雪梅）

参 考 文 献

［1］阮军忠，张天辉，段勇，等 . 肺结核合并肺曲菌球病的外科治疗 . 中华医学杂志，2013，93（25）：1975-1977.

［2］Chambon C，Costa JM，Chaumete MT，et al. Galactonmnnan and polymerase chain reaction for the diagnosis of primary digestive aspergillosis in a patient with acute myeloid leukaemia. J Infect，2011，43（3）：213-214.

［3］Limper A H，Knox KS，Sarosi CA，et al. An official American thoracic society statement：treatment of fungal infectionsin adult pulmonary and critical care patients. Am J Respir Crit Care Med，2011，183（1）：96-128.

病例 3　反复咳嗽、咯血 20 年，再发 1 天

【病史摘要】

患者，余某某，男，50 岁。因"反复咳嗽、咯血 20 年，再发 1 天"于 2014 年 6 月 19 日入院。患者 20 年前因出现咳嗽、咯血于当地医院就诊，诊断"肺结核"，给予抗结核治疗（3HRZES/9HRE），"治愈"停药。但此后仍反复有咳嗽，偶有咳少许白色黏痰，并反复有痰中带血，给予对症止血治疗，未再行抗结核治疗。入院前 1 天患者再次出现咳嗽加重，并咯血数口，今为求诊就诊于我院。起病以来，患者无发热、畏寒、寒战、午后潮热、夜间盗汗，无胸痛、呼吸困难等。精神食欲尚可，大小便正常，体重无明显变化。

体格检查：T 37.4℃，P 108 次/分，R 21 次/分，BP 118/69mmHg。神志清楚，营养较差。浅表淋巴结未触及肿大。双肺呼吸音降低，左上肺可闻及中小湿性啰音及干鸣音。肝脾未及，肠鸣音正常。

辅助检查：

一、实验室检查

白细胞计数 7.56×10⁹/L，中性粒细胞 71.4%，淋巴细胞 21%，血红蛋白浓度 142g/L，血小板计数 158×10⁹/L。C 反应蛋白定量（免疫比浊法）33.72mg/L。肝肾功能、电解质、CEA、CA19-9、呼吸道肿瘤标志物 2 项正常。血凝 4 项正常。3 次痰 AFB 阴性，痰细菌、真菌涂片阴性；痰真菌培养有酵母样真菌生长。

二、影像学检查

2014 年 6 月 19 日胸部 CT 检查（图 2-4-8）：左上肺见较大空洞影，可见新月征，洞内见密度尚一致的结节影。胸片见图 2-4-9。

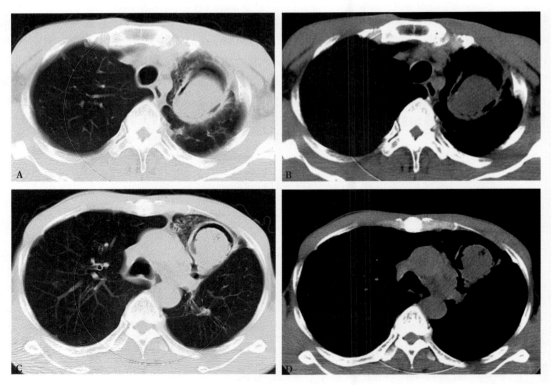

图 2-4-8 胸部 CT

A. 肺窗，左上肺见较大空洞影，并显示新月征，洞内见密度尚一致的结节影；B. 纵隔窗，左肺上叶结节影周围可见新月征，密度较均匀；C. 肺窗，右肺上叶空洞影内前可见散在分布的条状影；D. 纵隔窗，左肺上叶结节状影内见小的坏死透亮区

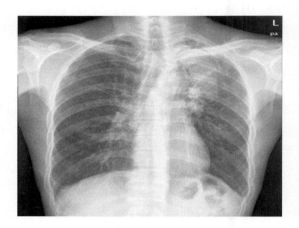

图 2-4-9 胸部 CT

左肺上野近心缘处可见大片状密度增高影，似见新月征改变

初步诊断：

1. 左上肺曲霉球

2. 支气管扩张合并咯血

【诊疗经过】

入院后给予止血（云南白药、氨甲环酸、蛇毒血凝酶）、抗感染治疗（头孢呋辛钠），仍然间断咯少量鲜红色血，为除外恶性肿瘤性病变可能，查 CEA、CA19-9 及呼吸道肿瘤标志物，结果均呈阴性改变。凝血 4 项正常。结核免疫三项正常、3 次痰 AFB 阴性、痰细菌、真菌涂片阴性。为及时控制咯血，拟行支气管动脉栓塞术，家属难以接受而放弃。2014 年 6 月 23 日至 2014 年 6 月 30 日期间，患者咯血反复发作，药物治疗效果不佳，遂转入外科，于 2014 年 7 月 2 日全身麻醉下行胸腔镜辅助左肺上叶切除术。术中见左侧胸腔广、泛粘连，以左肺上叶为甚，多发纤维素样粘连带，肺尖部粘连致密，左肺上叶约 20cm×10cm×10cm，色红润，弹性差，其内可及一约 15cm×6cm×6cm 包块，大致呈椭圆形，质地中等。左肺下叶色泽、质地、弹性尚好，斜裂发育欠佳。病理组织检查（图 2-4-10）：肺组织内多个扩张的支气管，被覆黏膜上皮大部分脱落，腔内见真菌丝及真菌孢子，支气管黏膜及周围组织充血，纤维组织增生及淋巴细胞、浆细胞浸润，未见结核结节及干酪样坏死。特殊染色：瘤胺银染色（+），抗酸染色（-）。病理诊断：左肺上叶支气管扩张及真菌感染，考虑为曲霉。

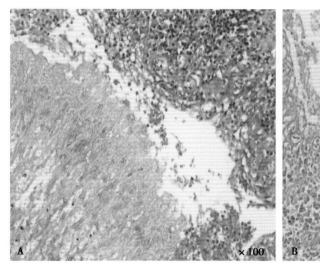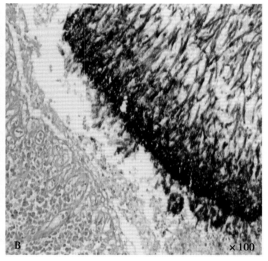

图 2-4-10 肺组织病理

A. H-E 染色；B. PASM 染色。肺组织内多个扩张的支气管，被覆黏膜上皮大部分脱落，腔内见曲菌丝及曲菌孢子，支气管黏膜及周围组织充血，纤维组织增生及淋巴细胞、浆细胞浸润，未见结核结节及干酪样坏死。特殊染色：六胺银染色（+），抗酸染色（-）

术后给予伏立康唑、止血、对症、支持治疗。复查胸片（图 2-4-11）示左肺术后恢复基本满意，2014 年 7 月 26 日痊愈出院。

最终诊断：

1. 支气管扩张合并咯血

2. 左上肺曲菌球

转归：出院后病情稳定，随访至今未再出现咯血。

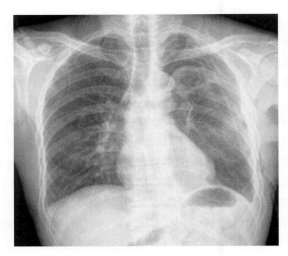

图 2-4-11　胸部 DR

左肺上野曲霉球切除后，病灶已经消失，左胸壁可见引流管

【讨论】

本例患者咯血反复发作，胸部 CT 检查可见左肺上叶支气管扩张并致密团块影，并且见新月征。临床上支气管扩张并肺曲霉球诊断成立。左上肺切除标本病理结果进一步证实诊断。

曲菌球是肺曲霉病的一种，常继发于支气管囊肿、支气管扩张、肺脓肿和肺结核空洞。曲霉球由大量的真菌菌丝体、炎细胞、纤维蛋白、黏液和组织碎屑组成。患者可有刺激性咳嗽，常反复咯血，甚至发生威胁生命的大咯血，这和本例患者的病史非常吻合。本患者病史较长，咯血反复发作、迁延不愈，药物治疗效果欠佳。因曲霉球不与支气管相通，故痰量不多，痰中亦难发现曲霉。肺曲霉病的临床表现形式在很大程度上是由两个因素决定的，即潜在的肺部疾病和免疫状态。曲霉球通常发生在免疫低下的肺结核患者或其他预先存在的空洞肺病的患者。肺结核患者中有相当数量的曲霉病。本患者病理未见结核结节及干酪样坏死，说明结核病已痊愈，是结核痊愈前就有曲霉感染还是结核痊愈后支气管扩张继发了曲霉感染难以确定。肺曲霉球通过影像学检查能获得较好的诊断效果。CT 表现具有特征性，往往表现为"球中球"：①肺空洞或空腔内圆形或类圆形致密影；②肺空洞或空腔壁与内容物之间见新月形或环形透亮影，空洞足够大时，改变体位有相应移位；③曲霉球大小可长时间不变，并可出现钙化。影像学检查结合真菌培养，有助于诊断，而最终的确诊仍是病理。对于曲菌球有咯血者，手术治疗仍是首选。在肺曲霉病手术指征方面，很多研究认为，临床确诊或高度怀疑为肺曲菌球者，抗真菌药物难以深入病灶发挥作用，因此不论有无症状，均应尽早手术治疗。早期手术治疗，可以避免病情进展而发生大咯血。本例患者入院后给予止血、抗感染等对症治疗仍长期间断咯血，说明药物难以控制咯血，保守治疗效果不佳，后在全麻下行胸腔镜辅助左肺上叶切除术，恢复理想。提示我们对于肺曲霉球患者应该早期明确诊断，并及时手术治疗，以改善病人的生活质量。

（李晶晶　郑　健　王　辉）

【专家点评】

本例为支气管扩张继发曲霉感染诊治成功的病例。通过对该病例的学习，可以提高慢性肺部疾病继发真菌感染的临床诊治思维能力。该患者具有特征性胸部影像学改变（即形成具有空气新月征的肺曲菌球），并最终通过手术切除病理组织学证实，临床分型为曲霉球。

慢性空洞性肺部疾病患者中约 10%～15% 发生肺曲霉球。形成空洞的基础疾病在我国以空洞型肺结核及支气管扩张最常见。该患者有支气管扩张病史，此结构性肺病的存在是其曲霉球发生的基础。

咯血是临床常见症状之一，结核、支气管扩张、肺癌是最常见的病因。肺曲霉球常常表现为咯血，易被忽视。该患者反复痰中带血 20 余年，仅予以对症止血治疗，无相关影像学复查，延误了肺曲球菌的早期发现及诊断，需要引起临床医生的重视。

患者病灶位于左上叶，为结核好发部位，故 20 余年前肺结核的诊断应该是成立的。病理未见结核结节及干酪样坏死，说明结核病已痊愈。结核引起继发性支气管扩张，继发了曲霉感染。

根据最新指南，低手术风险的患者在接受手术治疗后能够永久治愈，且能避免咯血和局部空洞增大，从而提高生存率。该患者为中年男性，无明显气喘，无基础疾病，为单发曲菌球，应属于低手术风险患者，首选治疗应该为手术，而不是首先推荐的支气管动脉栓塞术。

（金常娥 孙雄飞 鄞孟洁）

参 考 文 献

[1] Takahashi-Nakaguchi A, Muraosa Y, Hagiwara D, et al. Genome sequence comparison of Aspergillus fumigatus strains isolated from patients with pulmonary aspergilloma and chronic necrotizing pulmonary aspergillosis. Med Mycol, 2015, 53 (4): 353-360.

[2] Thompson GR 3rd, Patterson TF. Pulmonary Aspergillosis: Recent Advances. Semin Respir Crip Care Med, 2011, 32 (6): 673-681.

[3] Denning DW, Pleuvry A, Cole DC. Global burden of chronic pulmonary aspergillosis as a sequel to pulmonary tuberculosis. Bull World Health Organ, 2011, 89 (2): 864-872.

[4] 黄依莲, 李建红, 岳甜甜. 肺曲霉病的分型 CT 诊断及鉴别诊断. 医学影像学杂志, 2014, 24 (4): 645-647.

[5] 吴志军, 许咏冬, 章响艳, 等. 肺曲霉病 36 例外科治疗体会. 实用医学杂志, 2011, 27 (2): 283-284.

[6] 张楚, 孙成超, 崔健. 31 例肺曲霉病的外科治疗. 中华医院感染学杂志, 2013, 23 (1): 89-90.

病例4 咳嗽、咳痰、咯血1年

【病史摘要】

患者，男性，69 岁。2015 年 1 月 9 日因"咳嗽、咳痰、咯血 1 年"入院。患者于 1 年前无明显诱因出现咳嗽、咳痰，呈阵发性咳嗽、咳白痰。反复咯血，每次量少，呈血丝。于当地医院予以抗感染（具体不详）治疗后未见好转，故来我院就诊。病程中无发热、胸痛；无盗汗、胸闷、气促。精神饮食尚可，大小便正常，体重无减轻。

既往史无特殊。

体格检查：T 36.4℃，P 84 次/分，R 18 次/分，BP 128/72mmHg。发育正常，营养中等，神志清楚。口腔黏膜未见奶酪状白斑。咽无充血，两侧扁桃体无肿大。胸廓对称无畸形，听诊双肺呼吸音清，未闻及干湿性啰音。心前区无隆起，未触及震颤，心界不大，心率 84 次/分，律齐，心音正常，各瓣膜听诊区未闻及病理性杂音。腹平软，全腹无压痛及反跳痛，肝脾肋下未触及，肝肾区无叩痛，移动性浊音阴性，肠鸣音 5 次/分。四肢关节无畸形、红肿，无杵状指。神经系统查体未见异常体征。

辅助检查：

血常规及血生化：WBC 4.38×10⁹/L，RBC 3.57×10¹²/L，HB 112g/L，PLT 190×10⁹/L，ESR 24mm/h。肝功能：ALT 13U/L，AST 20U/L；肾功能：Cr 63.5μmol/l（正常值 43～115μmmol/L）。降钙素原 0.66ng/ml。

初步诊断：咯血查因（肺结核？支气管扩张症？）

【诊疗经过】

入院后完善相关检查。2015 年 1 月 10 日查痰液抗酸染色阴性。为进一步明确咯血病因，于 2015 年 1 月 10 日行胸部 CT 检查，提示：右肺上叶尖段一囊状透亮影，囊内见球形物寄生，大小约 2.7cm×2.5cm，周围残存线状透亮气体影，增强扫描囊内球形物未见强化，呈较低密度坏死改变；邻近肺野内可见磨玻璃密度影，边界欠清。考虑：右肺上叶尖段囊状支气管扩张并曲霉球可能；右肺上叶尖段肺泡积血（图 2-4-12）。

完善相关检查后，多学科会诊认为有手术指征，遂行右上肺叶切除术。手术探查示右侧胸腔少量粘连，病灶位于尖段，大小约 3.5cm×2.5cm，质地韧。楔形切除病灶，术中送快速冰冻检查；术中见囊内有胶冻样物质，镜下见支气管扩张呈囊状，囊内见大量曲霉菌丝及孢子；部分支气管上皮缺失，代之于多量肉芽组织及中性粒细胞、淋巴细胞及浆细胞（图 2-4-13）。按肺内良性病变手术切除右肺上叶。病理诊断：右肺尖囊状支扩并曲菌球；右上肺炎性病变。

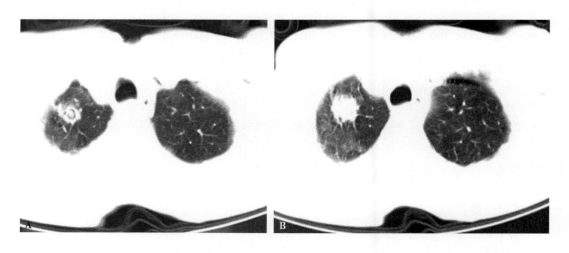

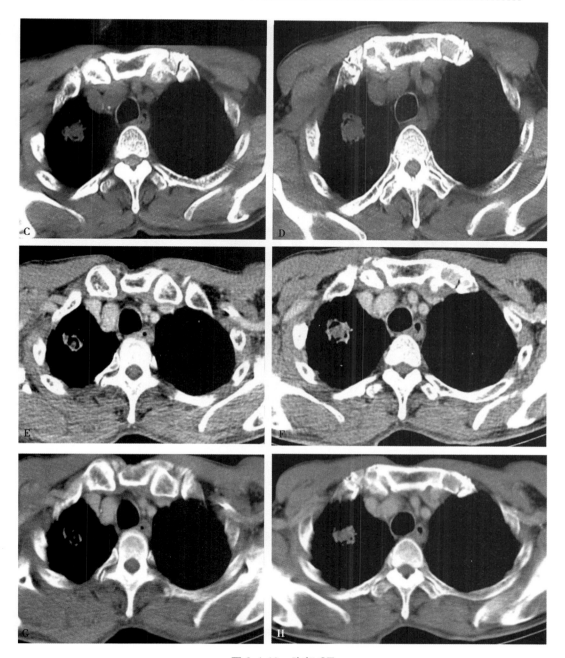

图 2-4-12　胸部 CT

A、B. 胸锁关节层面肺窗显示右肺上叶尖段见一内含球形物的空腔影，边缘可见线状透亮气体影，邻近肺野内可见磨玻璃密度影；C、D. 胸锁关节层面平扫纵隔窗显示右肺上叶尖段见一稍低软组织密度影和周围残存的线状透亮气体影；E～H. 胸锁关节层面增强扫描动脉期和静脉期纵隔窗显示右肺上叶尖段囊内球形物未见强化

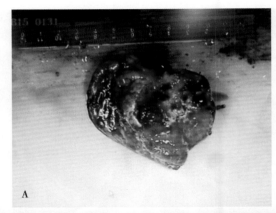

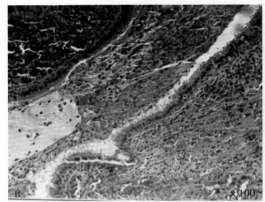
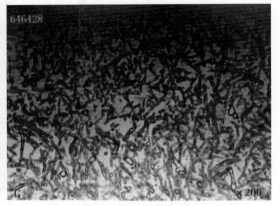

图 2-4-13 肺组织病理

A. 大体病理标本；B. H-E 染色，支气管扩张呈囊状，囊内见大量曲霉菌丝及孢子；

C. H-E 染色，部分支气管上皮缺失，代之于多量肉芽组织及中性粒细胞、淋巴细胞及浆细胞

最终诊断：右肺尖囊状支扩并单纯曲菌球；右上肺炎性病变。

转归：出院后病情稳定，随访至今未再出现咯血。

【讨论】

曲霉球是肺曲霉感染较为特殊的一种类型，多发生在有肺部原发性疾病的基础上，空洞型肺结核和支气管扩张仍是最常见并发曲霉球的基础性疾病。多数肺曲菌球患者无明显全身症状，临床症状以咯血最为常见。咯血大部分来自支气管动脉破裂出血，常有自限性和间歇性的特点。咯血的原因除与原发病有关外，可能还与曲霉球活动时摩擦洞壁血管或曲霉产生的内毒素与溶蛋白酶导致组织溶解有关。

胸部 CT 检查对肺曲霉球的临床诊断有重大价值。根据曾登攀等报道，曲霉球的 CT 征象有"空气新月征""气环征""球中含气征"和"滚珠征"。曲霉球因不侵及腔壁，其体积多小于腔内壁，在重力作用下常位于腔底部，球体与腔上壁形成新月形含气间隙，形成"空气新月征"。如球体与腔壁完全分离，周围呈环形间隙，则形成"气环征"。球体相对腔有一定活动度时，在改变体位后可观察到球体随重力发生位置改变，变换体位扫描可以观察到曲菌球总是位于近地位，此为"滚珠征"。"球中含气征"可能由于曲菌菌

丝生长的早中期尚未能与纤维、黏液、细胞碎片及蛋白混成密实团块，其中间尚留有部分残余气体所致，从而形成含有类似海绵状或蜂窝状气体影的曲霉球结节。曲霉球球内容物主要由菌丝、纤维素、细胞碎屑及黏液互相混合而成，大小多为 3.0～4.0cm，多数呈球形，也可以呈海绵状结构，由于这些内容物没有血供，所以增强扫描没有强化。本例曲菌球寄生于囊状扩张的支气管内，几乎充满整个囊，影像学表现较为典型。CT 对肺曲菌球的诊断虽然有帮助，但漏诊率较高。由于曲菌球与支气管多数不通，痰检曲菌阳性率低，同时正常上呼吸道也有曲霉的存在，故痰中找到曲霉并不能明确诊断为曲霉感染。病理活检找到曲菌丝可确诊。本病例就是通过术后病理而获得确诊的。

影像学上曲菌球需和周围型肺癌相鉴别。周围型肺癌多表现为肺内分叶状实性孤立性肺结节，并有细短毛刺、胸膜凹陷征、空泡等征象，增强扫描多为中等度强化；而曲菌球表现为囊内或空洞、空腔内球形物，增强扫描无强化。另一需要鉴别的疾病就是囊状支扩并细菌感染。囊状支扩并细菌感染临床容易出现发热、咳脓臭痰；CT 上往往表现为壁明显增厚，囊内出现宽大的气液平面，多发者形成典型的蜂窝状改变。最后需鉴别的疾病是肺硬化性血管瘤，如中年妇女肺部孤立性结节或肿块，边缘光整、界清，增强明显强化，伴有空气新月征者，需重点考虑肺硬化性血管瘤。

由于药物很难达到肺部空洞内杀灭曲霉，且抗真菌药物毒性较大，故单纯全身性抗真菌治疗效果不佳，对曲菌球者无明显疗效。对于大咯血患者，可行急性支气管动脉栓塞以抢救生命。目前外科手术治疗仍然为肺曲菌病治疗的主要手段。手术切除局限性病变是治疗肺曲菌球的主要方法，肺叶切除、楔形或部分切除是主要的手术方式，若累及胸壁亦应作胸壁切除。应用胸腔镜或胸腔镜辅助改良后外侧小切口的微创手术除创伤小，恢复快的特点外，还可观察到胸腔的所有部位，有利于术中止血、出血量少。对于伴发多种疾病或肺功能差的患者，外科手术常受到限制。对于有手术禁忌证的患者，可以尝试使用经皮腔内注射抗真菌药物，但成功率较低。本病例采取的是右上肺叶切除术，楔形切除病灶，术后在右 7 第肋间腋中线放置闭式胸腔引流管一根，减少术后并发症的发生。该病例术后随访至今无复发，证明治疗是成功的。

（何玉麟　漆婉玲　李晓芬）

【专家点评】

本病例患者老年男性，慢性病程长达 1 年，呼吸道症状典型，咳嗽、咳痰并痰中带血。病理镜下见支气管扩张呈囊状，囊内见大量曲霉菌丝及孢子；部分支气管上皮缺失，代之于多量肉芽组织及中性粒细胞、淋巴细胞及浆细胞。2015 年欧洲慢性曲霉病指南指出：慢性曲霉病诊断需满足病程至少 3 个月，胸部影像学可见一个或多个空腔内具有或不具有真菌球或真菌结节，显微镜、活检培养或曲霉株免疫应答发现曲霉感染的直接证据，并排除其他可能诊断。目前慢性肺曲霉病分为曲霉结节、单发曲霉球、慢性空洞性肺曲霉病、慢性纤维化性肺曲霉病等。本病例患者病程大于 3 个月，病灶内发现肉芽肿形成，提示为慢性曲霉病。曲霉感染局限于支气管囊状扩张中，影像学上球形结节中可见坏死的透亮区，考虑临床分型为单发曲霉球。

美国感染病学会（IDSA）2016 年新版《曲霉病诊治指南》指出，无症状单一曲霉肿患者，以及空洞大小在既往 6～24 个月无进展者，应当仅需进行病情观察。有症状者特别是严重咯血者，应当在没有禁忌证的情况下将其切除。不常规要求围手术期/术后进行常规抗真菌治疗，但如果术中曲霉肿破裂风险中等，建议采用伏立康唑或棘白菌素预防曲霉脓胸。本病例症状明显，应以手术切除治疗为主，抗真菌药物治疗仅限在结节未完全切除的情况下。

（苏冬娜 邱 晨 鄢孟洁）

参 考 文 献

［1］朱纪中. 肺曲菌球病 28 例的诊断与治疗. 实用临床医药杂志，2009，（9）：1672-2353.

［2］冯长顺，林海丽，郭丽娟. 17 例肺曲霉病临床分析. 中华医院感染学杂志，2006，16（10）：1119-1121.

［3］曾登攀，吴恩福，薛晓刚. 肺曲菌球病的多层螺旋 cT 诊断. 中国医学 影像学杂志，2009，17（5）：364-367.

［4］王毓，蒋振兴，单飞. 肺曲菌 CT 表现. 淮海医药，2011，29（6）：478-480.

［5］Schulte T，Welcker K，Schatz J，et al. Surgical treatment of pulmonary aspergilloma. Mycoses，2005，48（Suppl 1）：46-50.

［6］Massard G. Role of surgery in the treatment of pulmonary aspergillosiS. Rev Mal Respir，2005，22（3）：466-472.

［7］成向阳，刘君，何建行，等. 肺曲霉病的微创外科治疗. 中国现代医学杂志，2003，13（24）：81-82.

病例5 反复咯血2年多，再发3个月

【病史摘要】

患者，女性，57 岁。因"反复咯血 2 年多，再发 3 个月"于 2013 年 5 月 24 日入院。患者 2 年多前无明显诱因开始出现反复咯血，次数从每天 1 次到每周数次不等，量多少不一，少者为痰中带血，多者每次达数十毫升，无发热、胸痛、气促、盗汗、消瘦等。1 年前曾在当地医院诊断"支气管扩张症"，予内科治疗（具体不详）后稍好转，未予重视。入院前 3 个月开始再次出现反复咯血，为痰中带鲜血或咯暗红色血块，每次量不多，间有黄痰，无发热、气促等，予中药治疗，但效果欠佳。由于近日咯血较前频繁且咯血量增加，为进一步明确诊断而入住我科。起病以来精神、食欲、睡眠欠佳。大小便正常，体重无明显减轻。

既往史：2007 年曾诊断"鼻咽结核"，予规律抗结核治疗 2 年后复查已治愈。有慢性鼻窦炎和慢性咽炎病史。否认高血压、糖尿病史等。无手术、外伤史及输血史。预防接种史不详。

体格检查：T 36.2℃，R 20 次/分，P 89 次/分，BP 132/78mmHg，SPO$_2$ 98%。神清，皮肤黏膜未见异常，全身浅表淋巴结无肿大。呼吸尚平顺，双肺呼吸音稍粗，未闻及明显干湿性啰音。HR 89 次/分，心律齐，各瓣膜听诊区未闻及杂音。腹平软，无压痛、反跳痛，肝脾无肿大。双下肢无水肿。

初步诊断：咯血查因（支气管扩张并咯血?）

【诊疗经过】

入院后先予抗感染、止血等治疗。实验室检查：血常规正常；凝血功能、血沉正常；降钙素原、溶栓二聚体正常；血电解质、血糖、肝功能、肾功能、血尿酸正常；血结核分枝杆菌抗体阴性；肺炎支原体 IgM 抗体阴性。痰涂片、痰细菌培养阴性。2013 年 5 月 25 日鼻咽部及胸部 CT 示：鼻中隔左偏曲；两侧下鼻甲黏膜肥厚；左肺下叶肺门旁见数枚结节影及一空洞，性质待定（图 2-4-14）。

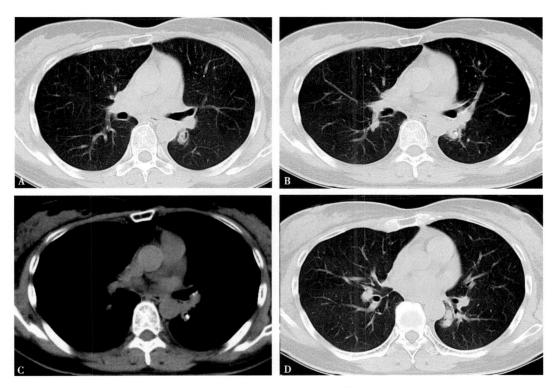

图 2-4-14　鼻咽部及胸部 CT

A. 肺窗，左肺下叶背段近主动脉旁见小空洞影，洞内见小结节影；B. 左肺下叶结节前内侧与
肺门血管相连；C. 纵隔窗显示左下肺空洞洞壁可见钙化；D. 左肺下叶结节外后不甚规则

为进一步明确肺部病变性质，于 2013 年 5 月 28 日行纤维支气管镜检查，结果见气管、支气管炎症改变。支气管镜刷检涂片未见抗酸杆菌。纤支镜取痰培养阴性。临床诊断为：继发型肺结核？肺曲霉病？由于咯血原因未明，临床考虑肺结核与肺曲霉病相鉴别，为进一步明确诊断，于 2013 年 5 月 31 日转胸外科拟行手术治疗。2013 年 6 月 3 日起予伏立康唑治疗。2013 年 6 月 15 日复查胸部 CT 示：左肺下叶肺门旁数枚结节影及空洞，较前稍缩小，请结合临床，治疗后复查；左下肺小条状钙化灶与前相仿（图 2-4-15）。

根据治疗前后胸部 CT 影像学变化，考虑肺曲霉病可能性较大，故于 2013 年 6 月 18 日在全麻下行胸腔镜左下肺背段切除术、肋间神经阻滞及胸膜粘连烙断术。术中探查见左肺与胸壁有粘连，左下肺背段肺表面呈灰褐色改变，行左下肺背段切除送病理检查和细菌学检查。

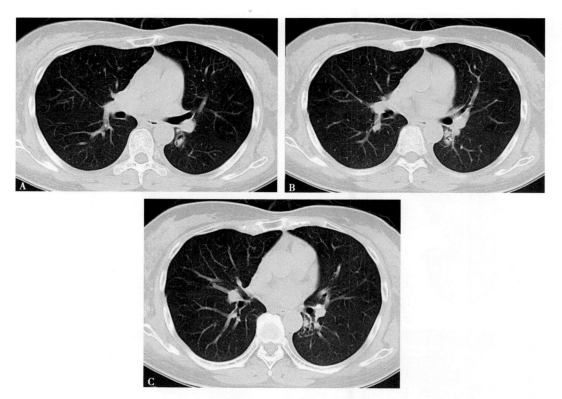

图 2-4-15 胸部 CT

A. 左肺下叶空洞较前稍缩小；B. 左肺下叶结节境界较前清晰；C. 左下肺结节周围病灶亦有吸收

左下肺背段病理检查：灰褐肺组织一块，大小 5.5cm×4cm×1.5cm；支气管稍扩张，内可见少量灰红质脆易脱落的物质，未见结节及肿块，可见吻合钉。镜下所见：支气管黏膜被覆纤毛柱状上皮，细胞分化尚好，支气管周围见多量淋巴细胞、浆细胞及少量多核巨细胞浸润，伴钙盐沉积；管腔内含真菌团块，菌丝粗细较一致，菌丝有分支和许多横隔（分节），菌丝呈锐角（约45°）分支，且定向排列，有小圆形孢子。特殊染色：PAS 染色（+），六胺银染色（+）。病理诊断：肺真菌病，倾向于曲霉感染（图 2-4-16）。

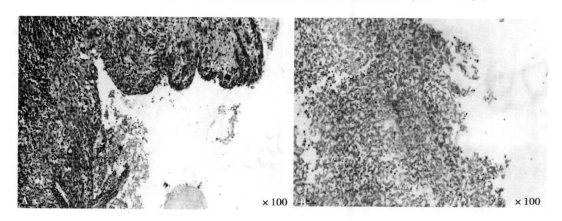

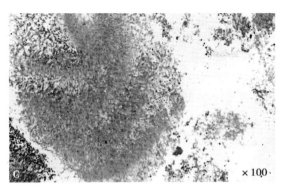 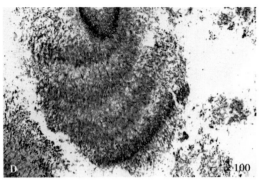

图 2-4-16 肺组织病理

A. H-E 染色示支气管周围大量炎细胞浸润；B. H-E 染色示囊腔
内可见真菌菌丝；C. PAS 染色；D. PASM 染色

术后继续口服伏立康唑抗真菌治疗，于 2013 年 7 月 2 日出院。

最终诊断：慢性空洞型肺曲霉病

转归：出院后病情稳定，随访至今未再出现咯血。

【讨论】

咯血是呼吸系统常见的急危重症。我国咯血最常见的病因包括肺结核、支气管扩张、肺癌及肺部感染等。该患者因反复咯血就诊，结合患者虽有鼻咽结核病史，但已经正规抗结核治疗两年，复查已治愈；曾在当地诊断为支气管扩张，故初步诊断支气管扩张并咯血可能性大。但入院后胸部 CT 检查发现左肺空洞形成，洞壁钙化，未见明显支气管扩张影像，不支持支气管扩张并咯血。空洞是肺部疾病常见的影像学表现，肺结核、真菌感染、肺癌等多种良、恶性疾病均可在发展过程中形成空洞。肺结核空洞是临床上最常见的肺内空洞疾病，流行病学研究发现成人肺结核中空洞约占 40% 左右。该患者既往有鼻咽结核病史，现有咯血、肺部空洞形成且伴洞壁钙化，考虑继发型肺结核有一定依据。许多研究均显示，在结核的基础上常可继发真菌感染，尤其是曲霉感染，因此需完善支气管镜及相关检查了解有无结核活动及除外真菌感染可能。该患者影像学表现为结节及空洞，未见典型结核的多形性改变，且经反复痰涂片及痰培养均未发现结核证据，因此考虑曲霉感染可能性大，予伏立康唑治疗。治疗 12 天后复查 CT 可见病灶吸收好转，初步证实曲霉病诊断；再行手术治疗，术后病理证实为曲霉感染。

肺曲霉病是由曲霉引起的肺部疾病，常常继发于慢性支气管炎、支气管扩张、肺结核、肺脓肿、肿瘤晚期患者和免疫抑制患者，近年发病率呈逐年上升趋势。曲霉广泛存在于土壤、食物及室内环境中，导致人类发生侵袭性肺曲霉病的主要致病原为烟曲霉。曲霉可引起从定植到侵袭的几种形式的肺部疾病，包括慢性肺曲霉病（chronic pulmonary aspergillosis，CPA）、变应性支气管肺曲霉病（allergic bronchopulmonary aspergillosis，ABPA）、侵袭性肺曲霉病（invasive pulmonary aspergillosis，IPA）。典型的侵袭性肺曲霉病的临床表现包括发热、咳嗽、呼吸困难、胸闷、咯血等。肺曲霉病的影像学表现多种多样，包括斑片影、结节影、肿块影、空洞等，典型的表现为晕轮征、空气新月征。但因晕轮征通常在发病后 5~7 天出现、新月征在发病后 10~15 天出现，错过该时段很难发现此类典型表现，因此其诊断价值有限。临床上常通过患者的临床表现，结合实验室（包括培养及血清学检查）及影像学做出肺曲霉病的诊断，但最终确诊仍需要组织病理学依据。本病例病理可见呈45°的菌丝，结合免疫组化结果，可明确诊断为肺曲霉病。

本病例提示我们，临床上出现咯血、空洞型病变的患者，在反复痰涂片找抗酸菌阴性、尤其是经过抗结核治疗无效的患者，应考虑曲霉感染可能。本病例反复出现咯血且伴有空洞形成，未来有大咯血危及生命的可能，故在药物治疗的同时，应积极行手术治疗。

（吴　迪　金红涛　朱富强）

【专家点评】

该病例实际上就是咯血（hemoptysis）的鉴别诊断问题。咯血是内科医师特别是呼吸内科、急诊科、结核科等医生经常遇见的急危重症。我国咯血常见的病因主要有肺结核、支气管扩张、肺部感染、肺脓肿、肺癌等。

对每个咯血者均应进行胸部 X 线及 CT 影像检查。如胸部 X 线摄影发现有圆形支气管影、双轨征，有利于支气管扩张的诊断；有气液平面支持肺脓肿的诊断；团块样阴影则有利于肺部恶性肿瘤的诊断。本病例在入院前 1 年在当地医院就诊未行胸部 X 线摄影或 CT 影像检查，诊断为支气管扩张症并给予相应治疗，实际上有延误诊断和治疗之嫌。

本病例入院后于 2013 年 5 月 25 日胸部 CT 就发现左肺下叶肺门旁见数枚结节影及一空洞。从肺部 CT 表现影像看，当时影像学医生就应注意肺曲霉感染的可能，提醒临床医师注意。因此影像学医师与临床医生间加强沟通十分必要，以提高影像学诊断水平。但胸部 X 线影像学改变往往不是特异性病因的表现，需与病史、体征及其他等检查综合判断。肺部 CT 中的特征性表现如"晕轮征""空气新月征"等，可提示肺曲霉病，但在其他病原感染如铜绿假单胞菌、努卡氏菌等感染中也可能出现，并不具有唯一排他性，不能作为确诊的依据，应引起注意。

美国感染性疾病学会指南将曲霉球分为单一型曲霉球（single aspergilloma）与慢性空洞型肺曲霉病（chronic cavitary pulmonary aspergillosis，CCPA）。单一型肺曲霉球为薄壁的囊肿，周围很少有肺实质病变；而慢性空洞型曲霉病的特征是厚壁的、多发的空洞，其内可含或不含曲霉球，周围肺实质发生病变。从本例 CT 影像学表现看，应属于后者。

本病例于手术前给予伏立康唑抗真菌治疗，治疗后复查胸部 CT 示左肺下叶肺门旁数枚结节影及空洞，较前稍缩小，提示抗真菌感染治疗有效。考虑到本病例反复出现咯血且伴有空洞形成，存在大咯血危及生命的可能，因此选择外科手术有适应证。咯血是肺曲霉病的一种严重并发症。美国感染病学会曲霉病诊治指南指出，外科切除曲霉性肺部病变有助于明确诊断，并且可能彻底根除局部感染。

本例手术前后曾应用伏立康唑治疗。关于围手术期应用药物治疗是否有效，目前没有统一意见。有研究应用肺空洞造口术及肌成形术治疗复杂型曲霉球，常规在术前 2 周及术后 3 个月内口服伊曲康唑，结果显示有效；但也有研究却发现术后辅助药物治疗对预后并无改善作用。需要进一步研究。

（吴诗品　杨敏洁　金常娥）

参 考 文 献

[1] 余勋. 咯血的病因分析及治疗进展. 亚太传统医药，2008，4（8）：63-65.

［2］Benjelloun H, Zaghba N, Yassine N, et al. Chronic pulmonary aspergillosis：a frequent and potentially severe disease. Med Mal Infect，2015，45（4）：128-132.

［3］Hedayati MT, Azimi Y, Droudinia A, et al. Prevalence of chronic pulmonary aspergillosis in patients with tuberculosis from Iran. Eur J Clin Microbiol Infect Dis，2015，34（9）：1759-1765.

［4］Kosmidis C, Denning DW. The clinical spectrum of pulmonary aspergillosis. Thorax，2015，70（3）：270-277.

［5］Karen CP, Mary ES. Diagnosis and Treatment of Pulmonary Aspergillosis Syndromes. Chest. 2014，146（5）：1358-1368.

病例6　咳嗽、咳痰1年余，咯血8天

【病史摘要】

患者，女性，39岁。因"咳嗽、咳痰1年余，咯血8天"于2012年3月16日入院。患者1年多来反复咳嗽、咳痰，为白色泡沫痰。无发热、气促；无胸痛、咯血；无盗汗、消瘦等。多次外院门诊抗感染治疗（具体不清），症状反复。8天前咳嗽加重，痰中带血丝。无发热、气促、胸痛、盗汗。2012年3月10日在某医院部CT检查示"双上肺Ⅲ型肺结核伴支气管扩张"。为进一步诊治转来我院。患者起病来精神、食欲一般，大小便正常，体重无减轻。

既往史：20年前患肺结核，曾正规抗结核治疗1年。

体格检查：T 36℃，P 108次/分，R 20次/分，BP 100/78mmHg。发育正常，营养一般，神志清楚，自主体位，查体配合。全身浅表淋巴结未触及肿大。双侧胸廓对称，双肺叩诊清音，双肺呼吸音粗，未闻干湿性啰音，未闻胸膜摩擦音。心率108次/分，律齐，各瓣膜听诊区未闻杂音。腹平软，无压痛，肝脾肋下未及。

辅助检查：

2012年3月10日某医院胸部CT检查示：双上肺Ⅲ型肺结核伴支气管扩张。

初步诊断：

1. 左上肺感染伴咯血

2. 右上肺陈旧性肺结核

【诊疗经过】

入院后完善相关检查。血常规WBC 6.8X10^9/L，中性粒细胞61.8%。ESR 26mm/h。肝肾功能、电解质、凝血功能正常。血气pH 7.43，PCO_2 36.8mmHg，PO_2 82.4mmHg。痰培养阴性；痰找抗酸杆菌阴性。2012年3月18日胸部CT示：双上肺及左下肺背段多发条索及条片软组织灶，左上肺可疑空洞形成，双肺多发钙化灶。纵隔未见明确肿大淋巴结影，胸腔未见积液。诊断意见：符合两上肺结核（左肺病变可疑空洞形成），余肺散在多发陈旧性病变见图2-4-17。

入院后结合病史、体格检查及辅助检查情况，考虑肺结核可能。于2012年3月21日全麻下行左上肺及左下叶背段切除术。术后病理描述：灰褐肺组织一块，大小13cm×6cm×4cm，支气管黏膜较光滑，切面可见一大小4cm×2cm×2cm灰白结节，内可见空洞形成，内含干酪样坏死物。镜下所见：肺组织局部囊腔形成，囊壁纤维组织增生，伴多量坏

死，坏死周围多量炎细胞浸润，肉芽肿形成，囊腔内可见真菌菌丝，粗细较一致，菌丝有分支，呈锐角（约45°），且定向排列，可见小圆形孢子。特殊染色：PAS染色（+），六胺银染色（+）。病理诊断：（左上肺及左下肺背段）肺真菌病，形态学倾向于曲霉病（图2-4-18）。

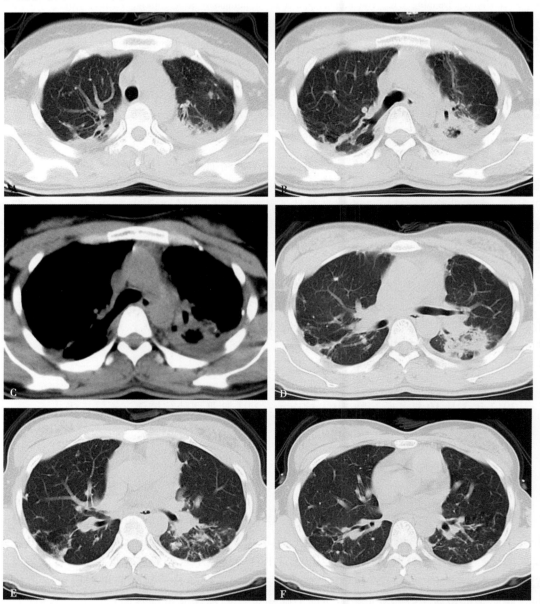

图 2-4-17　胸部 CT

A. 两上肺尖后段见少许条索影，两侧胸腔少量积液；B. 右上肺见条索影及片状阴影，隆凸层面肺窗显示左上肺大片状实变影及片状磨玻璃影，肺实变中见不规则空洞影；C. 隆凸层面纵隔窗显示左上肺厚壁空洞，洞内见结节影，左胸腔少量积液；D. 左上肺团块状软组织密度不均匀影，呈蜂窝状改变；E. 两下肺背段见条索及斑片状影；F. 两下肺见斑点状及条索状影与局部胸膜粘连

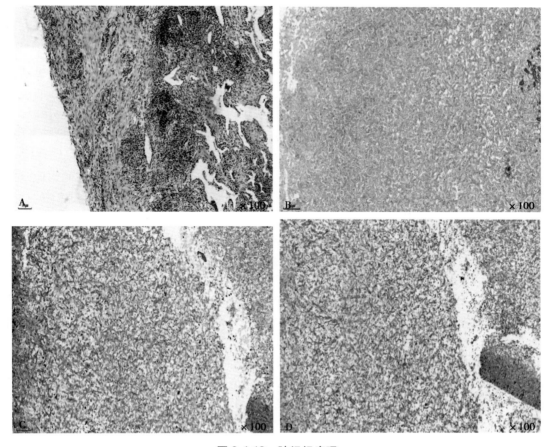

图 2-4-18　肺组织病理

A. H-E 染色示囊腔周围大量炎细胞浸润；B. H-E 染色示囊腔内曲霉丝；C. PAS 染色；D. PASM 染色

最后诊断：

1. 左肺慢性空洞型肺曲霉病

2. 右上肺陈旧性肺结核

转归：出院后病情稳定，多次复查胸部 CT 均呈术后改变。

【讨论】

　　曲霉广泛分布于土壤、食物及室内环境中，常见的致病性曲霉包括烟曲霉、黄曲霉、黑曲霉等。支气管肺曲霉病通常由于吸入曲霉孢子所致，其中最常见的是烟曲霉。肺曲霉病常常继发于慢性支气管炎、支气管扩张、肺结核、肺脓肿、重症晚期患者和免疫抑制患者，近年呈逐年上升趋势。我国流行病学调查显示肺真菌病患者合并基础疾病的前 4 位依次为肿瘤（包括实体瘤及恶性血液病）、COPD、肺结核和糖尿病。曲霉可引起从定植到侵袭性病变的几种不同形式的肺部疾病，包括慢性肺曲霉病（chronic pulmonary aspergillosis，CPA）、变应性支气管肺曲霉病（allergic bronchopulmonary aspergillosis，ABPA）、侵袭性肺曲霉病（invasive pulmonary aspergillosis，IPA）。有研究显示曲霉感染的病例 50% 来自于重症监护病房（Intensive Care Unit，ICU），其中 50% 是 IPA。IPA 的发病取决于细菌毒力、吸入菌量、宿主免疫状态和是否存在基础疾病等，一旦发病，病情进展快且病死率高。

该患者为年轻女性，慢性病程，既往有肺结核病史，CT 显示肺部病变位于左下叶背段，为结核好发部位，且可见多发条索灶、片状渗出、两肺多发小钙化灶并空洞病变。因此 CT 影像学首先考虑结核可能性大。但患者无午后潮热、盗汗、乏力、体重下降等结核中毒症状；血沉增快不明显；CT 影像发现空洞无明显钙化，也未见液平、分叶、毛刺等典型结核表现；进一步痰涂片及痰培养均未见结核分枝杆菌。为明确诊断应及时行纤维支气管镜检查病理活检。考虑该患者有空洞形成，经皮肺穿刺风险较大，且患者年轻、肺功能好，可以耐受手术，故予手术切除病灶。

肺部 CT 或高分辨 CT 是早期诊断 IPA 的一种简便、快速的方法。肺曲霉病的影像学表现多种多样，最常见的包括磨玻璃影、实变和结节。典型的表现为：早期出现胸膜下的结节或实变影，数天后病灶周围可出现晕轮征，10~15 天后肺实变区液化、坏死，出现空洞或新月征，增强 CT 可见洞壁强化。但典型的影像学表现并不多见，尤其是在非粒细胞缺乏的患者中最常见的影像学表现为结节、实变、空洞等。肺曲霉病和肺结核早期在影像学上较难鉴别，有经验的放射科医师的准确率也仅达到 61%~78%。因此 CT 检查出现单发或多发的结节伴空洞形成，并出现结节晕轮征和空气新月征时，则应高度怀疑 IPA，需及时进行病原学及组织病理学检查。该患者虽大体可见空洞形成且内含干酪样坏死物，但镜下可见约呈 45°角的真菌菌丝，且 PAS 染色（+）、六胺银染色（+），故可明确诊断为肺曲霉病。

肺曲霉病的治疗可以选择伏立康唑等三唑类、两性霉素 B 和棘白菌素类药物等。对于肺叶或者全肺切除的患者，应 3~6 个月进行炎性标记物、曲霉抗原及沉淀素随访，此后 3 年内随访周期为每半年一次，以期早期发现复发病灶。

（吴 迪 何正强 黄国鑫）

【专家点评】

本病例临床主要表现为咳嗽、咳痰及咯血，无特异性。2012 年 3 月 18 日胸部 CT 发现双上肺及左下肺背段多发条索及条片软组织灶，左上肺可疑空洞形成，双肺多发钙化灶。从 CT 结果看，诊断肺结核似乎无可疑问。但术后病理发现肺组织局部囊腔形成，囊壁纤维组织增生，伴多量坏死，坏死周围多量炎细胞浸润，肉芽肿形成，囊腔内可见真菌菌丝，病理诊断肺曲霉病，故可确诊。

本病例可能是在肺结核病变基础上合并肺曲霉感染。肺结核合并曲霉感染并非少见。由于结核病是一种慢性消耗性疾病，患者营养情况往往较差、免疫力往往降低、肺及支气管组织由于结核破坏出现结构性改变，易继发真菌感染。2011 年 12 月《世卫组织简报》指出，大约三分之一的结核病人肺部会出现空洞，使他们容易感染曲霉。近年来，曲霉作为一种条件致病菌在结核空洞内继发感染形成曲霉球发病率逐渐增高，肺结核的空洞约有 25%~30%由曲霉继发入侵形成霉菌球。肺结核空洞内血运供应不良，加上坏死肺组织的出血、损伤更有利于曲霉在腔内繁殖生长。本病例曾因长期咳嗽咳痰在院外门诊多次给予抗感染治疗，是否有促进真菌感染的可能，值得注意。

肺结核和肺曲霉病两病并存时如临床特点不典型、影像学无特异性，常给临床诊断带来很大困难。肺曲霉病起病隐匿，大多数表现为慢性咳嗽、咳痰和咯血等症状，与肺结核病临床表现相似，由于缺乏特异性，容易误诊为结核病进展，出现漏诊、误诊。本病例于 2012

年 3 月 10 日在某医院胸部 CT 检查示双上肺Ⅲ型肺结核伴支气管扩张；3 月 18 日胸部 CT 复查示符合两上肺结核。多次 CT 检查均提示肺结核，就说明两者鉴别诊断的不容易。

胸部 CT 影像学检查显示空洞内有球形病灶者诊断合并曲霉感染并不困难；新月形透光区随体位变动时则为曲霉球典型的 CT 影像特征。肺部 CT 检查表现不典型者，鉴别肺结核空洞和肺曲霉病有一定困难。反复痰曲霉检查或者纤维支气管镜检查有助于本病的诊断；手术病理检验可以确诊。本病就是通过术后病理确诊的。

本病例的诊治经验在于，肺结核合并曲霉感染并非少见，凡积极抗结核治疗病情改善不明显或者不明原因的反复咯血、胸部影像学检查提示有空洞形成不能排除曲霉球病灶者，应及时进行病原学或病理学检查，以便明确诊断，以免漏诊。

（吴诗品　陈洪涛　龚静山）

参 考 文 献

[1] Godet C, Philippe B, Laurent F, et al. Chronic Pulmonary Aspergillosis: An Update on Diagnosis and Treatment. Respiration, 2014, 88 (2): 162-174.

[2] Kosmidis C, Denning DW. The clinical spectrum of pulmonary aspergillosis. Thorax, 2015, 70 (3): 270-277.

[3] 刘又宁, 佘丹阳, 孙铁英, 等. 中国 1998 年至 2007 年临床确诊的肺真菌病患者的多中心回顾性调查. 中华结核和呼吸杂志, 2012, 34 (02): 86-90.

[4] Karen C. Patterson, Mary E. Strek. Diagnosis and Treatment of Pulmonary Aspergillosis Syndromes. Chest, 2014, 146 (5): 1358-1368.

[5] Garnacho-Montero J, Olaechea P, Alvarez-Lerma F, et al. Epidemiology, diagnosis and treatment of fungal respiratory infections in the critically ill patient. Rev Esp Quimioter, 2013, 26 (2): 173-188.

[6] Kim SH, Kim MY, Hong SI, et al. Invasive Pulmonary Aspergillosis-mimicking Tuberculosis. Clin Infect Dis, 2015, 61 (1): 9-11.

病例 7　阵发性咳嗽、咯血 3 个月

【病史摘要】

患者，女性，27 岁，职员。因"阵发性咳嗽、咯血 3 个月"于 2013 年 4 月 15 日入院。患者自 3 个月前开始无明显诱因反复出现阵发性咳嗽，咳黄白色黏痰，痰中带有少许暗红色血迹。无胸痛、气促；无发热、盗汗、消瘦等。曾在市某医院就诊，胸部 CT 示"左上肺肿块"。为求进一步诊治收入我院胸外科治疗。起病以来精神尚可，食欲稍差。近 3 个月体重无明显下降。

既往史：2 年前曾在外院诊断"双肺结核"，自诉曾行抗结核治疗（具体用药及疗程不详）。否认高血压、糖尿病史。吸烟 3 年多，10 支/日。

体格检查：T 36.3℃，P 78 次/分，R 20 次/分，BP 105/71mmHg。发育正常，营养正常，神志清楚，精神一般，自主体位，查体合作。皮肤无黄染，全身浅表淋巴结未触及肿大。巩膜无黄染，口唇无发绀。颈软，颈静脉无怒张。双肺叩诊呈清音，听诊双肺呼吸音粗，左上肺可闻及少许湿性啰音，未闻及干性啰音。心前区无隆起，心界不大，心率 78 次/分，律齐，各瓣膜听诊区未闻及病理性杂音。腹平软，全腹无压痛及反跳痛，肝脾肋

下未触及，肝肾区无叩痛。双下肢无水肿。

辅助检查：

实验室检查：

1. 血液检查 WBC $5.0×10^9/L$，N% 33.7%，L% 53.8%，HB 101g/L。HSCRP <5mg/L；ESR 43.00mm/h；1，3-β-D 葡聚糖 234.0pg/ml。

2. 痰液微生物学检查 痰培养细菌、真菌、结核分枝杆菌均为阴性。

初步诊断：

1. 左上肺占位查因：曲霉球？肺癌？

2. 双肺陈旧性结核

【诊疗经过】

入院后完善相关检查。肝肾功能正常；凝血功能正常。给予吸氧、伏立康唑、左氧氟沙星等治疗，患者咳嗽、咯血症状稍好转。为明确咯血病因，于 2013 年 4 月 17 日行胸部增强 CT 检查，提示：左肺尖占位，符合肺曲霉球改变；右肺尖陈旧性结核，双肺散在感染性病变（图 2-4-19）。

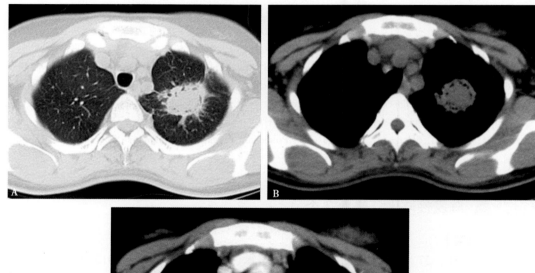

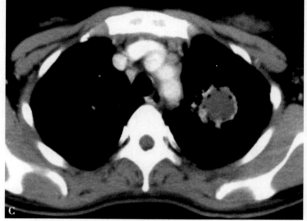

图 2-4-19　胸部 CT

A. 左上肺见类团块状阴影，密度不均匀，边缘不甚光整；B. 纵隔窗，左上肺见空洞影，似新月征改变，中心结节影密度尚一致；C. 增强扫描左上肺团块影呈环形强化

　　由于诊断考虑肺曲霉球，且患者咳嗽、咯血症状反复，于 2013 年 4 月 21 日行胸腔镜下左上肺切除、胸膜粘连烙断及肋间神经阻滞术。术后病理结果示：扩张的支气管黏膜呈慢性炎伴上皮增生；管腔内含曲菌菌丝，菌丝粗细较一致，菌丝有分支和许多横隔（分节），菌丝呈锐角（约 45°）分支，且定向排列，有小圆形孢子。特殊染色：PAS 染色（+）、六胺银染色（+）。病理诊断：（左上肺）曲霉病（图 2-4-20）。

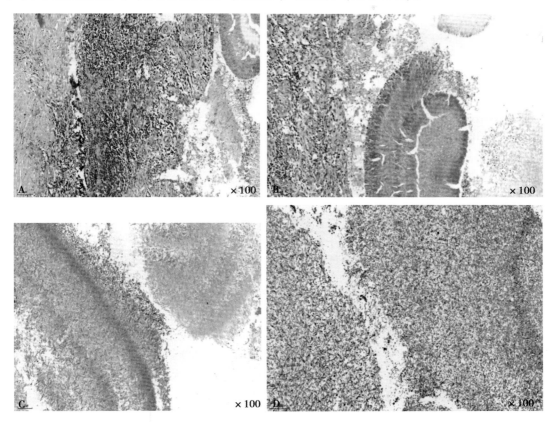

图 2-4-20 肺组织病理

A. H-E 染色，气管黏膜内可见炎细胞浸润；B. H-E 染色，气管腔内可见曲菌菌丝；
C. PAS 染色；D. PASM 染色

　　术后恢复良好，于 2013 年 4 月 27 日出院。出院后病情平稳，随访至今未再有咳嗽、咳痰、咯血等症状。

　　最终诊断：左上肺曲霉球；双肺陈旧性结核

【讨论】

　　由于肺结核患者存在细胞免疫功能缺陷及长期应用抗结核药物等原因，肺结核患者也是并发条件致病性真菌感染尤其是曲霉感染的易感人群。近年来，越来越多的临床证据表明，陈旧性肺结核患者也易于继发曲霉感染。陈旧性肺结核患者合并曲霉感染时也有一些呼吸系统症状，但缺乏特异性，因而早期诊断困难，易被误诊为肺结核复发或肿瘤等疾病，导致延误治疗，病死率高。Kim 等的研究表明，部分曲霉感染患者的 CT 影像学改变与肺结核十分相似、不易区分。因此，总结陈旧性肺结核合并曲霉感染患者的临床特征及诊治方法，有助于提高患者诊断率、降低病死率。

本病例首发症状为慢性咳嗽、咯血痰，在外院胸部 CT 示左上肺肿块；结合患者既往有肺结核病史，很容易误诊为肺结核复发。但患者体温正常，无明显午后潮热、盗汗等结核中毒症状，未见典型肺结核病灶，故不支持结核。

由于抗真菌药物难以有效地渗入曲霉球内，而已形成的曲霉球又难以通过堵塞或狭窄的引流支气管排出，故单纯抗真菌药物治疗效果往往欠佳。外科手术治疗已成为根治肺曲霉球的唯一根治方法。其手术方式包括空洞闭合、肺叶切除、全肺切除等，具体选择应根据患者具体病情而定。肺脏外周局限性病灶可以行肺叶或肺段切除；年老体弱、心肺功能差、病变存在空洞，又不能耐受肺叶切除术者可行单纯空洞闭合术。术后需按感染程度给予伏立康唑抗真菌治疗，并进行规范随访 6 个月至 2 年，观察有无复发。

本病例中可总结如下：①陈旧性肺结核患者虽不存在免疫力低下，但由于结核病变导致局部结构改变，这可能是易于发生曲霉感染的重要原因；②对于陈旧性肺结核患者出现肺内结节样病变，但无典型结核中毒症状时，应怀疑患者有无并发肺曲霉感染可能，需进一步行支气管镜或 CT 引导下肺穿刺活检以明确诊断；③CT 是诊断肺曲霉感染的重要手段，但由于结节影也可见于结核患者，其诊断价值具有一定的局限性；④手术切除是治疗曲霉球的根治手段，故对于肺结核并发曲霉球患者，不论症状轻重，如无手术禁忌均应积极手术治疗。术后可给予伏立康唑抗真菌治疗，并加强随访以避免疾病复发。

（史 菲 卢月梅 成志强）

【专家点评】

本病例病情及治疗经过并不复杂。患者入院后行胸部 CT 检查，结果考虑肺曲霉球可能。说明典型的肺曲霉球是可以通过肺部 X 线片或 CT 影像学进行诊断。肺部 X 线片或 CT 影像学上曲霉球可表现为肺空洞内圆形致密阴影，其边缘有透光晕影。若空腔较大，可能还可以见到球形病灶有蒂与洞壁相连，形似钟摆样，球形阴影可随体位变化而改变。如果空洞较小，球形病灶填充了大部分空腔，其晕影可能较小，仅表现为一条狭长的半月形透亮带。典型 X 线征象对肺曲霉球的诊断具有很高的价值，有经验的影像学医师可以根据 X 线典型征象即可怀疑肺曲霉球，以提醒临床医师注意进一步检查以明确诊断。

但肺曲霉球 X 线表现有时也未必典型，特别是在肺结核空洞内继发肺曲菌球时，可能诊断并不容易。肺结核空洞内继发肺曲霉球 X 线征象可以表现为内壁欠光滑的不规则空洞、大片状病灶中密度结节状或球形阴影等。有人研究发现，高分辨率 CT 比常规 CT 能更好地显示结核空洞洞壁及洞内曲菌球体，特别是在曲菌球较大而几乎完全充盈空洞腔时，有助于发现曲菌球与空洞内壁之间较小的弧线形空气透亮裂隙影。而后者对肺曲霉球的早期诊断具有关键性的价值。虽然肺曲霉球具有特征性影像学征象，但临床上仍需要与其他肺部肿块样病灶如结核球、错构瘤、肺癌、肺脓肿等疾病进行鉴别，应引起注意。

本例经手术治疗而痊愈，无疑是成功的。但有关肺曲霉球的最好治疗方法未有共识。对于是否进行常规的预防性外科手术治疗，国内外学者均有争议。一般来说，对于无症状的曲霉球患者无需特殊治疗，可予以定期观察。也有作者认为曲霉球有咯血的风险，故主张对所有曲霉球病例即使是无症状，只要无手术禁忌都建议行手术治疗。但也有学者认为手术切除仅适用于严重咯血的患者。本病例有咯血症状，有手术治疗的必要和适应证。

（吴诗品　谢汝明　韩雪梅）

参 考 文 献

［1］Kim SH, Kim MY, Hong SI, pulmonary aspergillosis. Thorax, 2015, 70（3）: 270-277.

［2］Ba PS1, Ndiaye A, Diatta S, et al. Results of surgical treatment for pulmonary aspergilloma. Med Sante Trop, 2015, 25（1）: 92-96.

［3］Choo JY, Lee KY, Kim MY, et al. Pulmonary Tuberculosis Confirmed by Percutaneous Transthoracic Needle Biopsy: Analysis of CT Findings and Review of Correlations with Underlying Lung Disease. Balkan Med J, 2014, 31（3）: 208-213.

病例8 反复咳嗽、咳血丝痰1年余

【病史摘要】

患者，女性，58岁。因"反复咳嗽、咳血丝痰1年余"于2015年1月20日收入院。患者1年前无明显诱因出现咳嗽，偶伴血丝痰，无发热、盗汗，无胸闷、气喘、胸痛等。曾在当地医院诊治（具体不详），咳嗽、血丝痰症状反复。1周前外院胸部CT检查示"右上肺占位性病变，性质未定"，求诊于我院。起病以来，患者精神、睡眠、胃纳可，大小便正常。近期体重未见明显变化。

既往史：糖尿病4年余，现予胰岛素治疗，自诉血糖控制尚可。

体格检查：体温36.4℃，心率78次/分，呼吸18次/分，血压134/82mmHg。发育正常，营养良好，神清。全身浅表淋巴结未及肿大。胸廓无畸形，双肺呼吸音清，未闻及干湿性啰音。心、腹体查未见特殊异常。双下肢无水肿。无杵状指。神经系统查体未见异常体征。

辅助检查：

2015年1月13日胸部CT检查示"右上肺占位性病变"。

初步诊断：

1. 右上肺占位查因

2. 2型糖尿病

【诊疗经过】

入院查血、尿、大便常规未见异常；ALT 50U/L，白蛋白33.4g/L；尿素氮8.49mmol/L，肌酐78μmol/L（参考范围45~84μmol/L）；空腹血糖5.41mmol/L。痰细菌培养、痰涂片找真菌及抗酸杆菌均未见异常。2015年1月22日胸部CT（图2-4-21）。

入院后予抗感染、雾化等治疗，症状无明显好转，仍有间断咯血。胸外科会诊提示有手术指征，于2015年1月23日全麻下行胸腔镜下右上肺叶切除术。术后病灶组织病理学结果示：肺组织一块，14cm×8cm×5cm，切面见1.5cm×2cm囊腔，里面可见豆渣样物。镜下见支气管内见大量真菌菌团，形态符合曲霉（图2-4-22）。

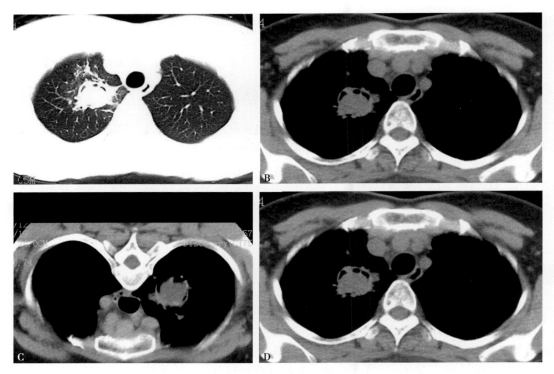

图 2-4-21　胸部 CT

A. 胸锁关节层面肺窗，右肺上叶尖段见一类圆形空洞影，内壁较光滑，内见团状稍高密度影，可见"新月征"，病灶大小约 3.4cm×2.5cm，密度欠均匀，CT 值约 23Hu，周围见条片状及絮片状密度增高影；B. 胸锁关节层面纵隔窗，右肺上叶尖段空洞影，内见团状影，可见"新月征"，密度欠均匀，CT 值约 23Hu；C、D. 胸锁关节层面，（患者俯卧位）可见空洞内团块影随体位改变而移动

最后诊断：右肺曲菌球；2 型糖尿病

转归：术后予伏立康唑抗真菌及对症支持治疗。经治疗后患者咳嗽、血丝痰好转，无胸闷、胸痛，无发热。术后恢复良好出院。

【讨论】

近年来，随着广谱抗生素、糖皮质激素及免疫抑制剂的广泛应用，肺曲菌病发病率呈逐渐升高的趋势。通常认为肺曲霉病在免疫功能受损的人群中高发，当患者合并有全身性疾病如血液系统疾病、恶性肿瘤及结缔组织疾病等时，机体的免疫功能降低而导致曲霉感染。在全身疾病中糖尿病亦是曲霉发病的危险因素之一，虽然在我国肺真菌感染治疗指南中，宿主因素的条目里未纳入糖尿病作为危险因素，但最近美国 1000 多家医疗机构对 11 881 例侵袭性真菌感染患者的统计结果显示，最易发生侵袭性真菌感染的基础疾病患病群体中，COPD 占第 1 位（22.2%），其次是糖尿病（21.7%）。本例患者基础存在 2 型糖尿病，反复咳嗽、痰中带血，后确诊为肺曲菌病。故糖尿病患者，胸部 CT 发现肺内占位伴空洞，除肺脓肿、结核及恶性肿瘤外，还需警惕肺真菌感染可能。

肺曲霉球患者一般无明显全身症状，临床症状以咯血最常见。文献报道有临床意义的

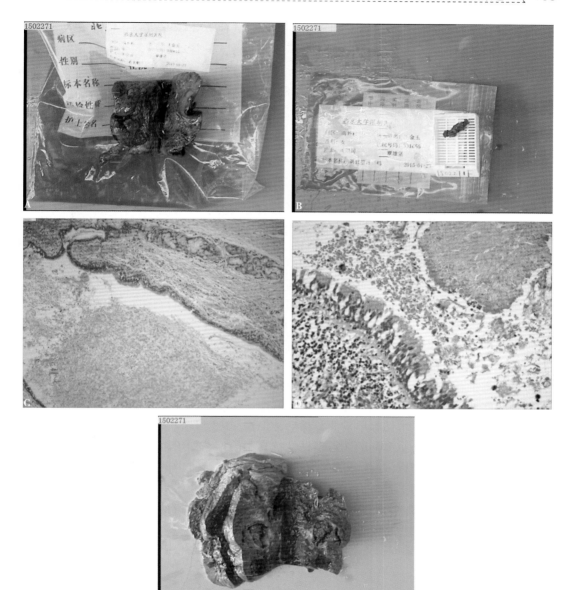

图 2-4-22　肺组织病理

支气管内见大量真菌菌团，形态符合曲菌（H-E 染色）

咯血发生率可达 50.3%。咯血量从很少到大量致死性不等，其他常见临床症状包括咳嗽、咳痰，少见的有体重减轻、发热等。但总体上症状缺乏特异性，临床上需与肺结核、支气管扩张、肺癌等疾病进行鉴别。胸部 CT 检查在肺曲霉病的临床诊断上具有重要的意义。胸部 CT 典型的表现为肺内空洞或空洞内球形高密度影或新月形低密度影，其内球形团块影伴随体位变动而移动，是曲菌球所特有的影像学改变。本例患者 CT 符合该特征表现（图 2-4-21），故可做出临床诊断。但考虑患者存在反复咳嗽、咯血，需进一步治疗。一般认为抗真菌药物较难进入空洞内。存在咯血的患者，若一般情况良好，为预防致死性大咯血可能，多数推荐手术治疗为首选。对于咯血治疗，其他方式还有药物止血和介入支气管动脉栓塞。但药物治疗对于大咯血患者效果不佳，而行支气管动脉栓塞介入治疗后患者易出现复发。本例患者在保守治疗效果不佳后行手术治疗。有学者提出术后常规给予抗真菌药物治疗 4~8 周，以减少术后复发风险。本例患者术后予伏立康唑抗真菌治疗，恢复良好，咳嗽、咯血好转。

（黄文蒂　宋卫东　尹　慧）

【专家点评】

该患者为中年女性，既往有糖尿病病史，本次因反复咳嗽、咳血丝痰 1 年余入院，入院后胸部 CT 检查发现肺曲霉典型的特征性改变，即右肺上叶尖段空洞影，内见团状影，可见"新月征"，由此可以考虑肺曲霉感染的可能。本例没有提供前期在"外院"的 CT 图像，难以判断"外院"漏诊的原因，实际上该患者存在长时间的漏诊情况。本例患者有糖尿病病史，可能具有发生侵袭性真菌感染的易感因素，但是是否存在其他的易感因素，在临床上有必要进一步寻找，如患者的生活环境、外周血白细胞和淋巴细胞计数如何，是否存在免疫抑制等情况，这些数据并没有在病例中加以分析，值得注意。影像学改变是肺曲霉病的重要诊断依据。本例入院后胸部 CT 检查发现肺曲霉典型的特征性改变，即右肺上叶尖段空洞影，内见团状影，可见"新月征"。而在转诊之前，在"外院"刚刚做过胸部 CT 检查，明显没有注意到这些典型的特征。

根据指南推荐，无论是曲霉球，还是反复咯血，本例患者均有外科手术的指征。对于单发的肺曲霉球，病灶切除彻底后，可以考虑观察，不一定需要继续使用抗真菌药物。目前尚没有证据支持外科手术切除单发曲霉球后辅助性三唑类抗真菌治疗的疗效，手术切除单发曲霉球无真菌菌体物质渗漏的无需辅助性抗真菌治疗。如果因为外科手术操作较为复杂，可能存在真菌菌体物质渗漏，可以在手术前数周予以抗真菌药物治疗。但是对于不能确定病灶是否切除彻底的患者，仍建议使用抗真菌药物，防止出现复发。本例患者在转诊之后，能够取得诊疗成功，与对该病有较好地认识、对影像学特征能够仔细研判及处理得当有明显的关系。

（陈怀生　杨敏洁　韩雪梅）

参 考 文 献

[1] 姜鲁宁，刘雪青，张秀莲，等. 22 例肺曲霉病误诊分析. 中华诊断学电子杂志，2015，3（3）：208-213.

[2] 中华医学会呼吸病学分会感染学组，中华结核和呼吸杂志编辑委员会. 肺真菌病诊断和治疗专家共识. 中华结核和呼吸杂志，2007，30（11）：821-834.

[3] Pappas PG, Kauffman C, Andes D, et al. Clinical practice guidelines for the management of candidiasis: 2009 update by the Infectious Diseases Society of America. Clin Infect Dis, 2009, 48 (5): 503-535.

[4] Lee JK, Lee YJ, Park SS, et al. Clinical course and prognostic factors of pulmonary aspergilloma. Respirology, 2014, 19 (7): 1066-1072.

[5] Sharma S, Dubey SK, Kumar N, et al. Monod and air crescent sign in aspergilloma. BMJ Case Rep 2013. doi: 10. 1136/bcr-2013-200936.

[6] Moodley L, Pillay J, Dheda K. Aspergilloma and the surgeon. J Thorac Dis, 2014, 6 (3): 202-209.

病例9 反复咳嗽、咯血1年，加重20天

【病史摘要】

患者，女性，63岁，环卫工人。主诉"反复咳嗽、咯血1年，加重20天"。患者1年前无明显诱因出现咳嗽，咳少量白色黏痰，痰中带血，量少。自服"头孢克洛"治疗后痰血减少，但此后反复出现痰中带血，未予治疗。20天前咯血加重，量约30~50ml/d，伴发热，最高38.1℃。无呼吸困难、胸痛等，曾在当地医院就诊，胸片显示"左肺门增大，左肺门旁阴影"，经服药治疗（具体不详），症状无改善，遂来我院就诊。门诊胸部CT示"左上肺肺门下方见团块影"，收入院。起病以来精神食欲欠佳，体重下降约3kg。

既往史：2012年11月因腰椎压缩性骨折经皮 T_{12} 锥体后凸成形术。否认肝炎、结核、糖尿病等病史。

个人史：否认吸烟、饮酒史。长期从事环卫清扫工作。

体格检查：T 36.2℃，P 95次/分，R 20次/分，BP 141/72mmHg。呼吸平稳。浅表淋巴结无肿大。气管居中，胸廓对称无畸形，双侧触觉语颤对称，双肺叩诊呈清音，听诊双肺呼吸音粗，未闻及干湿性啰音。心率95次/分，心律齐，未闻及杂音。腹软，无压痛反跳痛，肝脾肋下未及，双下肢无水肿。

初步诊断：左肺门占位查因（肺癌？肺结核？肺部炎性假瘤？）

【诊疗经过】

入院后查白细胞计数 3.20×10^9/L，中性粒细胞66.9%。肝功能正常，尿素氮2.19mmol/L，肌酐68.4μmol/L。超敏C-反应蛋白14.32mg/L，血沉40mm/h；结核抗体、肺炎支原体抗体、衣原体抗体及军团菌抗原均阴性。抗链球菌O、类风湿因子均阴性；ENA自身抗体系列、ANA均正常。血培养无致病菌生长；G试验阴性；GM试验阴性。反复查痰涂片未见抗酸杆菌及真菌。痰培养未见细菌生长。PPD皮试（+）。

2013年5月4日胸部CT：左肺上叶舌段支气管狭窄，伴肿块形成，大小约36mm×25mm，肿块远端肺组织见小片模糊影（图2-4-23）。

入院后予莫西沙星抗感染及止血、祛痰等对症治疗后仍有咳嗽、咯血，伴不规则发热，体温最高达39℃。2013年5月6日行电子支气管镜检查，镜下见气管及左右主支气管有鲜血，左主支气管黏膜充血、水肿，左舌叶开口有新生物阻塞，表面被覆白苔，新生物周边见鲜血，在左上叶舌段行刷片活检，术中出血较多（图2-4-24）。支气管镜下刷片见较多的纤毛柱状上皮细胞及中性粒细胞，局灶见少量菌丝样物，左舌段黏膜活检病理检查示：镜下见曲菌菌丝，较均匀，有横隔，菌丝形成锐角分支；有小圆形孢子。符合曲霉感染（图2-4-25）。

2013年5月10日开始予伏立康唑静脉注射治疗，患者体温下降至37.5℃左右，咳嗽、咳痰症状减轻，但仍然反复咯血，每天5~10ml。患者要求于5月25日出院。出院后继续口服伏立康唑200mg，每日2次。期间反复咯血，最多1次约100ml。6月10日再次收入我院。2013年6月14日胸部增强CT（图2-4-26）。胸外科会诊建议手术治疗，于2013年6月22日胸腔镜探查见左肺与胸壁、心包粘连，左下肺靠近斜裂处直径6cm质韧肿块，侵及脏层胸膜；下肺动脉周围淋巴结钙化，正常解剖界限消失；下肺动脉和支气管

粘连紧密，无法分离。将肺动脉和支气管一并切除。术中切除大体标本（图 2-4-27）。

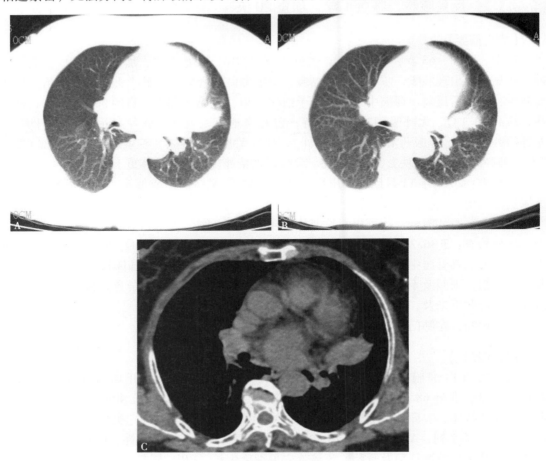

图 2-4-23　胸部 CT

A.B. 肺窗，左肺上叶舌段见团块影，内侧与心影相连，大小约 36mm×25mm，肿块
远端肺组织见小片模糊影；C. 纵隔窗，见左肺团块影密度较均匀，边缘境界尚清

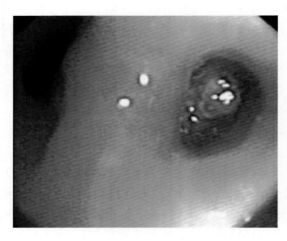

图 2-4-24　电子支气管镜检查

电子支气管镜检查示气管、隆凸正常；右肺主支气管、上中下叶各管腔黏膜光滑、管腔通畅，未见新事物；左肺主支气管黏膜光滑、管腔通畅；上舌叶管腔通畅，下舌叶管腔内可见黄色坏死物堵塞，黏膜肿胀，嵴增宽

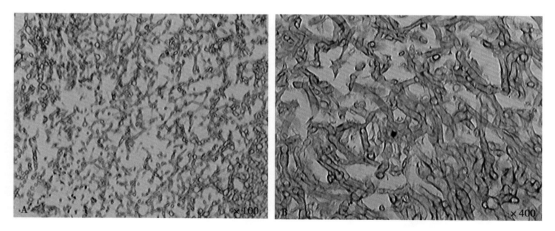

图 2-4-25　肺组织病理

A. 左舌叶黏膜活检示镜下见曲菌菌丝及孢子（H-E 染色）；B. 左舌叶黏膜活检见曲菌菌丝及孢子（H-E 染色）

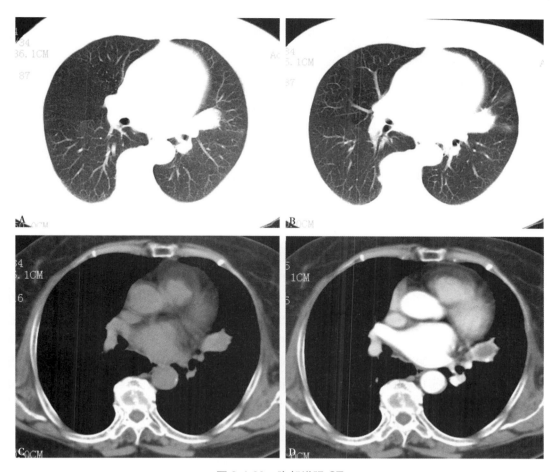

图 2-4-26　胸部增强 CT

A，B. 肺窗，左肺上叶舌段肿块形成，最大断面面积约 34mm×24mm；肿块远端肺组织见小片模糊影；C. 纵隔窗，病灶内部密度欠均匀，边缘 59Hu，中心部分 CT 值 36~45Hu；D. 增强扫描见不均匀强化，略呈环形，边缘强化明显，CT 值 110Hu；中心轻微强化，CT 值 40~53Hu；纵隔内见淋巴结增大，部分钙化

最后诊断：支气管阻塞性肺曲霉病

转归：术后恢复好，继续口服伏立康唑4周，症状基本消失，术后1年复查病灶无复发（图2-4-28）。

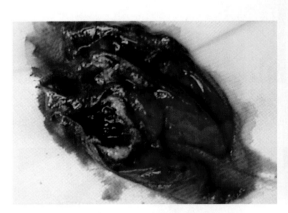

图2-4-27 切除组织标本肉眼所见

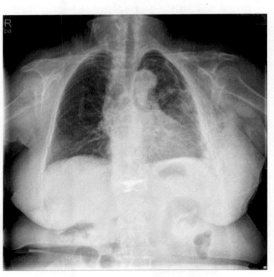

图2-4-28 胸片
左上肺野见斑片状及条状阴影，左肋膈角变钝

【讨论】

肺曲霉病是吸入曲霉引起的一组急、慢性肺部疾病。白血病、恶性肿瘤放化疗、器官移植、长期大量应用激素及免疫抑制剂等因素可增加曲霉感染风险，免疫功能正常的人群较少见。支气管阻塞性肺曲菌病（obstructive aspergillus tracheobronchitis，OATB）是肺曲霉病中的少见类型，被认为是侵袭性肺曲霉（invasive aspergillosis，IPA）的亚类，常与所处环境中大量曲霉孢子的暴露有密切关系。OATB的临床表现缺乏特异性，多表现为咳嗽、咳痰、发热、呼吸困难、胸痛、咯血等。CT的特征性表现为支气管管腔内新生物突出，导致局部管腔狭窄或完全堵塞；也可表现为气管壁增厚或团块影等表现。支气管镜检查在OATB的诊断中有重要地位，不仅可以直视管腔内病变，还能通过活检、抽吸、灌洗等获取标本确立诊断。支气管镜下活检组织病理检查是确诊该病的最直接有效的方法。本例患者系亚热带气候城市环卫工人，长期凌晨作业，推测其感染可能与工作环境中较多接触腐烂潮湿、易滋生曲霉的植物与土壤，导致气道吸入大量肺曲霉有关。其临床表现缺乏特异性，症状为慢性咳嗽、咯血，抗菌治疗似乎曾经有效，但之后迁延不愈。CT表现为左肺上叶舌段支气管狭窄，伴肿块形成，支气管镜下为新生物，极易误诊为肺癌、阻塞性肺炎。

OATB治疗方式主要是抗真菌、局部腔内介入或外科手术。该患者使用伏立康唑治疗1个月，临床症状改善不明显，仍表现反复的咯血。复查的CT见肿块增强扫描不均匀强化，考虑是曲霉侵袭了较大的肺血管。胸腔镜术中可见左肺与胸壁、心包粘连，肿块侵及脏层胸膜，下肺动脉和支气管粘连紧密，无法分离，考虑是曲霉侵犯到下肺动脉，可能是反复咯血的病理基础。肺曲霉病最常见的症状为咯血，发生率达80%，可能危及生命的大咯血发生率达30%。因此，对于内科疗效不好、持续的咯血、病灶局限应考虑积极外科手术。对于病变较小，胸膜腔没有受累、无明显粘连的肺曲霉病病例，适合采用胸腔镜方法切除。术后应用抗真菌药物，主要用于减少肺内曲霉病的复发，预防胸腔内继发曲霉感染。

（徐　平　宋卫东　成官迅）

【专家点评】

此病例支气管黏膜组织活检病理见曲菌菌丝，属于确诊病例。侵袭性肺真菌病的确诊只需要具备组织学或无菌体液检测到确定的微生物学证据，不涉及宿主因素。本例患者长期从事环卫清洁工作，其职业特点使她有机会反复暴露在大量曲霉孢子中，应该是感染疾病的主要原因。但该患者是否存在免疫功能受损值得商讨。患者入院时血常规检查白细胞计数 3.20×10^9/L，没有提供入院前外院检查结果及住院后白细胞变化情况，没有进行淋巴细胞亚群等检测，不能排除存在免疫功能受损的基础疾病。本例既往因腰椎压缩性骨折行经皮 T_{12} 椎体后凸成形术，平时身体素质和营养状况及手术史与肺部疾病发病及疾病进展是否有关，也值得注意。

外科手术在侵袭性肺曲霉病的治疗中有重要的作用，病变与大血管或心包相邻、单个空洞病变引发咯血或胸壁受侵患者可从外科治疗中获益。本例患者主要病变表现为肿块形态，造成支气管堵塞，内科治疗效果差，有手术指征。手术过程也证实了病变与胸壁、心包粘连，肿块侵及脏层胸膜，下肺动脉和支气管粘连紧密，无法分离。

本例患者手术治疗后继续抗真菌治疗4周，术后随访1年无复发，治疗很成功。

（韩雪梅　傅应云　金常娥）

参 考 文 献

[1] Fernández-Ruiz M, Silva JT, San-Juan R, et al, Aspergillus tracheobronchitis: report of 8 cases and review of the literature. Baltimore, 2012, 91（5）: 261-273.

[2] Greene RE, Sehlamra liT, Oestmaun JW. CT Imaging findings In acute invasive pulmonary aspergillosis: clinical significance of the halo sign. Clin Infect Dis, 2007, 44（3）; 373-379.

[3] Tasci S, Glasmacher A, Lentini S, et al. Pseudomembranous and obstructive Aspergillustracheobronchitis-optimal diagnostic strategy and outcome. Mycoses, 2006, 49（1）: 37-42.

[4] Danner BC. Surgical treatment of pulmonary aspergillosis/mycosis in immunocompromised patients. Interact Cardiovasc Thorac Surg, 2008, 7（5）: 771-776.

病例 10　反复咳嗽、咳痰、咯血6年余，再发加重1天

【病史摘要】

患者，男性，49岁，安徽人。因"反复咳嗽、咳痰、咯血6年余，再发加重1天"于2013年8月7日收入院。2009年开始出现反复咳嗽、咳痰，无明显规律性，痰多为黄白色黏痰，外院曾诊断为"支气管扩张"，药物治疗（具体不详）效果不佳。其后上述症状反复发作，每年发作次数不等，偶伴咯血，予抗感染治疗（具体不详）后可缓解。2012

年因"咯血"在当地医院行"介入手术"治疗，术后好转（具体不详）。2013年8月6日因再次出现咳嗽、咳黄白色黏稠痰，伴咯血约10ml，就诊我院急诊，胸部CT示"左肺上叶前段团块状密度影，左上肺支气管扩张"，收入住院。起病以来，无胸闷、气促、胸痛、盗汗等。精神食欲可，大小便正常，体重无明显减轻。

体格检查：T 36.4℃，P 74次/分，R 18次/分，BP 102/62mmHg。神清，浅表淋巴结未触及肿大。双侧扁桃体无肿大。双肺呼吸音稍粗，左上肺可闻及湿性啰音。心律齐，未闻及明显杂音。腹软，无压痛反跳痛，肝脾肋下未及，肝区、肾区无叩痛。双下肢无水肿。无杵状指。神经系统查体未见异常体征。

辅助检查：

一、实验室检查

血常规、超敏C-反应蛋白、心肌酶三项未见异常。痰涂片未见真菌；痰涂片未见抗酸杆菌。

二、影像学检查

2013年8月6日胸部CT扫描（图2-4-29）。

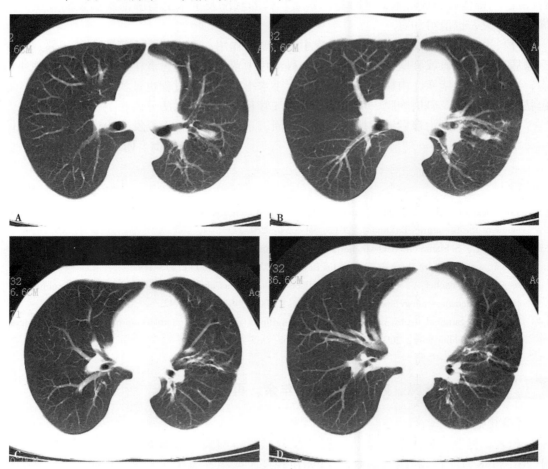

图2-4-29 胸部CT扫描肺窗

左肺上叶尖舌段见支气管扩张；左肺上叶后段见结节状稍高密度影，大小约2.3cm×1.0cm，边缘欠清晰

初步诊断：支气管扩张并咯血

【诊疗经过】

入院后查血常规、血沉、（1，3）-β-D 葡聚糖均未见异常。谷丙转氨酶 67U/L，总蛋白 51.8g/L、白蛋白 27.3g/L；痰真菌培养及痰细菌培养均呈阴性。先后予哌拉西林钠/他唑巴坦钠、头孢拉定抗感染及酚磺乙胺、氨甲苯酸等对症治疗，症状无明显好转，且咯血有加重趋势。为明确诊断及进一步治疗，胸外科会诊后建议手术治疗，于 2013 年 8 月 16 日在全麻下行胸腔镜下左上肺叶切除术+胸腔粘连松解术。术后病理（图 2-4-30）示：送检肺组织部分细支气管管腔扩张，少数扩张的管腔内见真菌菌团，管周见淋巴细胞浸润；周围肺泡间隔血管扩张充血，肺泡腔局部见出血；送检支气管断端黏膜下层轻度水肿、充血，伴少量淋巴细胞浸润。病变较符合支气管扩张，伴真菌（考虑为曲霉）感染。

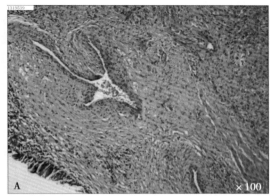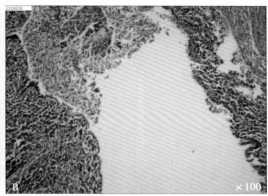

图 2-4-30 胸腔镜下术后病灶组织病理学检查

H-E 染色可见曲菌菌丝及孢子，较多量淋巴细胞、浆细胞及中性粒细胞浸润

最后诊断：支气管扩张合并慢性曲霉病

转归：术后予伏立康唑、头孢替安、依米替星联合抗感染治疗，患者症状明显好转。出院后随访至今，未再咯血。

【讨论】

曲霉病是由曲霉及其分生孢子所致的机会性感染，肺是其最常见的靶器官。曲霉作为一种条件致病菌，是否发病受真菌和感染者之间的相互作用所决定。侵袭性曲霉病多发生在重度免疫缺陷的患者，包括中性粒细胞减少、器官移植、危重症患者或长期使用糖皮质激素的患者。慢性曲霉病进展较缓慢，往往发生在慢性肺部疾病患者中，不伴随或仅有轻度的免疫缺陷，如慢性阻塞性肺疾病、支气管扩张、结节病、肺癌、既往或目前存在结核或非结核分枝杆菌的患者。

本例患者既往有支气管扩张病史；临床表现为反复咳嗽、咳痰、咯血；胸部 CT 仅提示"左肺上叶舌段支气管扩张，左肺上叶后段见团片状高密度影"，缺乏典型的曲霉感染影像学改变，且 G 试验阴性，极易忽视肺曲霉病导致的咯血，早期临床诊断困难。但是患者反复抗感染治疗症状改善不明显，需考虑合并真菌机会性感染可能。本例最终行肺叶切除术组织病理学检查而确诊。说明无免疫功能缺损的患者如果存在慢性肺部疾病时，也应警惕肺曲霉病的发生。

肺曲霉病患者一般无明显全身症状，临床症状以咯血最常见，伴或不伴有慢性咳嗽、呼吸困难等。影像学表现包括肺部空洞伴或不伴曲霉球、浸润、结节及各种程度的肺或胸膜纤维化。其中典型的肺曲霉球表现为肺部空洞内有球形或类球形阴影，球的上方有新月形透亮区（新月征）。该病临床症状不特异，容易被原发病所掩盖，易漏诊。如本病例诊疗初始仅考虑支气管扩张导致的咯血，而忽略了肺曲霉病，需引起临床注意。

慢性肺曲霉病漏诊的主要原因在于：①临床医师对本病的认识不足，将咯血的原因完全归结于原发病，是漏诊的主要原因之一；②原发病的胸部CT表现可能将其特征影像掩盖；③对慢性肺病患者缺乏足够的警惕性，特别是经过合理用药后达不到预期效果时未想到此病，容易漏诊。

肺曲霉病治疗的目的主要是改善症状、预防咯血、避免纤维化的形成。治疗方案主要为药物治疗和外科手术治疗。因为抗真菌药物对肝肾功能的影响较大，且治疗疗程较长，肝肾功能损害以及耐药性是治疗过程中需要重点考虑的问题。对于单纯曲霉球或局部病变的复杂曲霉球，以及反复咯血控制不佳的患者，若肺功能允许可考虑行手术治疗，肺叶切除术是常见的手术方法。

（蔡雅舟　黄文蒂　徐　平）

【专家点评】

慢性肺曲霉病指慢性肺部曲霉感染，病程超过3个月，可以继发于其他呼吸系统疾病。本例患者因"反复咳嗽、咳痰、咯血6年余，再发加重1天"入院，病程远远超过3个月，在前期的诊疗中显然并未认识到此病。对于长期咳嗽、咳痰、咯血的患者，应注意根据指南提出的诊断依据和鉴别诊断进行排查，对提高CPA的诊断有很大的帮助。

根据目前的指南，诊断CPA需要同时满足：①胸部影像学持续出现的特征性表现，尤其是CT的表现；②曲霉感染的直接证据或针对曲霉的免疫反应阳性；③除外其他疾病。从本例患者看，左肺上叶后段见结节状稍高密度影，大小约2.3cm×1.0cm，边缘欠清晰，从影像学上看不能算非常典型的肺曲霉球，但应注意曲霉结节的可能。而曲霉感染直接证据，可以通过肺组织活检获得。由于曲霉结节在临床上更为少见，其与肺结核、肺癌、肺转移癌、隐球菌结节、球孢子菌病等影像学形态更难区分，因此其诊断仅能靠组织学活检来确诊。值得注意的是，如镜下观察到真菌菌丝侵入肺实质，则诊断亚急性侵袭性肺曲霉病，而仅呼吸道样本中发现曲霉菌丝和（或）培养出曲霉和（或）曲霉PCR阳性同样不能确诊CPA。肺泡灌洗液（而非血液）GM试验可以提高诊断CPA的敏感度和特异度。

本例在术后继续使用三唑类抗真菌药物治疗，但目前指南认为，肺曲霉结节如果病灶切除彻底，是可以定期观察的，除了免疫功能低下，完全切除的单发曲霉结节无需抗真菌治疗。建议术后每间隔3个月监测定量曲霉IgG、炎症指标和影像学的动态变化，以决定是否需要抗真菌治疗。

（陈怀生　刘雪燕　陈步东）

参考文献

[1] Patterson KC, Strek ME. Diagnosis and treatment of pulmonary aspergillosis syndromes. J Chest, 2014,

146 (5)：1358-1368.

[2] Park SY, Lee SO, Choi SH, et al. Serum and bronchoalveolar lavage fluid galactomannan assays in patients with pulmonary aspergilloma. Clinical Infectious Diseases, 2011, 52 (7)：e149-e152.

[3] Zou M, Tang L, Zhao S, et al. Systematic review and meta-analysis of detecting Galactomannan in bronchoalveolar lavage fluid for diagnosing invasive Aspergillosis. PLoS ONE, 2012, 7 (8)：Article ID e43347.

[4] Ba PS, Ndiaye A, Diatta S, et al. Results of surgical treatment for pulmonary aspergilloma. Med Sante Trop, 2015, 25 (1)：92-96.

[5] Lim per AH, K nox KS, Sarosi CA, et a1. An official American thoracic society statement l treatment of fungal infectionsin adult pulmonary and critical care patients. Am J Reapir Crit Care Med, 2011, 183 (1)：l96-128.

病例11　间断咯血4个月余

【病史摘要】

患者，男性，42岁。因"间断咯血4个月余"于2014年12月2日收入院。患者4个月前无明显诱因间断出现咯血，病初为血丝痰，量不多，不伴有胸痛、胸闷，无发热、盗汗、食欲下降、体重减轻等，未予重视及诊治。后反复出现咯血，量时多时少，量多时为血块（约1~2ml），少时为血丝痰，曾在外院就诊，诊断为"右上肺继发性肺结核，右上肺空洞"，未进一步接受相关治疗。于2014年12月2日就诊我院，收住胸外科。起病以来，患者精神、食欲、体力、大小便、睡眠均正常，体重无变化。

既往史：20年前曾患"肺结核"，经抗结核治疗（具体不详），述已治愈。否认烟、酒等不良嗜好。否认高血压病、糖尿病等病史。

体格检查：T 36.4℃，R 18次/分，P 90次/分，BP 121/73mmHg。神志清，正常面容，语气连贯，呼吸平顺。无杵状指。全身浅表淋巴结未触及肿大。结膜无苍白。气管居中。胸廓对称，双侧胸部触觉语颤无减弱。双肺叩诊清音，右上肺呼吸音减弱，左肺呼吸音清晰，双肺未闻及干湿啰音。心率90次/分，心律齐，心脏各瓣膜听诊区未闻及病理性杂音。腹平软，无包块，无压痛、反跳痛，肝脾未触及，移动性浊音阴性。双下肢无水肿。

辅助检查：

2014年11月25日胸部CT检查（图2-4-31）。

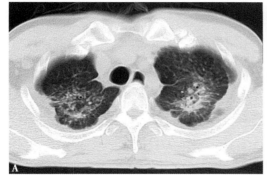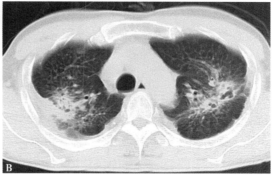

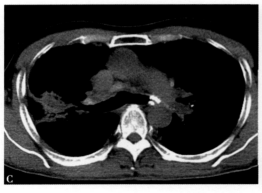 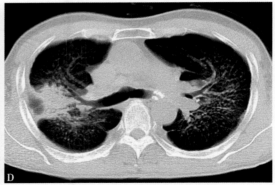

图 2-4-31 2014 年 11 月 25 日胸部 CT

A、B. 肺窗，两上肺叶见不规则斑片状密度增高影，其间见大小不等的透亮区，两侧胸膜肥厚；C、D. 支气管分叉层面见右上肺团块状影，右上肺近胸膜处可见空洞，团块影与侧胸膜粘连。左主支气管开口处见平行两条状钙化影

初步诊断：

1. 右上肺曲霉球

2. 双上肺继发型肺结核（纤维空洞型）

【诊疗经过】

入院后完善相关检查。血常规 WBC 5.1×10⁹/L，N 42%，L 41%，EO 10%。RBC 3.9× 10¹²/L，PLT 126×10⁹/L。ESR 5mm/h。CRP 11mg/L。肝功能、肾功能、血糖、凝血功能结果均正常。HIV 抗体阴性。痰涂片（包括抗酸染色）均阴性。

考虑到患者为右上肺空洞，且右侧胸膜粘连明显，遂于 2014 年 12 月 8 日全麻下行胸腔镜右肺上叶切除术+胸膜粘连烙断术+肋间神经封闭术。手术探查见右上肺空洞形成，内有曲霉球形成。术后病理报告：右上肺曲霉球（图 2-4-32）。

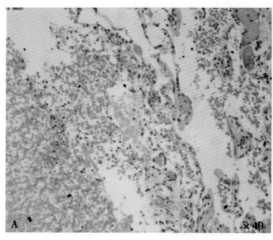 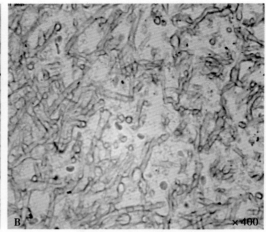

图 2-4-32 肺组织病理

A. 肺曲霉球染色（H-E 染色）；B. 肺曲霉球染色（H-E 染色）。

可见曲菌菌丝及孢子，菌丝大小较一致，有隔，有 45° 锐角分支术后治疗及症状转归：术后未给予药物治疗，病情恢复良好，咯血症状消失。

出院诊断：右上肺曲霉球；双上肺继发型肺结核（纤维空洞型）。

【讨论】

肺曲霉球（aspergillomas）是曲霉丝、纤维素、黏液和细胞坏死物形成的混合物，它是最常见的肺曲霉病表现形式（61.8%）。肺曲霉球属于寄生性肺曲霉病，发生于肺内空腔中，是慢性肺曲霉病（CPA）的一种晚期表现形式；空洞外的肺组织内往往不存在霉菌菌丝，因此有别于侵袭性肺曲霉病。当肺内空腔直径>2cm，形成曲霉球的风险为15%~20%。"复杂性曲霉球"实际上是慢性空洞性肺曲霉病（CCPA）。

本例患者基础性疾病为双上肺继发型肺结核。CT检查提示双上肺纤维增殖性病灶，右上肺近胸膜处尚可见纤维空洞形成，并与局部胸膜粘连，空洞内尚有稍高的致密影，通过这一间接征象，我们考虑到曲霉球的存在。实际上，肺曲霉球常见的易患因素为已经存在的结核病、支气管扩张、支气管囊肿等，而肺结核是肺曲霉球最常见的基础性疾病（93%）。42%肺曲霉球好发于右上肺。因此，仅从基础性疾病、空洞发生部位来推测，本例患者右上肺空洞内有存在曲霉球的较高可能。回顾文献我们发现，在既往有肺结核的患者中，CPA的发生率在英国曼彻斯特达15.3%，在韩国达93%。肺结核治愈6个月后，经胸片检查发现，南非金矿工人肺内空腔发生率达21%；而一项北美的研究显示，肺内空腔的发生率达23.3%。肺内空腔的持续存在，便成为肺曲霉球病的高危因素。英国的一项早期研究表明，经抗结核治疗一年、痰转阴的肺结核患者中，肺曲霉球病的发生率达14%；4年后肺曲霉球病的发生率达22%。而抗结核治疗一年后，曲霉沉淀素阳性的患者达25%。因此，在肺结核患者中，肺曲霉球的发生率实际上被低估了。这些临床研究数据表明，对于肺结核患者，随访中发现肺内空洞的持续存在，临床医生应考虑到有合并发生曲霉球的较高风险。

如同该患者，肺曲霉球患者可多年不出现明显症状。大部分患者有少量咯血经历，严重者会出现大量咯血，多见于原有肺结核空洞患者。咯血往往是这些患者就诊的最常见原因。陈旧性结核空洞并肺曲霉球患者，咯血发生率达81%。由于曲霉球周围常有丰富的血管和血管瘤形成，且曲霉易侵蚀血管，故出血、咯血常见。若不加以干预，曲霉球的这种并发症将持续存在，甚至危及生命。

曲霉球的典型影像学表现是空洞或空腔内孤立球形灶，上缘弧形，与周围形成新月形透亮区，邻近胸膜增厚，改变体位后曲霉球可移动（"钟摆样"）。曲霉球有时过大或过小会造成诊断上的困难。本例患者右上肺空洞内并没有明显的球形灶和钟摆影，通过空洞内的致密影我们推测存在曲霉球。一般而言，肺曲霉球的诊断主要依靠临床表现和影像学表现，而不一定有肺活检结果。影像学上鉴别包括肺结核，肺癌，包虫囊等。对于单纯性肺曲霉球患者，手术切除是推荐的治疗方式。而复杂性肺曲霉球（慢性空洞型肺曲霉病）患者，可以选择药物治疗（伊曲康唑、伏立康唑、泊沙康唑）或手术切除。对于能耐受手术的患者，有统计资料表明术后随访0.5~7年，均无复发，疗效肯定。

（陈洪涛　苏冬娜　郭晓静）

【专家点评】

该患者因为咯血 4 个月余入院，入院后胸部 CT 提示"支气管分叉层面见右上肺团块状影，右上肺近胸膜处可见空洞"。由于医生对慢性肺曲霉病的认识比较充分，很快诊断"右上肺曲霉球"，使得患者及时得到治疗。

CPA 病程大于 3 个月，常继发于其他呼吸系统疾病，尤以肺结核最为多见。肺曲霉球是本病晚期的表现，由于曲霉生长突入原有肺结核病灶的空洞腔内形成球状。因为曲霉球具有典型特征的影像学表现，所以通常可以通过影像学进行诊断，而不需要病理组织学检查。本例患者能够获得较早期的诊断和治疗，原因就在于其有典型的特征性影像学表现。

在治疗方面，外科手术切除曲霉球是对无肺功能衰竭患者的最终治疗选择。严重咯血的患者更应该接受外科手术治疗。手术前应该重点评估患者的心肺功能情况，并注意辅以营养支持治疗。尽管指南认为 CPA 应该首先选择三唑类抗真菌药物治疗，但对于孤立的肺曲霉球的治疗，尚无证据支持手术切除后联合使用三唑类等抗真菌药物治疗的益处。因此，本例患者在接受肺叶切除后，虽未接受进一步的抗真菌治疗，恢复情况良好，与手术清除病灶彻底关系较大。

本例诊疗成功的经验，首先是对 CPA 认识比较充分，能够很快根据胸部 CT 表现进行诊断；其次是很快接受外科手术切除病灶，从而保证了本例患者诊疗获得成功。

本例患者除了上述针对肺曲霉病的手术治疗外，还应特别注重肺部结核病变的进一步诊断与治疗。

（陈怀生　刘雪燕　温隽珉）

参 考 文 献

［1］Kosmidis C，Denning DW. The clinical spectrum of pulmonary aspergillosis. Thorax，2015，70（3）：270-277.

［2］刘又宁，佘丹阳，孙铁英，等. 中国 1998 年至 2007 年临床确诊的肺真菌病患者的多中心回顾性调查. 中华结核和呼吸杂志，2011，34（2）：85-90.

［3］张泽丽，陈宝元. 国内 20 年肺曲霉病临床资料汇总分析. 国际呼吸杂志，2009，29（4）：193-196.

［4］Smith NL，Denning DW. Underlying conditions in chronic pulmonary aspergillosis including simple aspergilloma. Eur Respir J，2011，37：865-872.

［5］Sonnenberg P，Murray J，Glynn JR，et al. HIV-1 and recurrence，relapse，and reinfection of tuberculosis after cure：a cohort study in South African mineworkers. Lancet，2001，358：1687-1693.

［6］Hamilton CD，Stout JE，Goodman PC，et al. The value of end-of-treatment chest radiograph in predicting pulmonary tuberculosis relapse. Int J Tuberc Lung Dis，2008，12：1059-1064.

［7］Mohapatra B，Sivakumar P，Bhattacharya S，et al. Aspergilloma and residual tuberculous cavities—the results of a resurvey. Tubercle，1970，51：227-245.

［8］BRITISH TUBERCULOSIS ASS. Aspergillus in persistent lung cavities after tuberculosis. A report from the Research Committee of the British Tuberculosis Association. Tubercle，1968，49：1-11.

［9］李雪，谢海涛，黎庶. 肺曲霉病的临床分类和影像学表现. 中国医学计算机成像杂志，2010，16（5）：384-388.

[10] Thomas JW, Elias JA, David WD, et al. Aspergillus. Clinical Infectious Diseases, 2008 (46): 327-360.

病例12 咯血2年余，加重1天

【病史摘要】

患者，男性，53岁。主诉"咯血2年余，加重1天"入院。患者自诉2年前开始间断少量咯血，无发热、咳嗽、咳痰、胸痛、气促等，在当地医院行CT检查示"双肺继发型肺结核，左上肺空洞形成"。在深圳市某市级传染病医院就诊，考虑为"左上肺霉菌病；陈旧性肺结核"，予抗真菌治疗（具体不详）及止血治疗后症状略有缓解。入院前1天再次出现咯血，为红色鲜血，量约5ml，无胸闷、胸痛；无潮热、盗汗等，为求进一步诊治，于2014年4月5日收住深圳某市级医院呼吸内科。起病以来，精神、睡眠、胃纳一般，大小便如常，近期体重无明显变化。

2006年行"贲门癌根治术"，术后恢复良好。

体格检查：T 36.4℃，P 76次/分，R 21次/分，BP 116/64mm。神志清楚。胸廓对称无畸形，双侧触觉语颤对称，双肺叩诊呈清音，听诊双肺呼吸音清，未闻及干湿性啰音。心界不大，心率76次/分，律齐，心音正常。

辅助检查：

一、实验室检查

WBC 10.7×10^9/L，N 69.2%，Hb 132g/L；血电解质正常；CEA 1.130ng/ml，CA 125 32.4U/ml，CA 19-9 41.26U/ml，细胞角蛋白2.120ng/ml，神经元特异性烯醇酶8.730ng/ml；肝肾功能正常。痰抗酸染色阴性；痰TB-DNA阴性；痰普通细菌、真菌、结核菌培养均为阴性。

二、影像学检查

1. 2011年11月22日胸部CT（图2-4-33）。

2. 2014年4月8日胸部CT（图2-4-34）

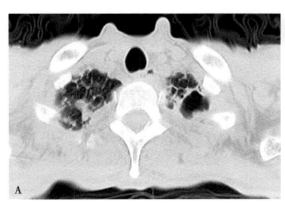
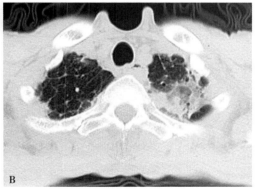

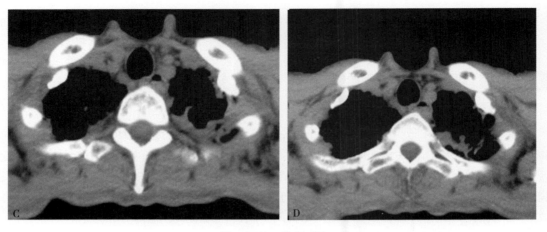

图 2-4-33 胸部 CT

A. 双上肺见陈旧性条索影及小结节影；左肺上叶尖段见薄壁空洞影；B. 左肺上叶尖段薄壁空洞内背侧见小球状致密影；C. 双上胸膜肥厚，两肺尖见索条状密度增高阴影；D. 左肺上叶尖段薄壁空洞背侧见小壁结节影

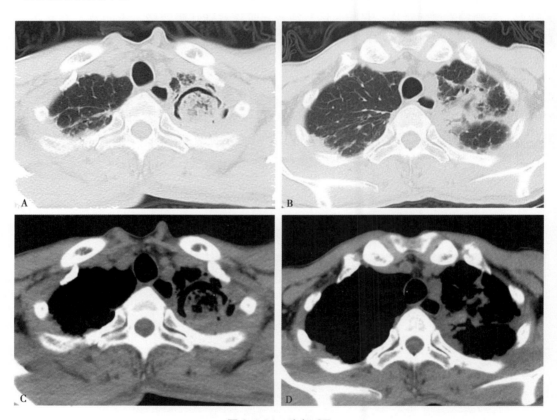

图 2-4-34 胸部 CT

与 2011 年 11 月 2 日 CT 片比较，左肺上叶尖段薄壁空洞影较前增大，肺内霉菌球较前明显增大，且见明显的新月征，两肺散在结节及右肺中叶结节斑片灶稍增多

初步诊断：

1. 左上肺曲霉感染

2. 双上肺陈旧性肺结核

【诊疗经过】

入院后予莫西沙星、伏立康唑抗感染，垂体后叶素止血等治疗。住院期间出现大咯血，急诊介入治疗后咯血逐渐减少，病情稳定。于 2014 年 7 月 21 日在气管双腔插管静脉复合全麻下行胸腔镜左上肺叶切除术+左胸膜粘连烙断术+左肋间神经封闭术。术后病理回报：左上肺叶送检肺结节镜下见真菌菌丝及孢子，形态符合曲菌病（图 2-4-35）。

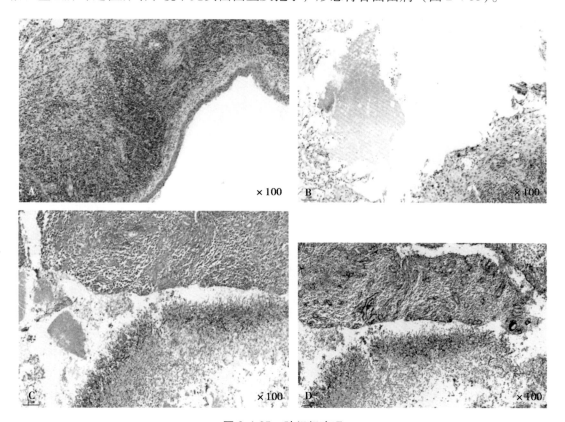

图 2-4-35　肺组织病理

A. 支气管周围大量炎细胞浸润（H-E 染色）；B. 囊腔内可见真菌菌丝（H-E 染色）；
C. 特殊染色（PAS 染色）；D. 特殊染色（PASM 染色）

出院诊断：

1. 左上肺曲霉球

2. 陈旧性肺结核

【讨论】

真菌根据致病力可分为致病性和条件致病性两类。条件致病性真菌致病性低，通常不感染正常人，但正常人大量接触后或免疫功能低下者易感染。曲霉大多为条件致病菌，易感染慢性肺病患者，尤其是肺结核病人。我国有庞大的结核感染人群，肺结核合并曲霉感染的病人数量是相当可观的。近年来曲霉病的发病率有上升趋势。曲霉几乎可侵犯人体各器官，最常侵犯支气管和肺。与曲霉相关的呼吸系统疾病大致分为三个主要的临床类别：过敏性曲霉病，曲菌球和侵袭性曲霉病。

肺曲霉感染好并发于肺结核患者的机制，主要归结为以下几点：

（1）肺结核为慢性肺部疾病，肺组织结构多有严重的破坏。这些病理改变使气道的净化作用减退，口咽部的真菌易于下行而侵犯肺组织；肺结核患者多有空洞形成、支气管扩张或堵塞引起肺不张，使分泌物引流不畅，给曲霉的定植、生长提供了有利环境。Denning 等对相关文献进行大范围回顾，进而估计肺结核之后慢性肺曲霉病的全球发病率，结果 21%（美国）~35%（中国台湾）的肺结核病人产生肺空洞，其中约 22% 的病人患有慢性肺曲霉病。

（2）肺结核为慢性消耗性疾病，患者 T 淋巴细胞数量及（或）功能下降，细胞免疫功能低下，使曲霉感染率增高。

（3）肺结核病人，尤其是合并结核性脑膜炎时常大剂量应用糖皮质激素，降低了病人的免疫力。

（4）多联抗结核药物及广谱抗生素的使用，容易造成机体菌群失调，使条件性致病性真菌乘虚而入。

肺曲霉感染与肺结核在影像上有很多相似之处，所以当肺结核合并曲霉感染时，会给诊断造成困难，容易误诊。原发性与继发性肺部曲霉感染的 CT 表现不同。有研究者报道，原发性肺曲霉感染的 CT 表现可为单个或多发，呈结节或肿块样，有或无新月征，伴磨玻璃影，纵隔淋巴结肿大较少出现。病灶发生部位多数为双侧肺部外周，尤其无空气新月征的原发性肺部曲霉感染上叶较多见，呈单发结节或肿块，边界清晰，明显特征为实变结节或肿块中心出现低密度区，多数结节或肿块的周围伴有磨玻璃影即"晕征"。继发性肺部曲霉感染的典型 CT 特征是"空气新月征"和"滚球征"，增强扫描无明显强化。"空气新月征"为曲菌球的特征性表现，表现为结节影或球形影周围新月形透亮区。"滚球征"为曲菌球可以随着体位改变而变化位置。肺曲菌球需要与几种肺空洞性病变鉴别：①肺结核空洞伴结核球：内容物往往不规整，密度不均，在没有钙化的情况下密度比无钙化的霉菌球要高。肺曲菌球的平均 CT 值为 2.56Hu，CT 值<20Hu 的占大多数，而肺结核和肺癌的平均 CT 值均高于 35Hu，CT 值>20Hu 占大多数，肺结核和肺癌的 CT 值明显高于肺曲菌球；②肺癌性空洞：分叶样肿块，偏心空洞，边缘短密毛刺，胸膜凹陷征，邻近胸壁纵隔受侵征象；③肺脓肿空洞：洞壁厚伴液平，无"空气新月征"。肺结核合并肺曲霉感染影像表现多样，两者本身影像近似，容易误诊，诊断需要依靠临床症状、影像学、真菌学检查及活检等综合判断。影像学上的一些特异性征象对于确诊非常有帮助，有重要的临床意义。

（黄国鑫　鄢孟洁　彭树松）

【专家点评】

本病例是一例典型的在肺结核基础上并发曲霉感染的患者，其具有以下临床特点：①老年男性患者，既往有肺结核及左上肺空洞形成病史；②临床上以反复咯血为主要临床表现；③胸部 CT 提示左肺上叶尖段薄壁空洞影及其内球状致密影较前明显增大，见明显的空气新月征；④左上肺叶病理组织见真菌菌丝及孢子，形态符合曲菌病。根据 ESCMID/ERS 临床诊治指南确诊为慢性（腐生性）肺曲霉病。慢性（腐生性）肺曲霉病主要包括曲霉球和慢性空洞型曲霉病两种临床类型，常好发于肺结核空洞内、支气管扩张、肺脓肿或支气管肺囊肿。据文献报道，肺曲霉球咯血发生率可达90%，咯血量可以从很少量到大量致死性的咯血等，因此诊断时需与上述原发病进行鉴别。

本病例缺乏既往肺结核诊断及治疗资料，但从患者于当地医院就诊时胸部 CT 情况来看，其肺窗显示左肺上叶叶尖段见薄壁空洞内背侧已经可见一小球状致密影，纵隔窗显示左肺上叶尖段薄壁空洞背侧同样可见一小壁结节影，均提示存在曲霉感染的可能性，而当地医院初始诊断为"双肺继发型肺结核，左上肺空洞形成"，显然没有考虑肺曲霉感染的可能性，显示主诊医生对在肺结核空洞基础上并发肺曲霉感染缺乏足够的认识。

患者于深圳市某市级传染病医院就诊时，考虑为"左上肺霉菌病，陈旧性肺结核"，予抗真菌治疗（具体不详）及止血治疗后症状略有缓解。显然此时主诊医生已经考虑到了肺部曲霉感染的可能，但诊断级别尚处于临床诊断或拟诊阶段，除积极行微生物学检查以外，还应行经皮肺穿刺等病理学方面的检查，从而达到明确诊断的目的。当临床诊断为肺部曲霉感染后，应积极寻找微生物学及病理学证据以进一步确诊。

本患者既往有明确的肺结核及左上肺空洞形成病史，反复咯血2年余，临床症状明显，胸部 CT 左上肺空洞及曲菌球均明显增大，病情进行性加重，与肺曲霉球临床症状轻、进展慢的特点不符，因此笔者认为诊断为左上肺慢性空洞型肺曲霉病更为贴切。

目前认为应用抗真菌药很难渗透到曲霉球的空腔内，全身应用抗真菌药治疗肺曲霉球效果不佳。若肺曲霉球无出血时可予观察；若肺曲霉球频繁或大量咯血时推荐手术切除；若合并有基础疾病或肺功能损害不能耐受手术者可采用支气管动脉栓塞止血。但由于曲霉球的侧支循环丰富，支气管动脉栓塞术后咯血仍可能复发，因此在患者全身情况改善，支气管动脉栓塞术后随访中仍反复出现咯血的患者可行手术治疗。本例患者经急诊介入治疗后咯血逐渐减少，病情稳定后行左上肺叶切除，疗效非常满意。

通过本病例希望临床医生对于好发于肺结核空洞内、支气管扩张、肺脓肿或支气管肺囊肿内的肺曲霉球诊疗有更深刻的认识。

（孙雄飞　刘雪燕　余治健）

参 考 文 献

[1] 李瀛. 肺结核合并曲霉感染的 CT 表现及分析. 现代诊断与治疗杂志, 2015,（1）, 157-158.

[2] Denning DW, Pleuvry A, Cole DC. Global burden of chronic pulmonary aspergillosis as a sequel to pulmonary tuberculosis. Bulletin WHO, 2011, 89（12）: 864-872.

[3] Agarwal AK, Bhagat R, Panchal N, et al. Allergic bronchopulmonary aspergillosis with aspergilloma mimicking fibrocavitarypulmonary tuberculosis. Asian Pacific J Allergy immu, 1996, 14（1）: 5-8.

[4] Yoon SH, Park CM, Goo JM, et al. Pulmonary aspergillosis inimmunocompetent patients without air-meniscus sign andunderlying lung disease: CT findings and histopathologic features. J Acta Radiol, 2011, 52:

756-761.

[5] Chien WL, Tseng JS. Pulmonary aspergillosis in an immunocompetent patientJ. Braz J Infect Dis, 2013, 17：375-376.

病例13　反复咳嗽、咯血痰3年，再发1个月

【病史摘要】

患者，男性，58岁。因"反复咳嗽、咯血痰3年，再发1个月"于2013年7月29日入院。患者3年前无明显诱因反复出现阵发性咳嗽，伴咯鲜红色血痰，每次约10ml，无发热、畏寒；无胸痛、胸闷、气促；无盗汗、消瘦等，在当地医院就诊，予"抗感染、止血"等处理，咳嗽、咯血症状可缓解，但上述症状仍反复发作。1个月前再次出现阵发性咳嗽，咯鲜红色血痰，量较多，遂求诊于深圳市中医院，查CT示"右上肺支气管扩张并空洞形成，其内直径约26mm类圆形软组织密度团块影；左上肺、右中肺纤维化病变"，予"抗感染、祛痰、止血"等处理，症状无明显缓解。现为进一步诊治，收住我院治疗。

既往史、个人史无特殊。

体格检查：T 36.3℃，R 20次/分，P 86次/分，BP 110/85mmHg。全身浅表淋巴结无肿大。双侧胸部触觉语颤基本对称，胸骨无压痛，未见反常呼吸，双肺呼吸音粗，右上肺可闻少许湿啰音。心界不大，心率86次/分，律齐，未闻及病理性杂音。

辅助检查：

一、实验室检查

血常规：WBC 4.93×10⁹/L，N% 63.9%，L% 19.5%；超敏C反应蛋白17.60mg/L；红细胞沉降率17.00mm/h；艾滋病抗体和梅毒抗体阴性。

二、影像学检查

2013年8月1日胸部CT结果（图2-4-36）。

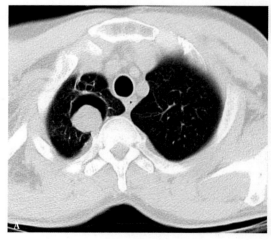
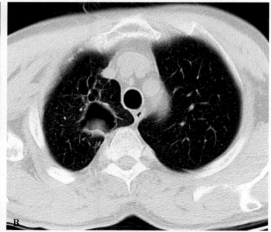

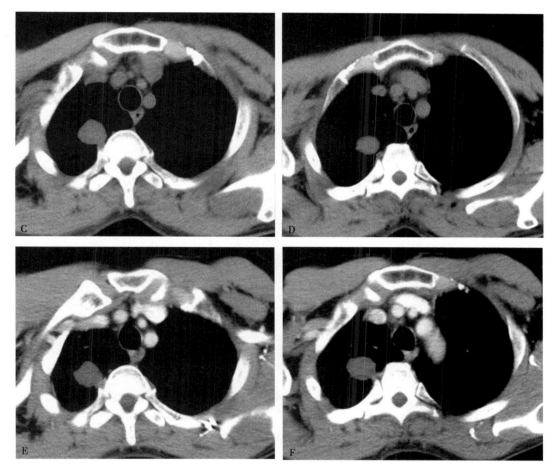

图 2-4-36 胸部 CT

A、B. 肺窗，右上肺见空洞影，其内见直径约 26mm 类圆形软组织密度结节影，CT 值约 22Hu；C、D. 纵隔窗，右上肺见结节状密度增高影，密度较均匀，边缘境界清楚；E、F. 增强后未见明显异常强化

初步诊断：

1. 右上肺空洞伴曲霉球形成?
2. 支气管扩张症

【诊疗经过】

患者入院后初步诊断为右上肺空洞伴曲霉球形成可能。鉴于患者咯血持续，遂于 2013 年 8 月 5 日全麻下行胸腔镜右上肺切除术。术后病理：肺组织 1 块，12.5cm×8cm×4.5cm，靠近胸膜处可见一 3.5cm×2cm 的卵圆形空洞，空洞壁厚 1~5mm，灰白色。邻近胸膜纤维化及增厚。镜下所见：肺组织呈慢性炎，部分区域纤维组织增生，可见空洞形成，空洞内可见真菌菌团伴多量的中性粒细胞浸润，菌丝粗细较一致，菌丝有分支和许多横隔（分节），菌丝呈锐角（约 45°）分支，且定向排列，有小圆形孢子。特殊染色：PAS 染色（+），六胺银染色（+）（图 2-4-37）。

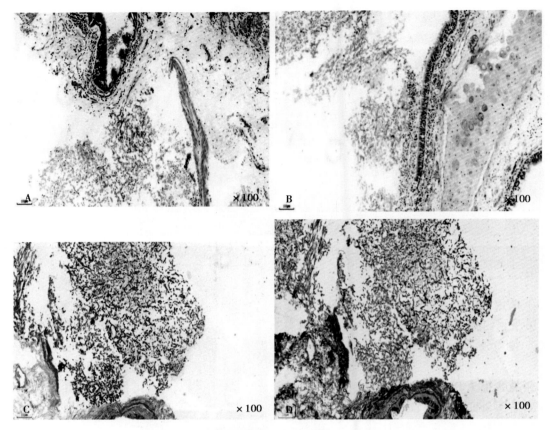

图 2-4-37 肺组织病理

A. 肺组织内空洞形成，空洞内可见曲菌菌丝（H-E 染色）；B. 肺组织内见空洞形成，空洞内
可见曲菌菌丝（H-E 染色）；C. 特殊染色（PAS 染色）；D. 特殊染色（PASM 染色）

最后诊断：

1. 右上肺慢性空洞型肺曲霉病

2. 支气管扩张症

转归：术后予伏立康唑静脉滴注（200mg，每天两次），1 周。术后恢复良好出院。出
院后继续口服伏立康唑序贯治疗。

【讨论】

肺曲霉病最早由 Deve 于 1938 年报道。主要为外源性感染，绝大多数经呼吸道吸入引
起，最常见病原菌为烟曲霉。肺曲霉病是临床上相对少见的一种肺部感染性疾病，但近年
来由于广谱抗生素、免疫抑制剂在临床广泛使用及器官移植术的开展，肺曲菌病发病率呈
逐年上升趋势。临床上将肺曲霉病分为侵袭性肺曲霉病、过敏性肺曲霉病、寄生性肺曲
霉病。

寄生性肺曲霉病是肺曲霉感染最常见类型，包括曲霉球和慢性空洞型曲霉病，由寄生
于肺部原有空洞或者空腔等结构性病变处的曲霉引起，常好发于经治愈的肺结核病变、空
洞性支气管扩张或肺脓肿等基础上，但也可发生于无任何基础疾病患者。临床表现没有特

异性，最常见症状为咳嗽、咯血，少见症状如胸痛、气急，部分可伴有全身症状，如体重减轻，乏力等。咯血大部分来自支气管动脉破裂出血，常有自限性、间歇性，但当肺病病灶范围增大，可出现大出血。本病例患者既往无基础病，在反复就诊治疗过程中，并未考虑到真菌感染可能，致使症状长期未能控制。因此，临床上对于反复出现的咳嗽、咯血症状，除考虑常见的病因如肺结核、支气管扩张外，有必要完善真菌相关检查，以利早期干预治疗。

多层螺旋 CT 是诊断肺曲霉病的重要方法。肺曲霉病在影像学上的表现多种多样，影像学特点包括空洞、空气新月征、结节状及楔形实变、胸膜增厚、晕轮征、线条状瘢痕影等。早期曲霉侵袭、破坏肺小血管、支气管时，引起肺出血性梗死，因此在肺曲霉病的早期 1~2 周内，CT 表现为较有特征性的"晕征"，晕征与两肺多发炎症、结节等征象常见于病灶早期；当菌球在空洞内繁殖生长，球菌与空洞壁之间常留一个新月形空隙，形成"新月征"，常见于病灶吸收期或晚期。空气新月征是慢性（腐生性）肺曲霉特征性 CT 表现，对慢性（腐生性）肺曲霉病有实质性诊断意义。本病例患者肺部 CT 提示右上肺支气管扩张并见空洞形成，其内可见圆形软组织密度团块影，呈典型表现。虽然多层螺旋 CT 对肺曲霉病具有较大帮助，但由于肺曲霉病的影像表现多样，典型征象并不是每个患者都可出现，并且不一定都具有特征性，最后的诊断尚需结合临床资料、细菌的培养或组织病理学的检查，本患者最后是通过手术病理明确曲霉感染的。

慢性（腐生性）肺曲霉病组织病理学特点表现为曲霉丝、纤维素、黏液和坏死细胞碎片结在一起的团块，位于肺部空腔或者扩张的支气管内，空洞壁和周围肺组织部分破坏，无深部肺组织侵袭表现。此外，需要注意的是，组织病理也是鉴别慢性坏死性曲霉病和慢性（腐生性）肺曲霉病的金标准，两者均可发现锐角分支、有隔膜的曲霉丝，其中最大的区别在于前者曲霉可浸润肺组织，致使组织出血、组织坏死、微脓肿形成和炎性细胞浸润，而后者曲霉仅在空洞内或囊腔内生长。本例患者肺组织病理呈慢性炎，部分区域纤维组织增生，支持肺曲霉球的诊断。

慢性（腐生性）肺曲霉病由于曲霉病灶位于空洞内，抗真菌类药物难以透过较厚的空洞壁达到治疗效果，因此抗真菌治疗作用有限。而外科手术既可提供确诊依据，又可完整清除感染病灶，因此外科手术往往是患者主要的治疗手段。肺叶切除是目前外科最主要的手术方式。指南明确提出，外科治疗对于病变与大血管或心包相邻、单个空洞病变引发咯血或胸壁受侵患者有效。也有研究认为，对于可手术患者，甚至是无症状患者，推荐早期手术切除，可阻止发生大咯血，提供理想的可永久治愈机会。但由于外科切除同时也可引起严重并发症，对伴发多种疾病或肺功能差的患者，外科手术常受到限制。对于有手术禁忌证的患者，可以尝试使用经皮腔内注射抗真菌药物，但成功率较低。另外，支气管动脉栓塞目前主要用于暂时性控制咯血。本例患者病灶较局限，且出现反复咯血症状，因此治疗上采用了抗真菌治疗及外科手术治疗，既明确了诊断，也清除了病灶，最终取得了满意的疗效。

（卢月梅 何正强 黄 霞）

【专家点评】

咳嗽、咯血是常见的临床症状，临床诊疗工作中应注意鉴别诊断，以免漏诊及误诊。

本例患者为老年男性，以反复咳嗽、咯血痰 3 年为主要临床表现，当地医院仅仅予抗感染及止血对症处理实属处理不当，尤其是老年患者更应该保持高度警惕，除了要仔细排除肿瘤、结核、支气管扩张外，还要注意排除慢性肺曲霉感染等疾病。文献报道约 30% ~ 90% 慢性肺曲霉感染表现为反复咯血

本例是一例典型的继发于支气管扩张症基础上的慢性空洞型曲霉病。首先，从患者入院后胸部 CT 来看，其右上肺含气支气管呈囊球状扩大，多个囊腔集成一簇，呈现出较典型的支气管扩张症的表现，结合既往病史，支气管扩张症的临床诊断成立；其次，CT 检查可见右上肺结节状密度增高影，密度较均匀，边缘境界清楚，结节灶周围显示典型空气新月征。文献报道空气新月征是慢性肺曲霉感染特征性 CT 表现，对慢性肺曲霉病有实质性诊断意义；再次，本病例右上肺切除术后病理见大量真菌菌丝，综合所有临床资料，明确诊断为慢性空洞型曲霉病；既往文献报道慢性空洞型曲霉病是肺部曲霉感染的一种常见类型，好发于支气管扩张、肺结核空洞、肺脓肿或支气管肺囊肿等肺部基础病变上。

对于慢性空洞型曲霉病的治疗，目前尚存在争议。部分学者认为无症状的患者可以观察，甚至认为对于小咯血的患者，亦可采用保守治疗的方法。但慢性空洞型曲霉病很难自愈，多达 30% 的小咯血患者会出现致死性大咯血，因此一般情况良好及肺功能可以耐受的患者，手术仍然是肺曲霉球最主要的治疗方式。胸腔镜手术具备操作更加精细、术中出血少、创伤小、恢复快等优势。本病例经胸腔镜手术既明确了诊断，也清除了病灶，术后序贯伏立康唑治疗，取得了满意的临床疗效。

通过本病例学习，希望临床医生能熟练掌握继发于支气管扩张症基础上的慢性空洞型曲霉病的影像学特点和治疗方法。

（孙雄飞 金常娥 刘雪燕）

参 考 文 献

[1] Patterson KC, Strek ME. Diagnosis and treatment of pulmonaryaspergillosis syndromes. Chest, 2014, 146 (5)：1358-1368.

[2] Martinez D, Ananda-Rajah MR, Suominen H, et al. Automaticdetection of patients with invasive fungal disease from free-textcomputed tomography（CT）scans. J Biomed Inform, 2015, 53：251-260.

[3] Oliva A, Flori P, Hennequin C, et al. Evaluation of the AspergillusWesternblotIgG kit for diagnosis of chronic aspergillosis. J ClinMicrobiol, 2015, 53（1）：248-254.

[4] Thomas JW, Elias JA. Treatment of Aspergillosis：Clinical Practice Guidelines of the Infectious Diseases Society of America. Clinical Infectious Diseases, 2008, 46（3）：327-360.

[5] Joo-Young Chun, Robert Morgan, Anna-Maria Belli. Radiological Management of Hemoptysis：A Comprehensive Review of Diagnostic Imaging and Bronchial Arterial Embolization. EurRadiol, 2010, 33（2）：240-250.

[6] LeeYR, Choi YW, Lee KJ, et al. CT halo sign：the spectrum of pulmonary diseases. The British Journal of Radiology. 2005. 78（933）：862-865.

[7] Jeannette G, Mary EB. Histopathologic Diagnosis of FungalInfections in the 21st Century. American Society for Microbiology, 2011, 24（2）：247-280.

[8] Farid S, Mohamed S, Devbhandari M, et al. Results of surgery for chronic pulmonary Aspergillosis, optimal antifungal therapy and proposed high risk factors for recurrence--a National Centre's experience. J Car-

diothorac Surg，2013，8（1）：180.

［9］Sagan D，Go dziuk K，Korobowicz E. Predictive and prognostic value of preoperative symptoms in the surgical treatment of pulmonary aspergilloma. Journal of Surgical Research，2010，163（2）：35-43.

［10］Limper AH，Knox KS，Sarosi GA，et al. An official American Thoracic Society statement：Treatment of fungal infections in adult pulmonary and critical care patients. Am J RespirCrit Care Med，2011，183（1）：96-128.

病例14　反复咳嗽、咳痰19年，加重伴咯血7天

【病史摘要】

患者，男性，46岁。因"反复咳嗽、咳痰19年，加重伴咯血7天"于2009年5月20日入院。19年前开始反复咳嗽，在当地医院诊断"肺结核"，正规抗结核治疗（具体不详）1年，咳嗽咳痰反复发作。7天前因着凉，咳嗽、咳痰加重，痰中带少量暗红色血丝，遂到当地医院就诊，予"抗感染及止血"等对症处理未见好转，且咯鲜血量增加，达每天40ml。为进一步诊治到我院求诊，收治胸外科。患者自起病以来，无发热、盗汗、午后潮热等。精神、食欲及睡眠一般，大小便正常。近1周来体重下降2.5kg。

既往史：无高血压、冠心病及糖尿病史。否认肝炎等传染病史；无手术、外伤及输血史。

体格检查：T 36℃，P 79次/分，R 21次/分，BP 101/66mmHg。发育正常，神志清楚，体型消瘦，慢性病容，自主体位，查体合作。全身浅表淋巴结未触及肿大。气管居中，胸廓对称无畸形，双肺叩诊呈清音，左上肺呼吸音减弱，余肺野呼吸音清，双肺未闻及干湿啰音。心率79次/分，律齐，各瓣膜听诊区未闻及病理性杂音。腹平软，全腹无压痛及反跳痛，肝脾肋下未触及。双下肢无水肿，无杵状指。

辅助检查：

2008年11月3日胸部CT扫描示：慢性纤维空洞型肺结核伴霉菌球形成可能；肺大疱形成（图2-4-38）。

初步诊断：

1. 左上肺慢性空洞型肺结核？

2. 左上肺曲霉病？

3. 支气管扩张？

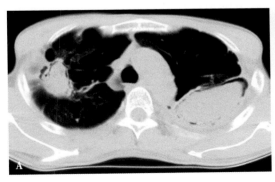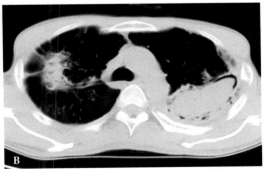

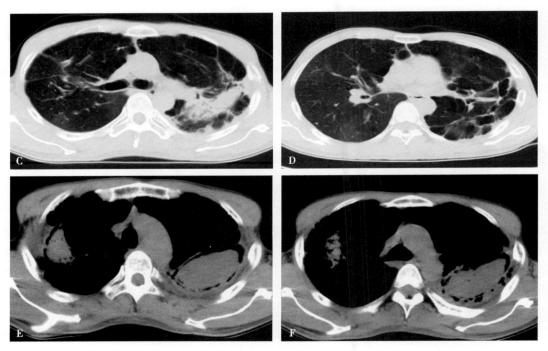

图 2-4-38 胸部 CT

A. 两上肺分别见较大厚壁空洞性病变，其内密度均匀软组织密度影，显示空气半月征；B. 两上肺空洞病灶周围见纤维条束病灶；C. 两上肺病灶相邻胸膜增厚、粘连；D. 右肺中叶及左下肺肺大疱形成；E、F. 纵隔窗，两肺见软组织密度增高影，左上肺块状软组织影边见不规则小透亮区

【诊疗经过】

入院后检查：WBC $6.4×10^9$/L，N $4.80×10^9$/L，E $0.1×10^9$/L，RBC $4.55×10^9$/L，Hb 144g/L，PLT $183×10^9$/L；肝功能：GPT 25U/L，GOT 23U/L，T-BILI 9.5μmmol/L，TP 68.1g/L，ALB 35.4g/L；BUN 5.9mmol/L，CR 72μmmol/L；补体 C4 0.684g/L，补体 C3 1.11g/L；IgA 1.69g/L，IgM 0.7g/L，IgG 9.75g/L；凝血功能正常；抗核抗体阴性；PPD 皮试阳性。尿化学定性：蛋白质 0.75g/L，24 小时尿蛋白定量 158mg。

入院后给予左氧氟沙星抗感染及凝血酶止血治疗，症状无明显缓解，仍间断咯血。痰涂片检查：抗酸染色阴性；普通细菌、真菌均阴性。痰培养示少量霉菌生长。2009 年 5 月 21 日复查胸部 CT 提示"慢性纤维空洞型肺结核伴霉菌球形成可能；肺大疱形成"（图 2-4-39）。

为了明确诊断，于 2009 年 5 月 22 日纤维支气管镜检查。结果显示：隆凸锐利，气管及左、右侧支气管内可见较多黄白色脓性分泌物，抽吸干净后可见黏膜普遍充血；各支气管分支通畅，未见新生物及管腔狭窄。内镜诊断：纤支镜直视见气管、支气管黏膜炎症改变（图 2-4-40）。纤维支气管镜刷片细胞学诊断：见少量的纤毛柱状上皮细胞，鳞状上皮细胞，伴较多量的中性粒细胞，未见肿瘤细胞。涂片未见细菌、真菌、结核菌。

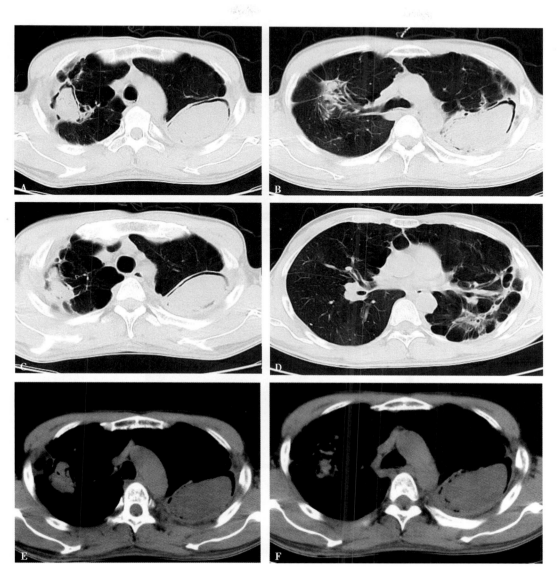

图 2-4-39　胸部 CT

A. 两上肺分别见较大厚壁空洞性病变，其内密度均匀软组织密度影，显示空气半月征；B. 两上肺病灶周围见纤维条束病灶；C. 两上肺病灶相邻胸膜增厚、粘连；D. 右肺中叶及左下肺肺大疱形成。与前片比较变化不大；E、F. 纵隔窗显示，两肺见软组织密度增高影，左上肺块状软组织影周边见不规则小透亮区，未见钙化影

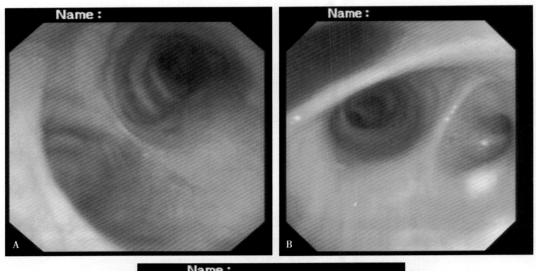

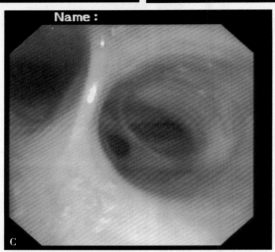

图 2-4-40 纤维支气管镜检查
A. 隆凸充血；B. 右中间段支气管充血；C. 左上叶支气管充血

由于患者间断咯血，2009 年 6 月 2 日在全身麻醉下行胸腔镜左上肺叶+左下叶背段切除术。切除肺组织送病理检查示：镜下可见多个菌团，直径约 3~5cm，大量菌丝和孢子密集排列，菌丝缠绕形成团状，侵犯周围组织，界限不清；周围组织可见大量炎性细胞浸润，化脓性坏死伴有肺出血。六胺银染色法镜下可见菌丝呈棕黑色，排列呈丝状或放射状，直径约 5~7μm，粗细均匀，两侧菌丝壁平衡，有隔，菌丝呈 45°锐角分支，可见散在孢子。高碘酸-无色品红染色法，可见红紫色菌丝丝壁（图 2-4-41）。送检标本见肺组织及肺空洞内容物，其内可见大量真菌菌团，肺组织广泛纤维化伴较多量浆细胞及淋巴细胞浸润，病变符合肺曲菌病。

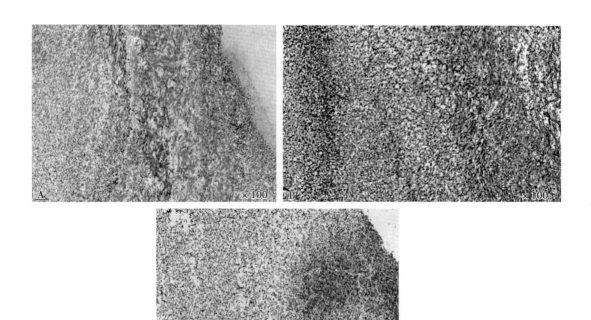

图 2-4-41　肺组织病理

A. 曲菌菌丝壁呈淡紫蓝色（H-E 染色）；B. 菌丝丝壁和孢子呈棕黑色
（PASM 染色）；C. 菌丝丝壁呈红紫色（PAS 染色）

术后予口服伊曲康唑抗真菌治疗，病情稳定后于 7 月 14 号出院。出院后继续口服伊曲康唑抗真菌治疗。

最后诊断：

1. 两上肺曲霉球

2. 两肺多发肺大疱

患者出院后 1 个月再次咯血，改伏立康唑口服治疗，病情好转后自行停药（图 2-4-42）。于 2010 年 3 月及 2014 年 11 月分别因再次咯血住院，考虑"肺曲霉球"予伏立康唑治疗，并复查肺 CT（图 2-4-43，图 2-4-44）；检查 G 试验阴性，多次痰涂片抗酸杆菌及真菌阴性。电子纤维支气管镜检查：左上叶开口术后残端，黏膜光滑，未见新生物及出血（图 2-4-45）。纤支镜取分泌物培养未见致病菌生长。

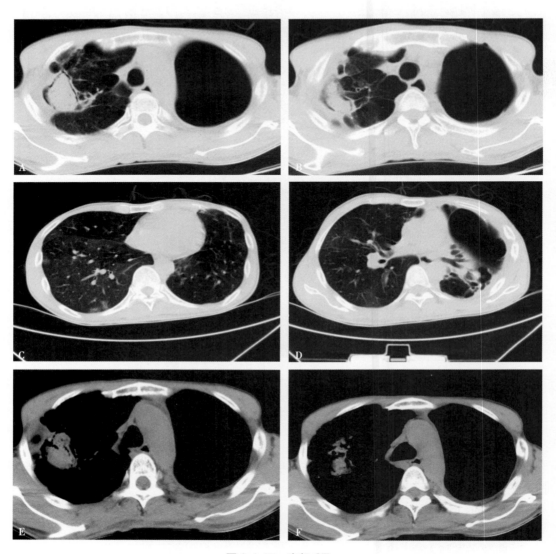

图 2-4-42 胸部 CT

A. 右上肺较大厚壁空洞及其内密度均匀软组织密度影，显示空气半月征。左侧胸部术后改变，左上胸腔局部无肺组织空腔，其内未见异常密度影；B. 右上肺病灶相邻胸膜增厚、粘连；C. 右肺胸膜下淡薄片影；D. 左侧残肺近术区斑片影及条索状高密度影，并胸膜增厚粘连及局部支气管受牵拉扩张；左下残肺代偿性扩张；E、F. 纵隔窗显示左上肺不规则斑片状及结节状密度增高影

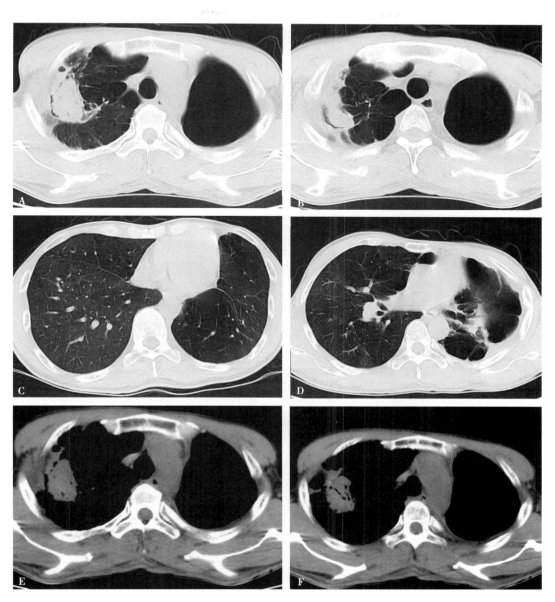

图 2-4-43　胸部 CT

A. 右上肺较大厚壁空洞及其内密度均匀软组织密度影同前片相仿；B. 右上肺病灶相邻胸膜增厚、粘连；C. 右肺胸膜下淡薄片影消失；D. 左侧残肺近术区斑片影及条索状高密度影，并胸膜增厚粘连及局部支气管受牵拉扩张；左下残肺代偿性扩张，肺野较前清；E、F. 纵隔窗显示左上肺不规则团块状及结节状密度增高影，其间见小的透亮区

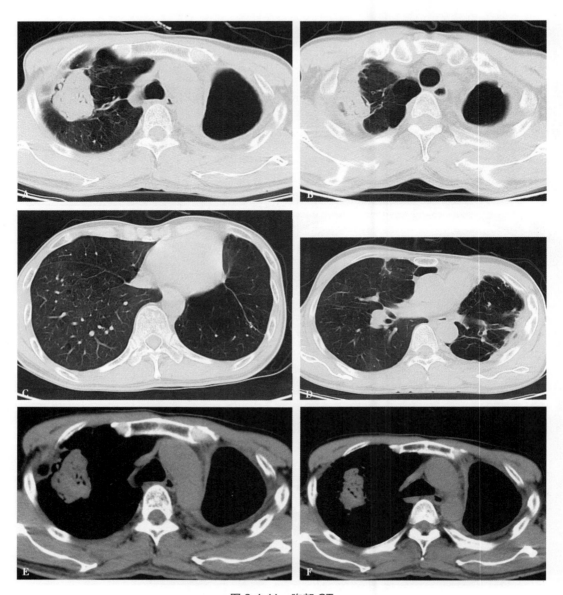

图 2-4-44　胸部 CT

A. 右上肺较大厚壁空洞及其内密度均匀软组织密度影；B. 右上肺病灶相邻胸膜增厚、粘连；
C. 两肺散在多发点状结节影与钙化影；D. 右肺少许淡薄影，右中叶少许高密度影、纤维条索影。
左侧残肺近术区斑片影及条索状高密度影，并胸膜增厚粘连及局部支气管受牵拉扩张；左下残肺
代偿性扩张，近膈面处条索及片状影；E、F. 纵隔窗显示左上肺不规则因块状及结节状密度增高
影，其间见小的透亮区，与前片比较软组织影似有增大

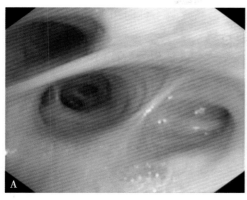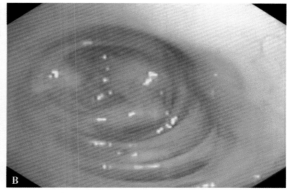

图 2-4-45　电子支气管镜检查

A. 右中间段支气管通畅，未见新生物及出血黏膜光滑；B. 左上叶开口术后残端

【讨论】

肺曲霉病（pulmonary aspergillosis）根据疾病特点可分为侵袭性肺曲霉病、慢性肺曲霉病（chronic pulmonary aspergillosis，CPA）、过敏性支气管肺曲霉病（allergic bronchopulmonary aspergillosis，ABPA）。慢性坏死性肺曲霉病又称亚急性侵袭性肺曲霉病或半侵袭性肺曲霉病。也有一些学者把"慢性坏死性肺曲霉病"归入"慢性空洞性肺曲霉病"。

慢性坏死性肺曲霉病常见的危险因素有慢性阻塞性肺疾病（COPD）、非活动性肺结核、肺囊性纤维化、肺结节病。临床表现为咳嗽、咳痰、咯血。肺 CT 表现为单侧或双侧圆形的肺段实变，伴或不伴空洞及相邻的胸膜增厚，可为多发结节密度增高影，也可发展为空腔内曲霉球伴空腔周围肺组织损害，进展慢。

该患者系中年男性，既往有肺结核基础病，出现咳嗽、咳痰、咯血症状，肺 CT 显示双上肺空腔内曲霉球伴空腔周围肺组织损害，相邻胸膜增厚、粘连。肺病理见肺组织及肺空洞内容物，其内可见大量真菌菌团，周围组织可见大量炎性细胞浸润，化脓性坏死伴有肺出血。根据中华医学会侵袭性肺曲霉病的诊断标准为肺曲霉病的确诊病例，分类为慢性坏死性肺曲霉病。根据 IDSA 指南，慢性坏死性肺曲霉病对低手术风险患者而言，手术切除可提供长期的治愈并避免咯血和局部扩展，提高生存率。因此对该患者予手术切除病变严重的左侧肺部病灶，术后予口服伊曲康唑抗真菌治疗 2 个月，但因患者右上肺仍有一曲菌球，在抗真菌治疗过程中再次出现咯血，改为伏立康唑治疗后病情稳定。

从该病例可总结如下：①慢性纤维空洞型肺结核患者出现咯血常会考虑肺结核复发而忽视了其他诊断。慢性坏死性肺曲霉病却往往在 COPD、肺结核等肺部基础疾病上发生，容易与肺结核复发混淆，因此，既往有慢性纤维空洞型肺结核患者以咯血就诊时除了考虑肺结核复发外，还应考虑是否有肺曲霉病的可能；②慢性坏死性肺曲霉病肺 CT 可表现为单侧或双侧肺空腔内曲霉球伴空腔周围肺组织损害，伴或不伴空洞及相邻的胸膜增厚、粘连；③对于咯血、手术风险较低患者可考虑手术切除病灶；④该患者尽管手术切除了左侧的病灶，但右上肺仍有一曲霉球，因此术后仍应予抗真菌治疗；⑤慢性肺曲霉病口服三唑类（伏立康唑/伊曲康唑）抗真菌药是治疗优选，该患者予伊曲康唑治疗后仍反复咯血，改伏立康唑治疗后病情稳定，因此在一种三唑类抗真菌药疗效不佳时可改另一种三唑类抗真菌药治疗。

（傅应云　高　伟　张路坤）

【专家点评】

慢性肺曲霉病可发生在免疫功能低下或体质虚弱的患者，如糖尿病、营养不良、高龄、长期使用免疫抑制药物、慢性阻塞性肺疾病（COPD）、结缔组织病、结核分枝杆菌感染或 HIV 感染者。该患者有肺结核史，胸部 CT 显示"两上肺见较大厚壁空洞性病变，其内密度均匀软组织密度影，显示空气半月征"，临床诊断真菌感染不难。结核分枝杆菌感染可在慢性肺曲霉病之前、之后或同时共存。因此，临床需要鉴别慢性空洞型肺结核与结核合并慢性肺曲霉病。肺标本涂片培养、结核分枝杆菌核酸扩增和组织病理学检查等是鉴别的重要手段。

慢性肺曲霉病有慢性空洞性肺曲霉病（CCPA）、慢性纤维化性肺曲霉病（CFPA）、亚急性侵袭性肺曲霉病（SAIA）等分型，这 3 种形式之间可重叠存在，且随着时间的演变，一种形式可转化为另一种形式。CFPA 是 CCPA 终末期进展为纤维化的结果；SAIA 与 CCPA 具有相似的临床和影像学特征，但 SAIA 进展相对更快，没有病理学证据和进一步的深入随访追踪，有时很难区分 CCPA 和 SAIA。该病例确诊为亚急性侵袭性肺曲霉病，其依据在于组织病理学的检查。

慢性肺曲霉病和单发曲霉球可能出现轻中度或威胁生命的咯血。轻中度咯血可以使用氨甲环酸治疗，对中重度咯血的患者，可考虑进行手术治疗。但无论是作为外科手术前的临时性措施，还是作为治疗手段，均有必要行栓塞术。该患者双肺均有肺曲霉病灶，手术后仍出现咯血症状，手术效果并不理想。

（杨　健　陈步东　刘雪燕）

参 考 文 献

[1] Chris Kosmidis, David W Denning. The clinical spectrum of pulmonary aspergillosis. Thorax, 2015, 70: 270-277.

[2] Patterson KC, Strek ME. Diagnosis and treatment of pulmonary aspergillosis syndromes. Chest, 2014, 146 (5): 1358-1368.

[3] 张静，瞿介明. 肺曲霉病病谱及其诊断策略. 中华结核和呼吸杂志，2015, 38 (1): 11-13.

[4] Cendrine Godet, Bruno Philippe, Francois Laurent, et al. Chronic Pulmonary Aspergillosis: An Update on Diagnosis and Treatment. J Respiration, 2014, 88: 162-174.

[5] Schweer KE, Bangard C, Hekmat K, et al. Chronic pulmonary aspergillosis. Mycoses, 2014, 57, 257-270.

[6] 中华内科杂志编辑委员会. 侵袭性肺部真菌感染的诊断标准与治疗原则. 中华内科杂志，2006, 45 (8): 697-700.

[7] Walsh TJ, Anaissie EJ, Denning DW, et al. Treatment of aspergillosis: clinical practice guidelines of the Infectious Diseases Society of America. Clin Infect Dis, 2008, 46: 327-360.

病例15　间断咯血5年，加重1年

【病史摘要】

患者，女性，63岁。因"间断咯血5年，加重1年"于2006年5月11日入院。5年前无明显诱因开始出现间断咯血，无明显规律性，多间隔数日咯血1次，起初咯血量不多，多为痰中带血，痰多于血，伴有轻微咳嗽，无发热、胸痛、气促等。以"维生素K$_1$"等药物止血治疗后可暂时缓解，但反复发作。1年前咯血加重，表现为咯血间隔时间缩短、咯血量增多，最多时每日100ml左右，以鲜血痰为主，血多于痰。曾多次就诊于深圳某区慢性病防治院，予"抗炎、止血"治疗（具体不详）后可稍缓解。2个月前咯血进一步加重，多为整口鲜血痰，伴血块，每日量多时超过100ml。无伴畏寒发热、午后潮热、夜间盗汗等。于2006年5月11日就诊于我院收住呼吸内科。起病以来精神尚好、食欲正常。近4个月来体重下降约2.5kg。

既往史：13年前曾患"肺结核"，规范抗结核治疗近一年，并长期在深圳某区慢性病防治院随访，自述已治愈。11年前患"脑梗死"。否认有高血压和糖尿病史；无烟酒等特殊嗜好。

体格检查：T 36.8℃，P 85次/分，R 21次/分，BP 116/76mmHg。发育正常，营养一般，神志清楚，慢性病容，自主体位，查体配合。全身浅表淋巴结未触及肿大。双肺呼吸音清，右下肺可闻及少许湿性啰音。心界不大，心率85次/分，节律整齐，各瓣膜听诊区未闻及病理性杂音。腹平软，肝脾未及，移动性浊音阴性，肝肾区无叩击痛；肠鸣音正常。

辅助检查：

一、实验室检查

血常规：WBC 4.3×10^9/L，N 46.7%，L 42.7%，RBC 3.79×10^{12}/L，PLT 106×10^9/L。ESR 26mm/h。CRP 1.2mg/L。肝功能：TBil 12.1μmol/L，ALT 24U/L，AST 24U/L，TP 74g/L，ALB 40g/L。肾功能：BUN 6.3mmol/L（正常值2.5~7.5mmol/L），Cr 68μmmol/L（正常值43~115μmmol）。

二、影像学检查

2005年12月8日外院肺部CT检查：右上肺斑片状影；双下肺支气管扩张表现，考虑右上肺结核？支气管扩张。

初步诊断：咯血查因（肺结核？支气管扩张症？）

【诊疗经过】

入院后给予左氧氟沙星抗感染，酚磺乙胺、氨甲苯酸和维生素C等止血治疗，症状无明显缓解，仍间断咯血。2005年5月12日至16日先后三次痰涂片抗酸染色均未见抗酸杆菌；先后三次痰细菌和真菌培养均阴性。PPD试验：硬结5mm×5mm。为进一步明确咯血病因，于2006年5月12日行胸部CT检查，提示：右肺上叶后段见一结节影，其内球形致密影外下见半月形的空气新月征；右肺中叶及两肺下叶局灶性支气管扩张。考虑右肺上叶曲霉感染可能；右肺中叶和两肺下叶支气管扩张（图2-4-46）。

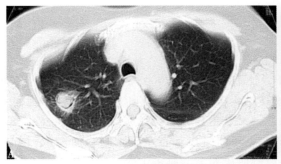
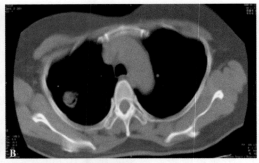
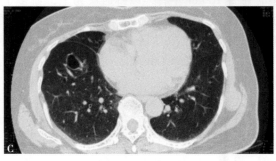

图 2-4-46 胸部 CT 检查

A. 主动脉弓层面肺窗显示右肺上叶后段见一结节影，其内球形致密影外下见半月形的空气新月征，结节周围的外下见少许磨玻璃密度影；B. 主动脉弓层面纵隔窗显示右肺上叶后段见球形致密影和其内见半月形的空气新月征；C. 心室水平肺窗显示右下肺前基底段囊状支气管扩张

由于患者咯血持续，为进一步明确出血部位及确切病因，于 2006 年 5 月 15 日行纤维支气管镜检查，结果显示：隆凸锐利，气管及左右支气管黏膜普遍充血，各支气管分支通畅，未见新生物及管腔狭窄，未见干酪样坏死。右上叶支气管开口可见少许鲜红色血迹；右中间支气管内侧支开口可见大量黄白色脓性分泌物；吸痰后可见深部少许鲜红色血液。于右肺中叶支气管刷检，涂片送病理及细菌和真菌培养（图 2-4-47）。支气管刷片见多量的纤毛柱状上皮细胞，伴较多量的中性粒细胞浸润。支气管抽吸物送细菌和真菌培养均未有细菌和真菌生长。

由于病人持续咯血且咯血量较大，胸外科会诊认为有手术治疗咯血的指征，于 2006年 5 月 23 日在全身麻醉下行"胸腔镜右上、右下肺叶部分切除、右中肺叶切除术"。术中见"右上肺叶尖后段肺组织部分呈纤维化，局部可触及肿物 1 枚，质地中等，直径约3cm"。术后病理结果提示：镜下可见大量菌丝和孢子，菌丝缠绕形成团状，周围组织可见大量炎性细胞浸润。六胺银染色法镜下可见菌丝呈棕黑色，排列呈丝状或放射状，直径约 7~10μm，粗细均匀，两侧菌丝壁平衡，有隔，菌丝 45° 锐角分支，可见散在孢子。高碘酸-无色品红染色法，可见红紫色菌丝丝壁（图 2-4-48）。病理诊断：病变为真菌感染，形态符合曲霉病；支气管扩张。

术后病人恢复良好，咯血停止，于 2006 年 6 月 14 出院。

最后诊断：支气管扩张伴右上肺曲霉球

转归：出院后病情稳定，随访至今未再出现咯血。

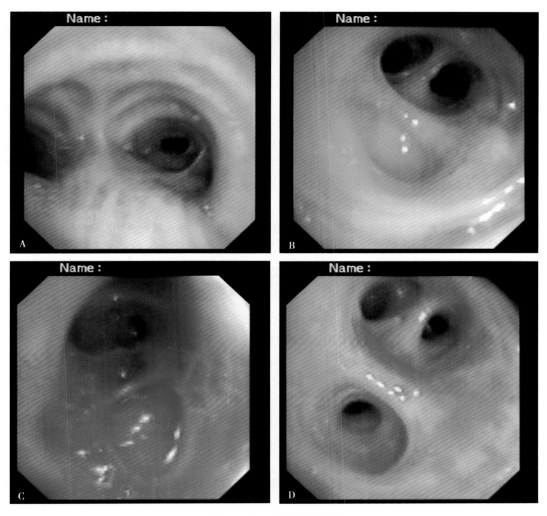

图 2-4-47　支气管镜检查

A~D. 隆凸锐利，右中叶支气管开口见脓性分泌物；右上叶支气管
开口处见鲜红色血迹；右中叶开口充血

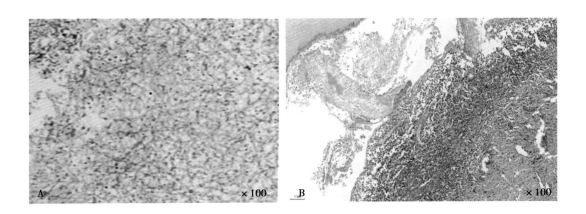

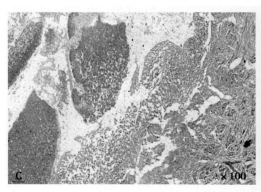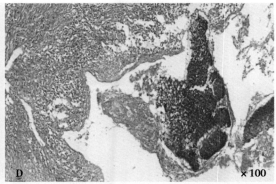

图 2-4-48 肺组织病理

A. 大量菌丝和孢子，菌丝缠绕形成团状，周围组织可见大量炎性细胞浸润（H-E 染色）；B. 曲菌菌丝壁呈淡紫蓝色（H-E 染色）；C. 菌丝丝壁和孢子呈棕黑色 特殊染色（PASM 染色）；D. 菌丝丝壁呈红紫色特殊染色（PAS 染色）

【讨论】

通常认为肺曲霉病在免疫功能受损的人群中高发。但肺曲霉感染也可发生在没有明显免疫缺陷而有潜在肺部疾病的患者中，如慢性阻塞性肺疾病（COPD）、支气管扩张、肺结核空洞等患者。空洞型肺结核及支气管扩张等结构性肺疾病的存在往往是曲霉球发生的基础，有报道慢性空洞性肺疾病中约 10%~15% 可发生肺曲霉球。近年来有数据表明，在慢性肺部疾病如 COPD、支气管扩张等患者中合并肺曲霉病的病例在增加，可能与这些病人使用糖皮质激素有关。本病例患者即在支气管扩张的基础上出现曲霉感染，且没有糖皮质激素用药史，说明无免疫功能缺损的患者如果存在结构性肺疾病时，也应警惕肺曲霉病的发生。

肺曲霉球患者一般无明显全身症状，临床症状以咯血最为常见，文献报道有临床意义的咯血发生率可达 50.3%。咯血量从很少量到大量致死性不等，临床上需与肺结核、支气管扩张、肺癌等疾病进行鉴别。本病例诊疗过程中也曾怀疑结核或支气管扩张并咯血的可能。肺曲霉球出血的机制包括：①曲霉球在空洞里摩擦损伤血管；②曲霉局部侵入周围血管。

本病例未做血清半乳甘露聚糖（galactomannan，GM）试验是因为当时医院未开展该检测项目。GM 试验对肺曲霉病的诊断价值很大。一项 meta 分析发现，血清 GM 试验诊断肺曲霉病的敏感度和特异度分别高达 78% 和 81%。另一项研究报告血清 GM 试验的敏感度虽仅为 38%，但支气管肺泡灌洗液（bronchoalveolar lavage fluid，BALF）GM 试验可提高诊断敏感度至 92%。Zou 等对 30 项研究的 meta 分析表明，支气管肺泡灌洗液 GM 试验的敏感度和特异度可达 87% 和 89%。因此对于怀疑肺曲霉病的患者，有条件时应进行支气管肺泡灌洗液 GM 试验，以提高肺曲霉病的诊断阳性率。但是这些研究多集中于侵袭性肺曲霉病病例，而对于肺曲霉球的研究较少。Park 等对 48 例肺曲霉球患者进行了血清和 BALF 中 GM 的检测，发现 BALF 中 GM 检测的敏感性也可达到 92%，证实了 BALF GM 检测对肺曲霉球的诊断价值。

肺曲菌球的影像学表现主要为空洞内致密团块状阴影，占据空洞的部分或大部，其余部分空洞呈半月形或新月形透光区，团块影可随体位而移动。该病例影像学表现是比较典型的，因此临床上往往据此特征即可作出诊断。但在影像学上，在合并慢性阻塞性肺部疾病、支气管扩张、肺囊性病变等病变时，常常给肺曲霉病空洞和新月征的辨认带来困难，应引起重视。

对于无症状的曲霉球患者无需特殊治疗，可以定期观察随访。但曲霉球患者有咯血等症状时需考虑治疗。其治疗的关键是防治危及生命的大咯血。手术切除是肯定有效的治疗措施。支气管动脉栓塞术疗效不好，仅作为抢救大咯血的临时措施。肺叶切除术是最常见的手术方法。应用胸腔镜微创手术具有创伤小、出血量少、术后恢复快的特点。本例患者使用胸腔镜手术，术后恢复快，治疗效果好。该病例术后随访至今无复发，证明外科手术治疗是成功的。

（苏冬娜　王光锁　陈洪涛）

【专家点评】

美国感染性疾病学会（IDSA）指南将曲霉球分为单一型曲霉球（single aspergilloma）与慢性空洞型曲霉病（chronic cavitary pulmonary aspergillosis，CCPA）。单一型肺曲霉球壁薄，而慢性空洞型曲霉病的特征是厚壁的、多发的空洞，其内可含或不含曲霉球，周围肺实质发生病变。该例显然属于单一型肺曲霉球。

咯血是肺曲霉球临床常见的症状之一。肺结核、支气管扩张、肺癌等也是常见的咯血原因。本病例的诊疗经验告诉我们，如果临床上咯血用肺结核、支气管扩张等疾病解释不了病情或治疗效果不佳时，就要考虑到合并曲霉感染的可能。该病例咯血长达5年之久并逐渐加重，诊疗中显然只考虑到支气管扩张并咯血可能，并未考虑到合并曲霉感染的可能，应从中吸取教训。

胸部CT检查对肺曲霉球的临床诊断有重大价值。本病例的影像学改变应该说是较为典型的，有经验的影像学医师据此即可作出临床诊断。典型的曲霉球CT特征为空气新月征，但是它也可以出现在支气管肺癌、血肿等其他疾病，在临床诊断中需注意鉴别。如果合并支气管扩张、肺囊性病变、肺大疱等，往往会给诊断带来困难，应引起重视。

无症状的肺曲霉球可以观察，一般认为抗真菌药物治疗效果不佳。如果出现反复咯血应考虑手术治疗，手术治疗可防治危及生命的大咯血。主要的手术指征有：①单一型曲霉球；②大咯血而肺功能好的患者；③反复咯血；④部分复杂型曲霉球，原发病需要外科治疗者；⑤诊断上不能排除肺肿瘤的。本病例手术后咯血停止，恢复良好，治疗无疑是成功的。

（吴诗品　王凌伟　金常娥）

参 考 文 献

[1] Bulpa P，Dive A，Sibille Y. Invasive pulmonary aspergillosis in patients with chronic obstructive pulmonary disease. Eur Respir J，2007，30（4）：782-800.

[2] Guinea J，Torres-Narbona M，Gijón P，et al. Pulmonary aspergillosis in patients with chronic obstructive pulmonary disease：incidence，risk factors，and outcome. Clin Microbiol Infect，2010，16：870-877.

[3] Lee JK，Lee YJ，Park SS，et al. Clinical course and prognostic factors of pulmonary aspergilloma. Respirology，2014，19（7）：1066-1072

［4］ Leeflang MM，Debets-Ossenkopp YJ，Visser CE，et al. Galactomannan detection for invasive aspergillosis in immunocompromised patients. Cochrane Database Syst Rev，2008，（4）：CD007394.

［5］ Park SY，Lee SO，Choi SH，et al. Serum and bronchoalveolar lavage fluid galactomannan assays in patients with pulmonary aspergilloma. Clinical Infectious Diseases，2011，52（7）：e149-e152.

［6］ Zou M，Tang L，Zhao S，et al. Systematic review and meta-analysis of detecting Galactomannan in bronchoalveolar lavage fluid for diagnosing invasive Aspergillosis. PLoS ONE，2012，7（8），Article ID e43347.

［7］ Park SY，Lee SO，Choi SH. Serum and bronchoalveolar lavage fluid galactomannan assay in patients with pulmonary aspergilloma. Clin Infect Dis，2011，52：e149-e152.

［8］ Ba PS，Ndiaye A，Diatta S，et al. Results of surgical treatment for pulmonary aspergilloma. Med Sante Trop，2015，25（1）：92-96.

病例16　咳嗽、咳痰2年，加重伴咯血半个月

【病史摘要】

患者，男性，33岁。主诉"咳嗽、咳痰2年，加重伴咯血半个月"入院。患者2年前无明显诱因出现咳嗽、咳痰，痰色黄白，无咯血、发热、盗汗、腹痛、腹泻等不适。曾于当地医院就诊，查胸片示"肺结核"（具体不详），接受"异烟肼、利福平等"治疗2年，但仍间断出现咳嗽、咳痰。半月前咳嗽、咳痰较前加重，痰量较前增多，并出现咯血，为痰中带血，血量不多，伴盗汗，无发热等其他不适。在某医院就诊，多次查痰涂片未发现抗酸杆菌。后在某市级慢病医院就诊，查胸部CT示"两肺结核，两肺上叶多发空洞合并曲菌球"，痰涂片：未发现抗酸杆菌；PPD强阳性，结核分枝杆菌抗体阳性；痰真菌培养阳性。诊断为"肺结核并曲霉感染"予"左氧氟沙星、利福喷丁、乙胺丁醇等"抗结核治疗，症状明显减轻，未再咯血。于2009年10月29日转入我院呼吸内科。患者起病以来，精神、睡眠、胃纳一般，大小便如常，体重无明显变化。

体格检查：T 37.1℃，P 100次/分，R 21次/分，BP 117/86mmHg。浅表淋巴结未触及肿大。气管居中。胸廓对称、无畸形，未见反常呼吸，三凹征（-）。胸骨无压痛，双侧肺部触觉语颤对称。双肺叩诊清音。双上肺呼吸音粗，未闻及明显干湿啰音。心前区无隆起，心尖搏动有力，心率100次/分，律齐，各瓣膜听诊区未闻及病理性杂音。

辅助检查：

实验室检查：WBC 9.0×10^9/L，N 64.3%；血电解质正常；超敏C反应蛋白3.50mg/L；降钙素原<0.05ng/ml；结核菌素试验（PPD）强阳性；结核分枝杆菌抗体阳性；痰真菌培养阳性。

初步诊断：

1. 双上肺继发型结核
2. 肺曲霉病

【诊疗经过】

入院后完善相关检查。痰涂片未发现抗酸杆菌；PPD强阳性；结核分枝杆菌抗体阳性；痰真菌培养阳性。2009年11月3日查胸部CT（图2-4-49）。

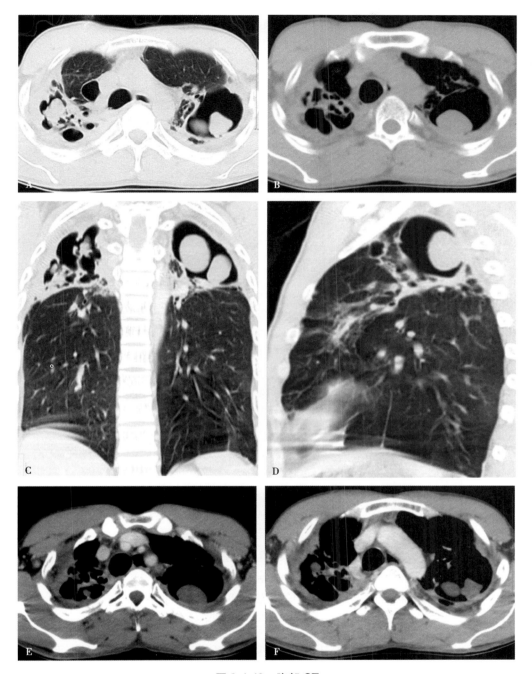

图 2-4-49　胸部 CT

A、B. 横断位肺窗 CT 片，两肺上叶损毁肺，两肺上叶体积缩小，局部散在条片影及不规则结节样软组织密度影，左上肺见空洞形成，空洞内见 2 个球状软组织密度影，球形影密度均匀，位于空洞背侧，与空洞壁紧密相连；C、D. 冠状位 CT 肺窗片，双上肺改变大致同 A、B 图，同时显示左上肺下舌段及两下肺纤维条索病灶及结节病灶，部分趋于陈旧；E、F. 横断位增强 CT 纵隔窗，显示纤维条索轻度强化，局部胸膜肥厚、粘连伴轻度强化，左上肺空洞内 2 个球形软组织密度影未见明显强化

入院后予左氧氟沙星、帕司烟肼、利福喷丁、乙胺丁醇抗结核治疗，症状明显减轻，未再咯血。2009 年 11 月 17 日在全麻下行胸腔镜左上肺叶切除、左下肺叶楔形切除术、左胸膜粘连烙断术、左肋间神经封闭术、左胸腔闭式引流术，术程顺利。手术标本病理报告：左上肺囊肿内容物为真菌菌丝及孢子，形态符合曲菌病；左上肺肺组织中见有较多量慢性炎细胞及中性粒细胞浸润，纤维组织增生，病变呈慢性化脓性炎。诊断：左上肺符合曲菌病；左上肺呈慢性化脓性炎（图 2-4-50）。

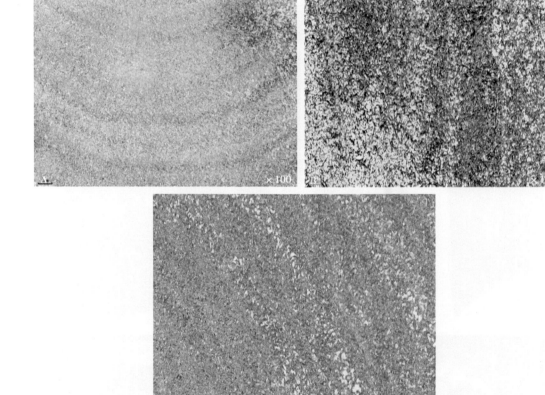

图 2-4-50 肺组织病理

A. 曲菌菌丝壁呈淡紫蓝色（H-E 染色）；B. 菌丝丝壁和孢子呈棕黑色
（PASM 染色）；C. 菌丝丝壁呈红紫色（PAS 染色）

术后予异烟肼、利福平、丁胺卡那、伏立康唑、左氧术后予异烟肼、利福平、丁胺卡那、伏立康唑、左氧氟沙星、等抗结核、抗真菌治疗，恢复良好。

出院诊断：

1. 左上肺曲霉病

2. 右上肺结核；结核性胸膜炎

【讨论】

肺曲霉病是一种由曲霉引起的感染性肺部疾病。临床分为侵袭性肺曲霉病、慢性和腐生性肺曲霉病、过敏性肺曲霉病。该病多继发于原有肺部病变、免疫力低下等患者，临床表现多变，治疗棘手、诊断困难。肺曲霉病好发于 COPD、支气管扩张、肺部肿瘤、肺结核等结构性肺部患者，提示解剖结构异常与肺曲霉病发病有关。患有此类疾病的患者一方面免疫力较差，另一方面这些疾病通常存在引流不畅等问题，引流不畅促进了曲霉在空洞内的生长；而咳嗽、咯血等有利于曲霉侵入周围肺实质或血管造成炎症扩散及浸润。长期肺曲霉感染可致气道黏液嵌塞、细支气管炎、支气管壁增厚，甚至支气管扩张、肺不张等，这些改变又进一步加重了感染以致病情迁延难愈。

　　肺曲霉病影像学表现多变，侵袭性肺曲霉病胸部 X 线表现包括圆形结节、胸膜为基底的浸润影（肺梗死）及空洞的形成，胸腔积液少见。圆形结节是初始 CT 检查侵袭性肺曲霉病患者常见的临床表现，其病理基础是真菌菌丝和小中型阻塞性肺浸润导致肺组织梗死。晕征结节在侵袭性肺曲霉病的出现概率较高，其病理基础为出血性梗死导致周围的肺泡出血。晕征被认为是免疫功能低下的侵袭性肺曲霉病患者早期表现，其出现强烈提示曲霉处于活跃期，但特异性不高。空洞出现时间较晚，空洞塌陷并形成实性结节（部分患者可形成曲菌球）往往提示侵袭性肺曲霉病患者免疫功能的恢复，肺部病灶的局限化和慢性化，预后相对较好。曲霉球是慢性和腐生性曲霉病最常见形式，CT 可发现早期曲霉球附近胸膜增厚及典型空气新月征形成；而动态 X 线检查可见曲霉球在空腔内移动。慢性空洞型曲霉病，以前称复杂曲霉肿，是症状复杂的曲霉肿。其多发生于具有支气管肺结构性病变的患者，预先具有空洞，其内可含或不含曲霉球。患者肺部具有多发空洞，是多空洞形成和扩增或预先存在的空洞扩增而成。变应性支气管肺曲霉病急性加重期可快速向中央肺浸润，表现为支气管壁增厚呈指套状、肺实变、非干酪支气管肉芽肿及细支气管炎，病变可进一步演变为支气管扩张，偶尔表现为肺叶或肺段不张，晚期可发展为肺纤维化及中央型支气管扩张。气道黏液嵌塞是变应性支气管肺曲霉病的特征性改变。我们发现支气管黏液栓在比较典型的患者中可见，不典型的患者往往以树芽征为主要表现的小叶中心结节。

　　本病例属于慢性空洞型曲霉病，关于诊疗我们有如下体会：①肺结核病人肺部往往存在多种微生物感染可能，如出现多发结节以及炎症样改变，还应怀疑肺曲霉感染可能。特别是在一般抗细菌治疗无效时，应该进一步行支气管肺泡灌洗术或活检确诊；②慢性纤维空洞型肺结核病人，胸部 X 线片出现空洞内实质性结节，需做 CT 检查进一步诊断。若出现"新月征"等特征性表现时，要高度怀疑曲霉感染可能，需加做俯卧位 CT 检查，以明确空洞内结节是否有移动改变；③一般人群的肺部曲霉感染用伏立康唑/伊曲康唑治疗是较好的选择，但对于慢性纤维空洞型肺结核病人伴曲霉感染及霉菌球形成，手术切除可提供长期的治愈并避免咯血和局部扩展，提高生存率。但具有基础疾病、肺功能受损、健康状况不佳和老年患者，术后发病率和死亡率较高，应注意权衡利弊。

（黄国鑫　朱富强　吴福成）

【专家点评】

　　本病例有两点值得讨论，其一是肺结核与肺曲霉感染的关系及如何鉴别。2015 年 ES-CMID/ERS 慢性肺曲霉病（CPA）诊断和治疗临床指南指出：肺结核可在 CPA 之前、之后或同时与 CPA 共存。本病例既往有肺结核病史、影像学提示双上肺毁损、入院后 PPD

强阳性，因此考虑在肺结核病变基础上合并肺曲霉病应可成立。切记，确诊结核分枝杆菌感染不能除外同时存在 CPA。如慢性纤维空洞型肺结核病人，胸部 X 线片出现空洞内实质性结节或出现"新月征"等特征性表现时，要注意曲霉感染可能。其二是如何鉴别慢性空洞型曲霉病和慢性坏死性曲霉病。CPA 最常见的类型包括：①慢性空洞性肺曲霉病（chronic cavitary pulmonary aspergillosis，CCPA）；②慢性纤维化性肺曲霉病（chronic fibrosing pulmonary aspergillosis，CFPA）；③曲霉结节（aspergillus nodule）；④单发肺曲霉球（single/simple pulmonary aspergilloma）；⑤慢性坏死性（chronic necrotising pulmonary aspergillosis，CNPA），也称亚急性侵袭性肺曲霉病（subacute invasive aspergillosis，SAIA）。CPA 典型的 3 种形式 CCPA、CFPA、CNPA 之间可重叠存在，且随着时间的演变，一种形式可转化为另一种形式，若没有病理学证据和临床随访，区分 CCPA 和 CNPA 有时很困难。病理上，CCPA 在空洞内除可发现菌丝，同时伴有慢性炎症反应，周围可伴有纤维化或混有炎细胞浸润。相反，CNPA 组织学表现为菌丝侵入肺实质，伴有急性炎症反应或坏死。临床上，CNPA 病变进展较快，起病最初常常表现为单发实变，经数天或数周逐渐进展为空洞，经 1~3 个月逐渐扩大；同时可伴有胸膜增厚、气胸和胸腔积液；可见空气新月征，可能是发展为坏死的征象，因此常提示疾病的恶化。结合本病例临床经过和病理特点，应可诊断 CCPA。但同样要切记，CCPA 和 CNPA 之间可重叠存在，且随着时间的演变，一种形式可转化为另一种形式。

（吴诗品　陈洪涛　龚静山）

参 考 文 献

［1］Patterson KC，Strek ME. Diagnosis and treatment of pulmonary aspergillosis syndromes，J Chest，2014，146（5）：1358-1368.

［2］Shroff S，Shorrf GS，Yust-katz S，et al. The CT halo sign in invasive aspergillosis，J Clin Case Rep，2014，2（3）：113-114.

［3］Luo BL，Zhang LM，Hu CP，et al. Clinical analysis of 68 patients with pulmonary mycosis in china J. Multidiscip Respir Med，2011，6（5）：278-283.

［4］Singh Sehgal I，Agarwal R. Pulse methylprednisolone in allergic bronchopulmonary aspergillosis exacerbations J. Eur Respir Rev，2014，23（131）：149-152.

病例 17　反复咳嗽 10 余年，间断咯血 2 年

【病史摘要】

患者女性，36 岁，因"反复咳嗽 10 余年，间断咯血 2 年"于 2015 年 3 月 22 日入院。患者 10 余年前开始咳嗽、咳痰，无发热、盗汗、气促，就诊当地医院诊断"左上叶肺气肿、支气管扩张"。予"头孢菌素"（具体不详）抗感染治疗后症状减轻。此后间断咳嗽，劳累或受凉后症状易发，未曾进一步规则诊治。2 年前咳嗽加重，偶伴痰中带血，无发热，在当地医院行支气管镜检查，结果示：左上叶支气管炎症改变。取左上叶支气管灌洗液送检 AFB、TB-DNA、结核菌培养，均阴性。诊断"肺部感染"，予抗感染、止血对症治疗，症状好转，停止咯血。2 个月前再次出现痰中带血，入住某市级三甲医院，胸部 CT

检查示：左肺上叶前段见不规则团块状软组织肿块影，形态不规则，病变呈分叶状，边缘可见毛刺，与胸膜、纵隔分界不清，考虑左肺上叶团块影，恶性病变不除外（图 2-4-51）。遂行经皮肺穿刺活检，组织病理见少许支气管黏膜组织及肺组织，间质炎细胞浸润。于2015 年 2 月 10 日行胸腔镜左上肺叶切除术，术后病理报告：送检肺组织中见一灰黄结节，镜下肺正常结构破坏，支气管扩张，上皮分化尚好，纤维组织增生，伴多量淋巴细胞、中性粒细胞浸润，病变符合支气管扩张症。术后患者咳嗽、咯血症状缓解。但 1 周前再发干咳并逐渐加重，无发热、盗汗，无胸闷、气促、咯血，为进一步诊治再次收住入院。

既往史、个人史及月经婚育史无特殊。

体格检查：T 36℃，P 81 次/分，R 20 次/分，BP 98/58mmHg。胸廓对称、无畸形，左胸侧面可见一长约 6cm 手术瘢痕。胸骨无压痛，双肺触觉语颤无减弱，叩诊清音，呼吸音清晰，左上肺呼吸音减弱，未闻及明显干湿啰音。心尖搏动有力，心界不大，心律齐，未闻及病理性杂音。腹平软，无压痛，未触及包块。

辅助检查：

一、影像学检查

2015 年 1 月 18 日某市级三甲医院胸部 CT 示：左肺上叶前段见不规则团块状软组织肿块影，形态不规则，病变呈分叶状，边缘可见毛刺，与胸膜、纵隔分界不清，考虑左肺上叶团块影，恶性病变不除外，建议 CT 增强检查或穿刺活检（图 2-4-51）。

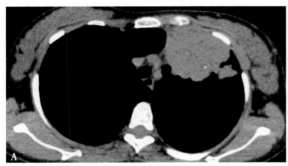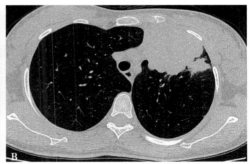

图 2-4-51　胸部 CT

A. 纵隔窗示左肺上叶前段见不规则团块状软组织肿块影，密度不甚均匀。前内侧与纵隔及胸膜相连。外侧见一小结节影与团块影相连；B. 肺窗示左肺上叶团块影边缘见分叶，小结节影周边见毛刺征

二、组织病理

2015 年 2 月 10 日行胸腔镜左上肺叶切除术，术后病理回报：送检肺组织中见一灰黄结节，镜下肺正常结构破坏，支气管扩张，上皮分化尚好，纤维组织增生，伴多量淋巴细胞、中性粒细胞浸润，病变符合支气管扩张症（图 2-4-52）。

初步诊断：

1. 左上肺占位查因：肿瘤？

2. 左上肺支气管扩张症术后

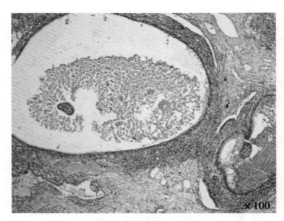

图 2-4-52 肺组织病理
细支气管扩张，其周围大量炎细胞浸润（H-E 染色）

【诊疗经过】

入院后检查血常规：白细胞计数 $4.40 \times 10^9/L$，血红蛋白浓度 142g/L，中性粒细胞比值 50.0%，淋巴细胞比值 39.1%。肝肾功能、血糖、电解质、心肌酶正常。超敏 C 反应蛋白 0.36mg/L。降钙素原<0.05ng/ml。红细胞沉降率 12.0mm/h。抗"O"试验 44.0IU/ml。结核分枝杆菌抗体阴性。

2015 年 3 月 24 日复查胸部 CT：左肺上叶切除术后改变，左下叶背段带空泡样渗出灶，左侧胸膜增厚（图 2-4-53）。

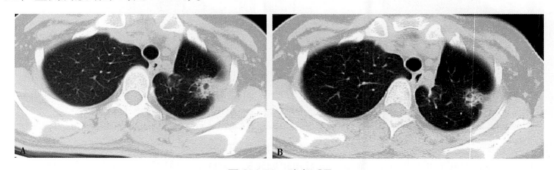

图 2-4-53 胸部 CT
A、B. 左肺上叶切除术后改变，左下叶段带空泡样渗出灶，
左侧胸膜肥厚，不规则小结节影与侧胸膜相连

2015 年 3 月 25 日纤支镜检查，镜下见支气管炎症改变（图 2-4-54）。取痰涂片及肺泡灌洗液涂片找细菌、真菌、抗酸杆菌及痰培养阴性。血 G 试验、GM 试验、隐球菌抗原为阴性。

入院后给予莫西沙星抗感染治疗，病情改善不明显。

临床考虑曲霉感染可能，于 2015 年 4 月 9 日起给予伏立康唑静脉治疗。2015 年 4 月 18 日复查胸部 CT 提示病灶稍吸收好转（图 2-4-55）。

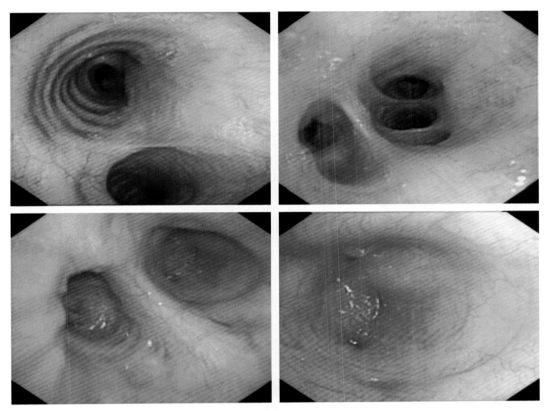

图 2-4-54　纤支镜检查

镜下见支气管炎症改变

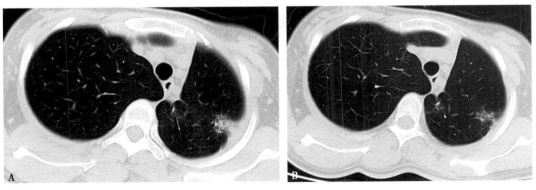

图 2-4-55　胸部 CT

A、B. 左上肺切除术后改变，左下肺感染病灶较前稍吸收

2015 年 4 月 23 日送左上肺肿物肺组织病理切片到某外院会诊（上一级医院）。

2015 年 4 月 29 日上一级医院病理结果回报：肺组织一叶，大小 16cm×12cm×5cm，切面见一灰黄结节，界尚清，大小约 9cm×6cm×5cm。镜下见肺组织肺泡上皮分化尚好，支气管扩张，其周围见多量淋巴细胞及浆细胞浸润，支气管腔内可见炎性分泌物，其内可见少量真菌菌丝，周围肺组织结构破坏，纤维组织增生，伴多量淋巴细胞、中性粒细胞及少量多核巨细胞浸润。

　　特殊染色：PAS 染色（＋），六胺银染色（＋）。病理诊断：（左上肺）病变符合支气管扩张症伴肺曲霉病（图 2-4-56）。

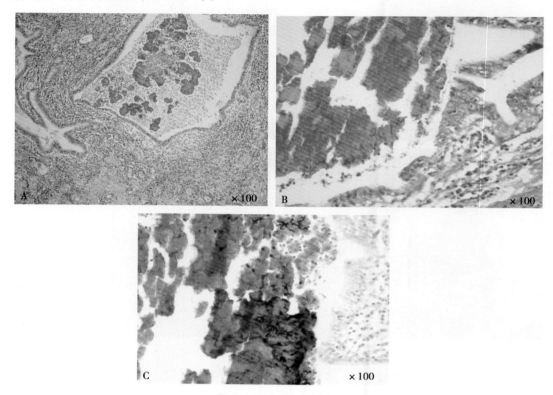

图 2-4-56　肺组织病理

A. 支气管内可见真菌菌丝（H-E 染色）；B. 特殊染色 PAS 染色（＋）；C. 特殊染色六胺银染色（＋）

　　诊断明确，伏立康唑静脉治疗 2 周，患者一般情况良好，偶有咳嗽，无咯血。病情好转，于 2015 年 4 月 29 日出院，出院后伏立康唑改为口服。

　　出院诊断：慢性坏死性肺曲霉病；左上肺支气管扩张症术后

　　转归：患者出院后病情稳定。

【讨论】

　　本病例患者为年轻女性，慢性病程。反复间断咳嗽 10 余年，考虑为左上肺支气管扩张并肺气肿，这一点可被胸腔镜手术病理所明确。2 年前开始出现痰中带血，病情有逐渐加重倾向。入院前在某市级三甲医院行胸部 CT 检查曾考虑左上肺恶性病变可能，进而行经皮肺穿刺活检。究竟病变为肿瘤还是特殊病原体感染（结核？真菌？）是需要主要解决的问题。本次入院前曾行胸腔镜下左上肺叶切除术，术后病情曾有一度改善。但入院前 1 周再次出现咳嗽加重，入院后复查胸部 CT 再次出现左肺渗出性病变，并带有空泡，考虑患者术后病情复发。由于患者年轻女性，无抽烟史，病变短期内复发，表现为渗出性病变，因而认为肿瘤可能性小，应考虑排除肺曲霉感染或结核的可能。

　　该病例支持结核的证据主要是慢性病程，长期咳嗽伴痰中带血，肺部病变部位位于左上肺。但患者缺乏午后低热、盗汗、消瘦等结核中毒症状，多次取痰未找到抗酸菌等均不支持结核。患者胸腔镜手术后 1 个月病灶再次出现，呈现空泡样病变，相对于结核或肿瘤，病灶复发之迅速更符合曲霉感染可能。最终确诊依赖于肺组织病理证据。临床分型考虑慢性坏死性曲霉病。此病例前期病理结果未明确曲霉感染，后期肺组织病理切片送往外院会诊后方才确诊，此间经过了漫长的鉴别诊断过程。

　　鉴于临床上考虑曲霉感染可能大，在病理明确之前，建议可及早进行抗曲霉治疗，若治疗后病情能很快改善，则支持曲霉感染。有关曲霉治疗用药和疗程问题，2016 年 IDSA 新版曲霉诊治指南中指出：当临床上对于强烈怀疑侵袭性肺曲霉感染的患者，若病情进展快，有必要在进行诊断性评估的同时，尽早开始抗真菌治疗。推荐伏立康唑作为主要治疗用药。多烯类或唑类药物与棘白菌素联合用药，可发挥药物协同或加强作用，然而，目前试验研究尚未得到确切结论。指南认为对于重症的侵袭性肺曲霉患者，可推荐伏立康唑联合棘白菌素抗真菌治疗。不建议使用棘白菌素作为主要治疗药物。当唑类和多烯类抗真菌药物禁用时，可使用棘白菌素治疗。侵袭性肺曲霉病建议持续治疗 6~12 周，治疗时间很大程度上取决于免疫抑制程度及持续时间、病灶部位和病情改善证据。在治疗效果欠佳的情况下，推荐排除新发病原体的感染，并根据患者病情进展速度、严重程度、感染范围及合并症情况，进行个体化治疗。补救治疗策略一般包括：更换抗真菌药物类别；在可能的情况下削弱或逆转免疫抑制状态；对特定病例选择手术切除坏死病灶。该患者胸腔镜下左上肺叶切除术后病情复发，单用伏立康唑补救治疗，后期病情恢复良好未再复发，治疗成功。

（苏冬娜　王凌伟　金红涛）

【专家点评】

　　该病例应是支气管扩张、肺气肿基础上合并肺曲霉病。近年来，COPD 合并肺曲霉感染的病例报告逐渐增加。COPD 患者由于其自身气道和肺正常结构的慢性破坏，防御机制下降，易造成曲霉在气道的长期定植；若因急性加重期需要应用激素治疗或接受广谱抗生素抗感染治疗，使患者全身和局部防御功能进一步下降，则最终促进了 COPD 患者曲霉感染的发生发展。本病例慢性咳嗽 10 多年，曾多次抗感染治疗，是否与曲霉感染的发生与发展有关值得探讨。

　　本病例于 2015 年 1 月 18 日胸部 CT 检查示左肺上叶前段见不规则团块状软组织肿块影，病变呈分叶状，边缘可见毛刺。由于肿块较大，临床不能排除肺部恶性肿瘤的可能，因此行胸腔镜左上肺叶切除术的处理是得当的。可惜的是术后病理漏诊了肺曲霉病的诊断，可能的原因是部分病理医师对肺曲霉病的病理诊断经验不足。

　　该病例术后咳嗽、咯血等症状一度缓解，但术后很快复发并逐渐加重，复查胸部 CT 见同侧肺左下叶背段带空泡样渗出灶，提示术后曲霉复发。预测曲霉病治疗后复发，抗曲霉抗体滴度检测可能有一定价值。抗曲霉抗体滴度缓慢下降提示治疗成功，抗体滴度急剧上升常常是治疗失败或复发的征象。

　　外科手术切除曲霉球是对肺功能良好患者的治疗选择，但手术治疗其他慢性肺曲霉病的成功率较低，容易术后复发。根据欧洲临床微生物学和感染性疾病联合会（ESCMID）、欧洲呼吸学会（ERS）发布的 2015 慢性肺曲霉病诊断和治疗临床指南，手术切除单发曲霉球无真菌菌体物质渗漏的无需辅助性抗真菌治疗。但当病灶不能被完全手术切除时，抗真菌治疗可用于防止曲霉脓胸或避免疾病复发。如前所述，曲霉 IgG 血清学定量也可用于监测术后复发。每间隔 3 个月监测定量曲霉 IgG、炎症指标和影像学的动态变化，以决定是否需要抗真菌治疗。

（吴诗品　王光锁　韩慧）

参 考 文 献

[1] Bozeman S，deShazo R，Stringer S，et al. Complications of allergic fungal sinusitis. Am J Med，2011，124：359-368.

[2] Thompson GR 3rd，Patterson TF. Fungal disease of the nose and paranasal sinuses. J Allergy Clin Immunol，2012，129：321-326.

[3] Tsabouri S，Tseretopoulou X，Priftis K，et al. Omalizumab for the treatment of inadequately controlled allergic rhinitis：a systematic review and meta-analysis of randomized clinical trials. J Allergy Clin Immunol Pract，2014，2：332-340.

[4] Moreira AS，Silva D，Ferreira AR，et al. Antifungal treatment in allergic bronchopulmonary aspergillosis with and without cystic fibrosis：a systematic review. Clin Exp Allergy，2014，44：1210-1227.

[5] Howard BE，Lal D. Oral steroid therapy in chronic rhinosinusitis with and without nasal polyposis. Curr Allergy Asthma Rep，2013，13：236-243.

[6] Tanou K，Zintzaras E，Kaditis AG. Omalizumab therapy for allergic bronchopulmonary aspergillosis in children with cystic fibrosis：a synthesis of published evidence. Pediatr Pulmonol，2014，49：503-507.

第五节　气促为突出表现的肺曲霉病

病例 1　咳嗽、咳痰、喘息 26 年，加重 2 周

【病史摘要】

患者，男性，29 岁。因"咳嗽、咳痰、喘息 26 年，加重 2 周"于 2013 年 7 月 10 日入院。诉 26 年前开始反复出现咳嗽、咳痰、喘息，为阵发性连声咳嗽，咳白色稀痰，多在天气变化较大时出现。无咯血，偶有发热（体温不详）。曾多次在当地医院诊断为"支气管哮喘"，给予平喘等对症治疗后缓解。6 年前因咳嗽加重，咳大量黄脓痰，咳血丝痰，在外院诊断为"支气管扩张并感染"，给予抗感染、解痉平喘治疗后喘息症状控制，但仍咳嗽、咳棕色黏痰。近 2 周来咳嗽、咳痰及气促症状明显加重，无发热、消瘦、盗汗等，遂入院治疗。自起病以来，患者精神可，饮食、睡眠正常，大小便正常，体重无明显变化。

既往史：否认高血压、糖尿病、冠心病史。无烟酒嗜好。

体格检查：T 36.5℃，P 105 次/分，R 20 次/分，BP 120/70mmHg。发育正常，营养中等，神志清楚。呼吸平顺，自动体位，对答切题，检查合作。皮肤黏膜无黄染，全身浅表淋巴结未触及。双肺未闻及干湿性啰音。心界不大，心率 105 次/分，节律整齐，各瓣膜听诊区未闻及病理性杂音。腹平软，肝脾未及，移动性浊音阴性，肝肾区无叩击痛；肠鸣音正常。可见杵状指。

辅助检查：

一、实验室检查

WBC $8.12×10^9$/L，N59%，E 16%，E $1.30×10^9$/L。ESR 90mm/h。

二、影像学检查

外院胸部 CT 检查：左肺舌叶节段肺不张。

初步诊断：

1. 支扩并感染？

2. 哮喘？

【诊疗经过】

入院后完善相关检查。肺功能提示中度阻塞性通气功能障碍；组胺支气管激发试验阳性。2013 年 7 月 12 日行胸部 CT 检查（图 2-5-1）示：两肺靠近肺门近、中段支气管管腔扩大，部分支气管壁增厚，其中右上肺及左上肺舌段为著；右上肺尖段及左上肺舌段内见支气管黏液栓，支气管周围见斑片状模糊影，左上肺舌段亚段实变不张，考虑变应性支气管肺曲霉病。

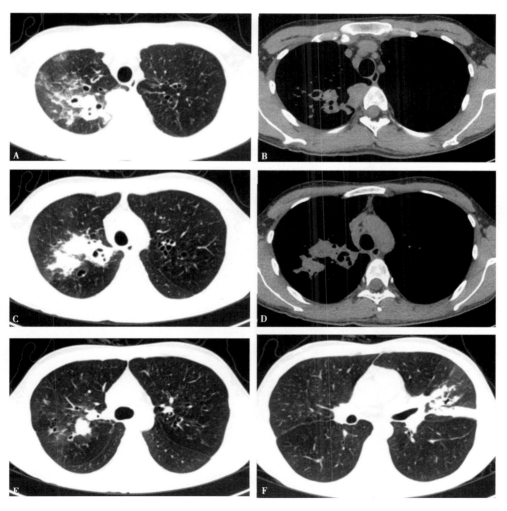

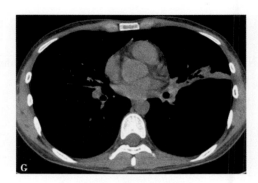

图 2-5-1　胸部 CT 检查

A. 肺窗示右上肺尖段支气管扩张，见多发结节影，边缘模糊，周围见斑片状磨玻璃影；B. 纵隔窗示多发结节，平扫 CT 值约 29Hu，部分见支气管管壁增厚；C. 肺窗示右上肺中心性支气管扩张，支气管内见黏液栓（支气管铸型征），周围实变模糊影；D. 纵隔窗示黏液栓密度均匀，平扫 CT 值约 35Hu；E. 肺窗示两上肺中心性支气管扩张。扩张的支气管主要位于肺野内，气管管壁增厚，部分管腔见痰栓；F、G. 肺窗和纵隔窗，左上肺舌段支气管壁明显增厚，局部可见黏液栓，亚段肺组织实变不张

入院后查血清总 IgE 为 1949.99IU/ml（参考值<100IU/ml）；抗烟曲霉特异性 IgE 抗体效价为 35.3kAu/L，（参考值<0.35kAu/L）；隐球菌抗原检测阴性。真菌 1-3-β-D 葡聚糖定量 G 试验<10pg/ml。曲霉抗原检测阴性；念珠菌抗原检测阴性。TB-DNA 阴性；痰培养未见致病菌生长；曲霉抗原皮试呈快速阳性反应。

2013 年 7 月 18 日行支气管镜活检，病理结果示：左上叶肺组织支气管腔内见由黏液、大量嗜酸性粒细胞构成的黏液栓；部分嗜酸性粒细胞坏变，并见真菌菌丝；支气管黏膜下见淋巴细胞及大量嗜酸性粒细胞渗出。特殊染色：抗酸（-）、六胺银（+）、革兰染色（-）、PAS（+）。考虑为变应性支气管肺曲霉病（图 2-5-2）。

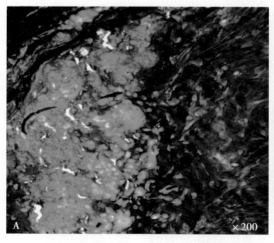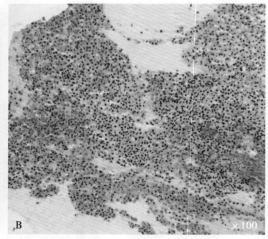

图 2-5-2　支气管镜活检病理

A. 镜下见菌丝及孢子，呈棕黑色（PASM 染色）；

B. 支气管腔内大量嗜酸性黏液栓及嗜酸性粒细胞（H-E 染色）

　　鉴于患者为年轻男性，慢性病程，有哮喘发作史，曲霉抗原皮试呈快速阳性反应，血清总 IgE、抗烟曲霉特异性 IgE 抗体效价明显升高，血嗜酸性粒细胞升高，胸部 CT 显示两肺中心性支气管扩张并见黏液栓，支气管镜活检病理显示痰栓为嗜酸性粒细胞的黏液栓，并发现曲霉菌丝，考虑变应性支气管肺曲霉病，给予糖皮质激素及伊曲康唑治疗。半个月后复查胸部 CT，病灶吸收减少，但复查总 IgE 仍显示升高。出院后继续使用伊曲康唑口服液及激素治疗。2013 年 10 月 11 日复查 CT，病灶大部分吸收（图 2-5-3）。

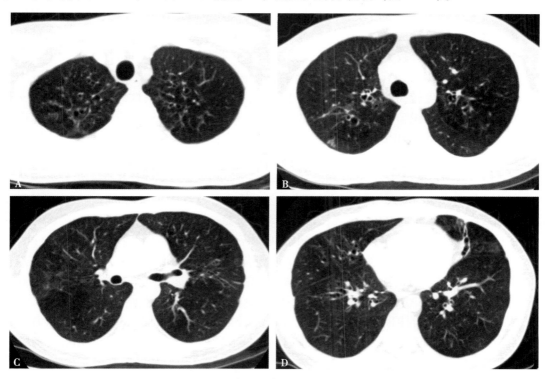

图 2-5-3　治疗 3 个月后复查胸部 CT
显示两肺病灶大部分吸收，支气管铸型征消失，
支气管扩张及支气管壁增厚较前明显改善，斑片渗出性病灶较前吸收减少

【讨论】

　　变应性支气管肺曲霉病（allergic bronchopulmonary aspergillosis，ABPA）的临床诊断主要采用 Rosenberg-Patterson 提出的主要诊断标准和次要诊断标准。主要诊断标准包括：①哮喘史；②影像学检查发现肺部浸润影；③烟曲霉（Af）抗原皮内试验速发型（Ⅰ型过敏）反应阳性；④在出现肺部浸润影时，外周血嗜酸性粒细胞计数升高；⑤烟曲霉血清沉淀抗体阳性；⑥血清总 IgE 水平升高（>1000IU/ml）；⑦血清 IgE-Af、IgG-Af 水平升高；⑧中心性支气管扩张。满足第 1~7 项诊断标准的为变态反应性支气管肺曲菌病—血清阳性型（ABPA-S）；符合全部 8 项诊断标准的为变态反应性支气管肺曲菌病—中心性支气管扩张型（ABPA-CB）。本例属于 ABPA-CB。次要诊断标准包括：①痰培养见曲霉；②咳褐色或棕绿色痰栓；③Af 抗原皮内试验迟发型（Ⅲ型超敏）反应阳性。Schwartz-Eaton 提出最低诊断标准。典型者见于长期哮喘或囊性纤维化的病人。ABPA 最大的特点就是含有曲

霉菌丝和嗜酸性粒细胞的黏液栓堵塞支气管导致支气管扩张。其病理生理本质是过敏反应。典型的病理学特征：①富含嗜酸性粒细胞的非干酪性肉芽肿，主要累及支气管和细支气管，并常见小叶中心性分布肉芽肿性炎；②支气管腔内黏液及纤维蛋白分泌增多，曲霉菌丝在其内繁殖形成黏液栓，并导致段或亚段支气管囊性扩张而远端支气管管径相对正常的中心性支气管扩张，菌丝无侵入气道壁及肺组织；③支气管及肺组织中可有嗜酸性粒细胞、单核细胞的浸润，而周围血管炎较轻。

病变多发生于上肺叶尖后段、下叶背段，部分病灶呈游走性变化。主要表现有支气管扩张及支气管黏液栓形成（支气管铸型征）。①支气管扩张：以囊状、静脉曲张状扩张为主，主要为段或亚段等较大支气管，中心性支气管扩张是 ABPA 相对特征性的改变。②支气管黏液栓：有呈棒状、V 字形、Y 字形等，似树杈征、手套征、牙膏征。增强后无强化，部分黏液栓密度较高，可能与黏液过于黏稠、钙盐（营养不良性钙化）有关。③支气管黏液栓周围的肺组织：周围肺组织可以无明显病变，可以有轻度渗出性改变，也可以出现大片实变或肺不张；HRCT 可发现树芽征和小叶中心结节，多位于支气管黏液栓的附近，尤其远端肺野内。

本例患者患 ABPA 多年一直没有得到正确诊断，并误诊为支气管扩张，治疗效果不理想。因此，长期哮喘的病人如果胸部 HRCT 上发现中心性支气管扩张，同时管腔内可见稍高密度的黏液嵌塞，病灶呈游走性，需考虑 ABPA 的可能，结合实验室检查即可明确诊断。

在诊断 ABPA 时，要注意与下列疾病鉴别诊断：

（1）囊状支气管扩张：多见于下叶，且以外周支气管扩张较多见。ABPA 患者黏液栓消失半年后，原扩张的支气管管径多基本恢复正常，这与普通支气管扩张病变长期存在明显不同。但反复发作 ABPA，扩张支气管不能恢复正常。

（2）结核性支气管扩张：也好发于上叶，多因支气管壁平滑肌、弹性纤维被破坏，周围瘢痕组织牵拉等因素造成，扩张支气管周围可见卫星病灶，且管腔内少见黏液栓形成。

（周嘉璇　曾庆思　黄晓燕）

【专家点评】

本病例病变位置主要在两肺靠近肺门近、中段支气管，右上肺及左上肺舌段为著；胸部 HRCT 上发现中心性支气管扩张，并见黏液栓及病灶周围渗出影。符合全部 8 项诊断标准，可确诊为变态反应性支气管肺曲菌病—中心性支气管扩张型（ABPA-CB）。特征性的中心性支气管扩张主要表现为近端支气管呈柱状或囊状扩张，远端支气管可正常，对诊断 ABPA 有重要意义。本病例还需同真菌致敏的严重哮喘鉴别。

主要经验教训在于：患者早期一直没有得到正确诊断，并误诊为支气管扩张并感染，治疗效果不理想。这与该患者 ABPA 呈慢性过程，症状具有慢性肺病的普遍性有关。也同医务工作者对 ABPA 的警惕性不高和认识不充分有关。ABPA 的病理改变早期主要表现为支气管壁大量单核细胞和嗜酸性粒细胞浸润，但不发生组织侵袭。以后出现黏液嵌塞、中心性支气管扩张和嗜酸细胞性肺炎，进一步发展为慢性细支气管炎和非干酪性支气管肉芽肿，晚期则出现广泛肺纤维化。因此，长期哮喘的病人如果胸部 HRCT 上发现中心性支气管扩张，同时管腔内可见稍高密度的黏液嵌塞，病灶呈游走性，需考虑 ABPA 的可能。应及时行烟曲霉皮试、血清学检查、支气管镜等进一步检查。烟曲霉皮试阳性是诊断 ABPA

的必要条件，若皮试阴性，则可以排除 ABPA；皮试阳性，应进一步作血清学检查。

（苏冬娜　曾辉　谢汝明）

参考文献

［1］ Patterson R，Greenberger PA，Radin RC，et al. Allergic Bronchopulmonary Aspergillosis：Staging as an Aid to Management . Annals of Internal Medicine，1982，96（3）：286-291.

［2］ Eaton T，Garrett J，Milne D，et al. Allergic bronchopulmonary aspergillosis in the asthma clinic. A prospective evaluation of CT in the diagnostic algorithm . Chest，2000，118（1）：66-72.

［3］ Bains S N，Judson M A. Allergic Bronchopulmonary Aspergillosis . Clinics in Chest Medicine，2012，33（2）：265-281.

［4］ 胡红，张丽，余丹阳，等. 变应性支气管肺曲霉病七例临床特点分析 . 中华结核和呼吸杂志，2012，35（1）：37-41.

［5］ 陈步东，靳二虎，贺文，等. 变应性支气管肺曲霉病的影像学表现 . 临床和实验医学杂志，2011（11）：811-814.

［6］ 余辉山，李宝学，田葵，等. 变应性支气管肺曲霉病影像表现误诊原因与鉴别诊断. 中华放射学杂志，2011，45（6）：592-594.

［7］ 宗晓福，王慧，俞同福. 变应性支气管肺曲霉病的 CT 表现——附 17 例分析 . 中国真菌学杂志，2013，8（3）：156-159.

病例 2　咳嗽、气促 4 个月余，加重 1 个月

【病史摘要】

患者，男性，53 岁，广东人。2014 年 2 月 25 日因"咳嗽、气促 4 月余，加重 1 月"于 2014 年 2 月 25 日入院。患者 4 月前出现咳嗽，为刺激性干咳，偶咳少许白黏痰，伴活动后气促，以夜间平躺及晨起活动时明显，接触油烟、冷热空气等也可诱发加重。在当地医院查胸部 CT 示"肺气肿"，予"异丙托溴铵"吸入等治疗气促无好转。1 周前复查胸部 CT 示"右上肺后段、右中肺及右下肺蜂窝状影"，为进一步诊治来我院就诊，以"气促查因"收入我科。起病以来精神、胃纳、睡眠一般，大小便正常，体重减轻约 3kg。

既往体健，否认高血压、冠心病、糖尿病等病史。

体格检查：体温 36.5℃，脉搏 93 次/分，呼吸 20 次/分，血压 131/81mmHg，血氧饱和度 99%（吸氧 2L/min）。胸廓正常对称，呼吸平稳，肋间隙正常。呼吸对称，触诊语颤正常，双肺叩诊呈过清音，听诊双肺呼吸音低，右下肺闻及湿啰音，双肺未及干啰音。

辅助检查

一、实验室检查

白细胞 $5.96×10^9$/L，中性粒细胞 62.8%，嗜酸性粒细胞 2.9%，血小板 $372×10^9$/L；降钙素原检测<0.05ng/ml；C 反应蛋白：1.62mg/dl；血沉：65mm/h。

二、影像学检查

2014 年 2 月 17 日胸部 CT：右上肺后段、右中肺及右下肺蜂窝状影。

初步诊断：

1. 右肺病变原因待查

2. 慢性阻塞性肺疾病急性加重期？

【诊疗经过】

入院后查真菌 1-3-β-D 葡聚糖定量试验>1000pg/ml；真菌抗原三项（曲霉、念珠菌、隐球菌）阴性；痰普通细菌、真菌、结核菌涂片及培养阴性。肺通气功能+支气管扩张试验+弥散功能检查+残气容积测定+强迫振荡气道阻力测定：重度混合性通气功能障碍；支气管舒张试验阳性（吸入 Ventolin400μg，FEV1 上升>12%，绝对值增加>200ml）；弥散功能重度下降；肺总量正常，残气量、残总比升高；气道阻力在正常范围。2014 年 2 月 26 日肺动脉造影重构+平扫+增强：两肺透亮度不均匀增高，肺纹理增粗、紊乱；右上肺尖后段见片状及斑片状密度增高及囊状透光区，呈蜂窝状，片状影，密度不均匀，增强扫描可见不均匀强化，内可见斑片状液化坏死区（图 2-5-4）。右下肺见斑片状、索条状及团片状密度增高影，其中右下肺后基底段团片影与胸膜见带状液性密度影（图 2-5-4）。左上肺尖后段见一实性小结节影，大小约 1.0cm×0.6cm，边界较清，周边见星芒状细长毛刺（图 2-5-4）。两肺见散在多个大小不等薄壁空腔，最大约 3.3cm×2.3cm，剑鞘样气管未见阻塞（图 2-5-4）。右肺门见增大淋巴结，短径约 1.5cm，左肺门影不大。纵隔见多个小淋巴结，短径小于 1.0cm，右侧胸腔见少量包裹性积液（图 2-5-4）。肺动脉造影重组显示：肺动脉未见狭窄、扩张及充盈缺损，未见异常血管团。影像诊断：①符合慢支炎，肺气肿；两肺多发肺大疱形成；②右上肺尖后段及右下肺多发感染性病变，不除外右上肺肺脓肿，右下肺机化性肺炎，右肺门淋巴结增大；③左上肺尖后段实性小结节，考虑炎性肉芽肿可能性大，建议定期复查；④右侧胸腔见少量包裹性积液，右上胸膜局限性稍增厚；⑤肺动脉造影示亚段以上肺动脉未见明确栓塞。

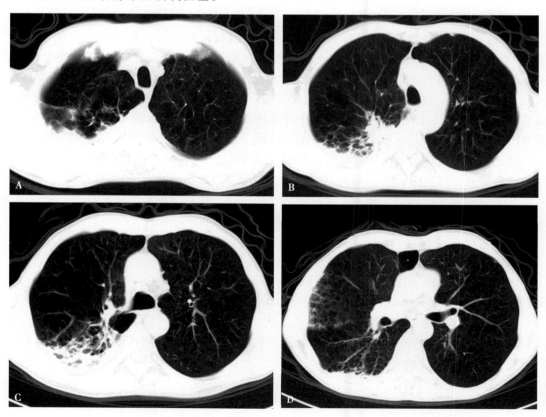

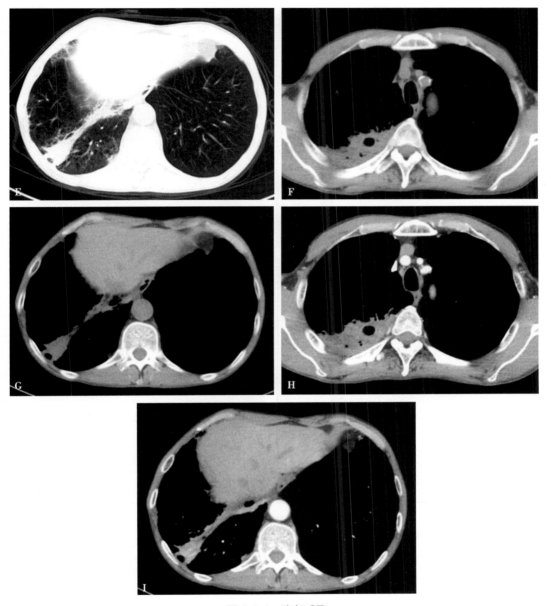

图 2-5-4　胸部 CT

A~C. 肺窗示右上肺尖后段见片状及斑片状密度增高及囊状及蜂窝状影，密度不均匀；D、E. 右下肺见斑片状、索条状及团片状密度增高影；F、G. 纵隔窗，右上叶及右下叶见不规则空洞影；H、I. 增强扫描可见不均匀强化，内可见斑片状液化坏死区

　　由于诊断考虑右肺肺炎，给予哌拉西林钠/他唑巴坦钠抗感染治疗 1 周，效果不明显。2014 年 2 月 28 日行超声内镜经支气管镜肺活检（图 2-5-5）。

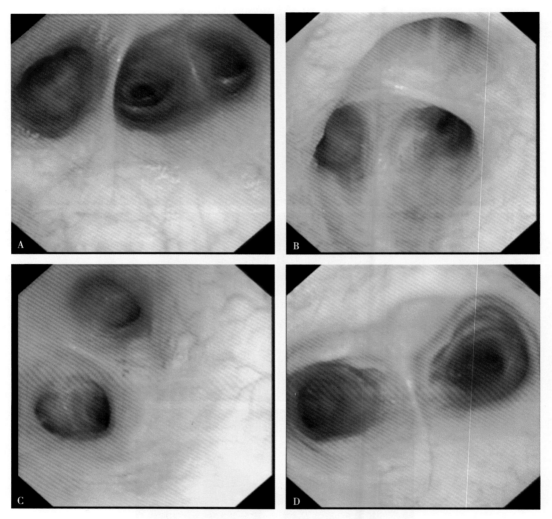

图 2-5-5　纤维支气管镜检查

气管支气管黏膜光滑，各管腔通顺，管腔内未见新生物。

超声内镜经支气管镜肺活检（右下叶外基底段）

活检组织病理报告：右下叶外基底段肺肉芽肿性病变，肺组织肺泡腔内可见少许机化灶；另见一类上皮细胞灶，边界较清，中央可见菌丝及孢子样物，菌丝粗细较一致，锐角分支，特殊染色：抗酸（－）、六胺银（＋）、AB（－）、PAS（＋）。组织改变符合肺曲霉病（图 2-5-6）。遂给予卡泊芬净抗真菌治疗，第一天给予单次 70mg 负荷剂量注射，随后每天给予 50mg 剂量。经治疗两周后，临床症状缓解，提示抗真菌治疗有效。带药出院继续给予伊曲康唑口服液 200mg，每日两次。

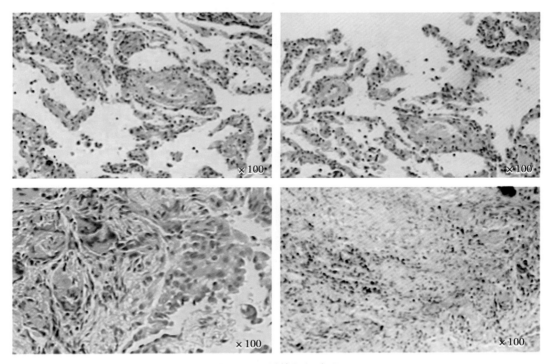

图 2-5-6 活检组织病理
可见菌丝及孢子，较多量炎细胞浸润（H-E 染色）

2014 年 3 月 24 日复查胸部 CT 平扫（图 2-5-7）：与 2014 年 2 月 26 日对比，两肺透亮度不均匀增高，肺纹理增粗、紊乱；右上肺尖后段见片状及斑片状密度增高及囊状透光区，呈蜂窝状，片状影，密度不均匀，内可见斑片状液化坏死区，与前片对比减少（A、B）；右下肺见斑片状、索条状及团片状密度增高影较前减少（C~E）；左上肺尖后段见一实性小结节影同前；两肺见散在多个大小不等薄壁空腔大致同前；右肺门见增大淋巴结同前；纵隔见多个小淋巴结同前；右侧胸腔见少量包裹性积液较前减少，局限性稍增厚。影像诊断：①符合慢支炎，肺气肿；两肺多发肺大疱形成；②右上肺尖后段及右下肺多发感染性病变较前减少，不除外右上肺肺脓肿，右下肺感染性病变较前减少，右肺门淋巴结增大同前；③左上肺尖后段实性小结节大致同前，考虑炎性肉芽肿，建议定期复查；④右侧胸腔见少量包裹性积液较前减少，右上胸膜局限性稍增厚。胸部 CT 提示右下肺病灶较前吸收缩小，提示抗真菌治疗有效。

最终诊断：

1. 右下肺侵袭性肺曲霉病
2. 慢性阻塞性肺疾病急性加重期

转归：出院后病情稳定，两周后复查胸部 CT 提示右下肺病灶较前吸收缩小。

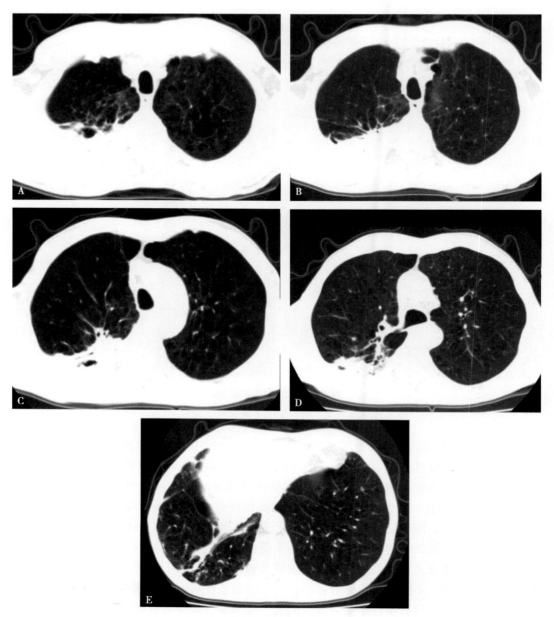

图 2-5-7　胸部 CT

A~D. 右上肺尖后段见片状及斑片状密度增高及囊状透光区，呈蜂窝状，片状影，密度不均匀，内可见斑片状液化坏死区，与前片对比病灶有吸收；E. 右下肺斑片状及索条状影较前稍有吸收

【讨论】

侵袭性肺曲霉病（invasive pulmonary aspergillosis，IPA）常常继发于免疫缺陷性疾病，公认的高危因素是严重粒细胞缺乏、血液系统恶性肿瘤、造血干细胞移植术后和实体器官移植术后。近年来不具有上述危险因素的肺部疾病患者发生 IPA 的报道逐渐增多，主要包括慢性阻塞性肺疾病（COPD）、支气管哮喘及囊性肺纤维化。COPD 患者往往长期使用激素、抗生素，且多为中老年患者，常并存多种基础疾病，为曲霉感染的高危人

群。而曲霉感染后加重 COPD 病情，使 COPD 预后更差。全球 COPD 合并 IPA 病死率高达 50%~100%。

越来越多的临床资料显示 COPD 与 IPA 的发生有关。COPD 患者自身肺部结构改变、气道黏膜和纤毛的功能破坏以及糖皮质激素和广谱抗生素的应用等均可导致患者局部、全身免疫功能受损，进而发生侵袭性肺曲霉病。有证据表明患者入住重症监护病房、慢性心功能不全、住院前 3 个月曾使用抗生素、住院前 3 个月或住院到培养发现曲霉期间使用糖皮质激素累积剂量大于 700mg（按泼尼松计算）等均为 IPA 发生的可能独立危险因素。也有学者认为，一些特定的患者吸入糖皮质激素也会影响其全身免疫功能，增加 IPA 等机会感染发生的可能。

欧洲癌症治疗研究组/美国国家过敏症与传染病研究所霉菌病研究组（EORTC/MSG）标准中将出现晕征、空气新月征和实变空洞影列为诊断 IPA 的影像学证据。这种征象多见于粒细胞缺乏合并侵袭性肺曲霉患者，在 COPD 并发 IPA 时少见。X 线胸片及胸部 CT 在 COPD 并发 IPA 的早期大部分是正常的，影像学上更易出现一些气道侵袭的表现，包括小气道病变、支气管周围的实变、支气管扩张等，表现为肺纹理的增加、淡片状渗出、实变，这可能与 COPD 患者气道屏障受损有关。COPD 患者黏膜上皮细胞鳞化，纤毛数量减少，功能减弱，使进入气道的曲霉孢子无法通过正常的防御廓清途径排出，更易侵袭累及气道，并进入终末支气管及肺泡。出现这种影像学的不典型性另一重要原因是由于 COPD 患者激素的应用抑制了炎症反应，致使增殖、坏死不显著。

该患者临床表现不典型、影像不典型，起初疑诊为右肺肺炎，经哌拉西林纳/他唑巴坦钠抗感染治疗效果不明显，经纤支镜肺活检诊断为肺曲霉病。经改用卡泊芬净抗真菌治疗两周，复查胸部 CT 提示右下肺病灶较前吸收缩小。

近年来对 COPD 合并侵袭性肺曲霉病的报道和认识逐渐增加。COPD 合并侵袭性肺曲霉病早期临床表现与其他病原体引起的急性加重表现区别并不明显。在临床上，COPD 患者在激素和抗菌药物治疗效果不佳时，如不及时考虑患者的病情加重是由曲霉感染所致，继续增加激素剂量或更换更为广谱的抗菌药物，则势必会进一步抑制患者的免疫防御功能，最终促使曲霉感染进展迅速。

（唐文辉　吴森泉　张　平）

【专家点评】

该患者中年男性，亚急性起病，肺部多发空洞样改变，病理提示存在炎性肉芽肿形成，临床病程 4 个月，加重 1 个月，临床分型应该归为慢性曲霉病（CPA）范畴。该病例进展相对较快，注意同急性侵袭性曲霉病（IPA）鉴别。IPA 病程多<1 个月，临床上但凡有病理提示肉芽肿形成，病程超过 1 个月即可归为慢性。慢性曲霉病多发生在已有基础肺部疾病的患者中，尤其是慢性阻塞性肺疾病（COPD）的患者容易发生。该患者影像学提示左上肺尖后段实性小结节，考虑炎性肉芽肿，肺窗及纵隔窗均可见多发空洞形成；病理提示右下叶外基底段肺肉芽肿性病变，肺组织肺泡腔内可见少许机化灶；考虑分型为慢性坏死性曲霉病较为得当。《2015 年慢性肺曲霉病诊断和治疗临床指南》中指出：慢性坏死性曲霉病的诊断需满足免疫功能低下或高度衰竭的患者符合侵袭性肺曲霉病诊断标准，较急性侵袭性曲霉感染的进展更为缓慢，病程 1~3 个月，血清中曲霉抗原和抗体常为阳性，

组织学证实真菌菌丝侵入肺实质。

本例患者病初诊断为肺炎，给予积极抗菌治疗效果欠佳，后期支气管镜病理活检发现曲霉感染。如果长期广谱抗生素治疗，势必会增加真菌感染的风险。影像学上可见蜂窝状的多发小空洞，应尽早考虑到曲霉感染的可能性。本例在治疗上早期使用卡泊芬净2周，后期改为口服伊曲康唑维持治疗。慢性坏死性曲霉病的治疗等同于急性侵袭性肺曲霉病的治疗。有队列研究表明一些慢性坏死性曲霉病患者长期口服伊曲康唑有效。一项前瞻性多中心研究证实了一项初步研究的结果，表明伏立康唑治疗慢性坏死性曲霉病疗效明显优于其治疗慢性空洞型肺曲霉病。慢性坏死性曲霉病治疗的目的为治愈，推荐的疗程为3~6个月，最好完成6个月疗程。对持续免疫抑制的患者需要延长治疗时间。治疗过程中需要监测唑类药物的血药浓度，注意药物的相互作用和可能的毒性。

（苏冬娜　韩雪梅　孙雄飞）

参 考 文 献

［1］宋宁，史金英，杨晓峰，等. 慢性阻塞性肺疾病急性加重期并侵袭性肺曲霉病影像学分析. 临床误诊误治，2012，25（2）：20-22.

［2］Kousha M，Tadi R，Soubani AO. Pulmonary aspergillosis：a clinical review . Eur Respir Rev，2011，20（121）：156-174.

［3］Park S Y，Lin C，Lee SO，et al. Computed tomography findings in invasive pulmonary aspergillosis in non-neutropenic patients，and their prognostic value. J Infect，2011，63（6）：447-456.

病例3　左侧腰部隐痛3年，胸闷、气促2个月余

【病史摘要】

患者，男性，49岁。因"左侧腰部隐痛3年，胸闷、气促2个月余"入院。于3年前无明显诱因出现左侧腰部隐痛，无尿频、尿急、尿痛，无畏寒发热等，在我院门诊查血肌酐407.3μmol/L，胱抑素5.38mg/L；腹部彩超：双肾体积增大，伴多发囊性病变（最大35mm×34mm），符合多囊肾表现。诊断"慢性肾病4期，多囊肾"，给予"康肾颗粒、百令胶囊"等治疗，多次复查血肌酐逐渐升高。2个多月前出现胸闷、气促，行走及爬楼后明显，休息后可缓解，夜间可平卧，但睡眠稍差，无咳嗽、咳痰及发热等。因症状逐渐加重，于2013年12月6日在我科住院。入院后查血BUN 32.3mmol/L，Cr 949.3μmol/L，CysC 4.78mg/L；腹部彩超示：双肾体积增大伴多发性囊性占位性病变，考虑多囊肾；肝内多发囊性占位性病变。入院后予抗感染、控制血压等处理，病情稳定出院。10天前再次出现胸闷、气促，夜间不能平卧，伴咳粉红色痰，在当地医院胸片提示"肺水肿"，于2014年2月2日开始血液透析，透析后气促症状缓解，现为进一步治疗收入住院。病程中夜尿明显增多，4~5次/晚。近期体重无明显变化。

家族中弟弟有"多囊肾"病史。

体格检查：体温36.6℃，脉搏80次/分，血压140/90mmHg，呼吸20次/分。神志清楚，慢性病容，贫血貌。颜面眼睑无水肿，全身皮肤巩膜无黄染；浅表淋巴结无明显肿大。咽无充血，双扁桃无肿大。双肺呼吸音清，未闻及干湿啰音。心界稍向左扩大，心率

80 次/分，律齐，各瓣膜区未闻及病理性杂音。腹平软，无压痛，肝脾肋下未及；双侧输尿管行程无压痛，双肾区无叩痛。双下肢无水肿。左前臂见一动静脉内瘘，可触及震颤，闻及血管嗡鸣音。

【诊疗经过】

入院后查血常规：WBC $4.4×10^9$/L，N 79.5%，RBC $1.53×10^{12}$/L，HGB 45g/L，PLT $108×10^9$/L。尿常规：WBC $54×10^9$/L，尿蛋白++。肝功能：TP 53.5g/L，ALB 25.0g/L。肾功能：BUN 26.2mmol/L，Cr 728.1μmol/L，CysC 6.06mg/L。24 小时尿微量总蛋白 2941mg。促红细胞生成素 35.63IU/L。5 羟维生素 D11.59ng/ml。甲状旁腺激素 48.50pmol/L。痰培养：有少量铜绿假单胞菌生长。肝胆胰脾肾彩超：考虑肝多发囊肿；双侧多囊肾；腹腔少量积液。2014 年 2 月 12 日胸片示右侧肺门占位（图 2-5-8）。

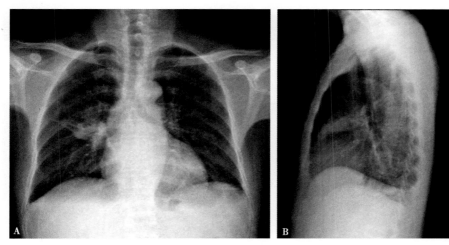

图 2-5-8　胸片
A. 右侧肺门影增大，结构不清；B. 右中叶见条状实变影

入院后给予积极抗感染治疗及对症治疗约 1 周，于 2014 年 2 月 19 日复查胸部正侧位片示：右肺门占位与 1 周前比较无变化，建议胸部 CT 检查（图 2-5-9）。遂于 2014 年 2 月 19 日胸部 CT 平扫，显示：双肺病灶，考虑感染；双侧胸腔少量积液；多囊肝、多囊肾（图 2-5-10）。

为进一步明确诊断，于 2014 年 2 月 21 日进行纤维支气管镜检查并送活检病理检查。病理结果：（右上叶钳取物）送检组织为坏死组织和少许急性炎性渗出物；坏死组织旁似有坏死的真菌菌丝影子，请结合临床相关资料排除真菌感染。支气管毛刷液基细胞学涂片：多量中性粒细胞及少许假复层纤毛柱状上皮细胞，未见肿瘤细胞，六胺银染色见少量曲霉（图 2-5-11）。

根据纤维支气管镜检查及病理检查结果，临床初步诊断：肺曲霉病；多囊肾，慢性肾脏 5 期；肾性贫血；肾性高血压；继发性甲状旁腺功能亢进；尿毒症性心脏病；多囊肝。给予伊曲康唑 0.1g，每天 2 次抗真菌治疗；一周 3 次维持性血液透析。症状逐渐改善。2014 年 3 月 5 日复查胸片：右侧肺门块状影较 2014 年 2 月 19 日病灶缩小（图 2-5-12）。2015 年 3 月 6 日复查胸片：肺部病灶吸收（图 2-5-13）。

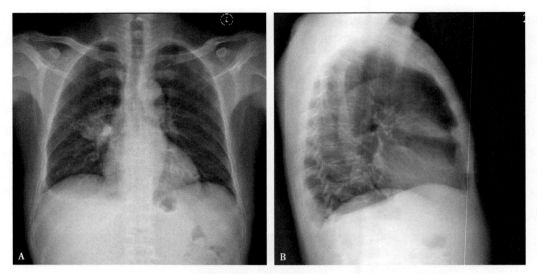

图 2-5-9 胸部正侧位片

A、B. 右肺门增大及右中叶实变影与 1 周前比较无明显变化

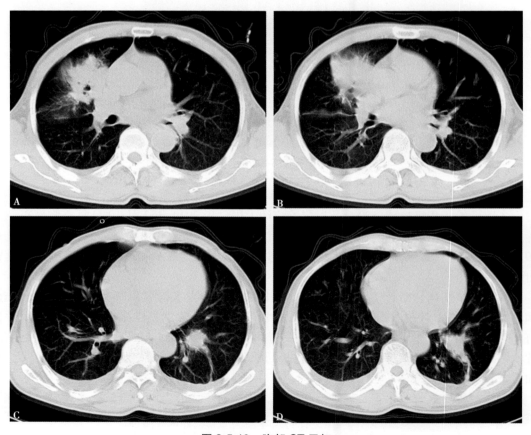

图 2-5-10 胸部 CT 平扫

A、B. 肺窗显示右肺中叶见类团块样实变影，边缘毛糙，且见小片状磨玻璃影；
C、D. 左下肺见结节状密度增高影，见条状影与左侧胸膜相连，双侧胸腔少量积液

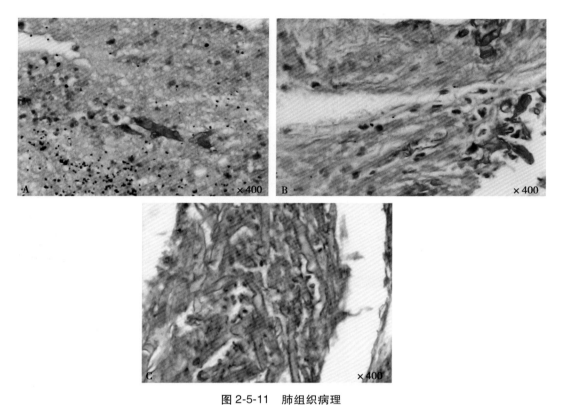

图 2-5-11 肺组织病理

A. 右上叶钳取物坏死组织旁似有坏死的曲菌菌丝（H-E 染色）；B. 右上叶钳取物坏死组织旁似有坏死的曲菌菌丝（H-E 染色）；C. 六胺银染色见少量曲霉（PASM 染色）

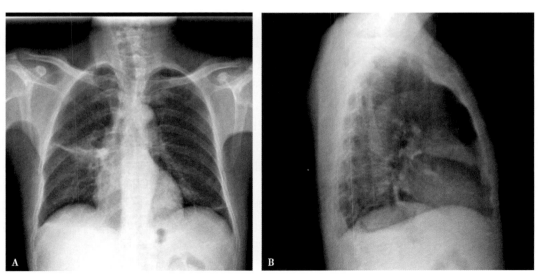

图 2-5-12 胸片

右侧肺门见条状密度增高影，较 2014 年 2 月 19 日病灶吸收缩小

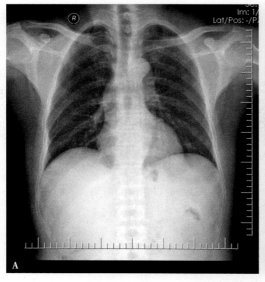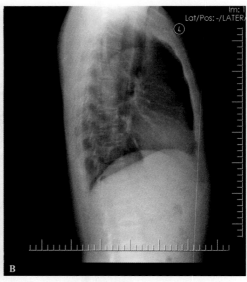

图 2-5-13 胸片

右侧肺门影基本正常，与 2014 年 2 月 19 日胸片比较病灶基本吸收

【讨论】

多囊肾（polycystic kidney）又名先天性肾囊肿病、肾脏良性多房性囊瘤、多囊病、Potter（Ⅰ）综合征、Perlmann 综合征、囊胞肾、双侧肾发育不全综合征。我国 1941 年朱宪彝首先报道，本病临床并不少见。多囊肾有两种类型，一是常染色体隐性遗传型（婴儿型）多囊肾，发病于婴儿期，临床较罕见；一是常染色体显性遗传型（成年型）多囊肾，常于青中年时期被发现，也可在任何年龄发病。多囊肾的病因是基因缺失，其中成年型多囊肾常是 16 号染色体的基因缺失，偶然是由 4 号染色体的基因缺失；婴儿型多囊肾是常染色体隐性遗传，父母双方均有该病的基因改变才能使其子女发病，发病概率为 25%。

肺曲霉病绝大多数发生于免疫缺陷病人，其诊断较难，病死率高。本患者因肾脏疾病就诊，首发症状为胸闷气促。该病例属于免疫力低下患者，是侵袭性肺曲霉病的高危人群。支气管肺活检找到真菌菌丝，支持肺曲菌病的诊断。该患者使用伊曲康唑抗真菌治疗后，呼吸道症状很快消失，肺内病灶逐步吸收，治疗 1 年后复查肺部平片病灶完全吸收，说明曲霉的治疗是一个较长的过程。从此病例中可总结如下：①多囊肾并肾功能不全患者免疫功能低下，可能是肺曲霉感染的易感人群；②此例患者肺部 CT 表现有空洞样改变及晕轮征，影像学医师应早期怀疑肺曲霉感染可能。晕轮征是肺部曲霉感染的 CT 表现之一，表现一种磨玻璃影围绕结节或肿块的 CT 表现，多为曲霉侵袭性周围出血的征象。晕轮征无特异性，也可见于其他疾病伴出血的结节或肿瘤的局灶性肺浸润（如肺腺癌、细支气管肺泡癌），但肺曲霉感染 CT 晕轮征发生率较高，需要首先考虑；③肾功能不全合并肺曲霉感染是抗真菌治疗棘手的问题，抗真菌药物对肾功能的影响是抗真菌治疗的难题。

（陈延伟 余治健 邓启文）

【专家点评】

本病原发病诊断明确，即为多囊肾并慢性肾功能衰竭。根据肺部影像学的动态变化、肺活检组织病理结果及抗真菌治疗的疗效判断等，肺曲霉感染的诊断也属无疑。

慢性肾功能衰竭患者属于免疫缺陷宿主，极易继发感染，且感染发生后常无明显的全身反应。其原因是慢性肾功能衰竭患者的免疫功能低下，机制复杂，可能包括：①有研究发现，慢性肾功能衰竭患者 T 淋巴细胞数量明显减少，尤其是具有辅助和诱导作用的 CD4 亚群较正常人显著降低，且这些改变与血清肌酐值显著相关；②慢性肾功能衰竭患者外周血中性粒细胞的葡萄糖代谢障碍，运动和吞噬反应能力受损；③慢性肾功能衰竭患者营养不良是免疫功能低下的原因之一；④近年对慢性肾功能不全患者的红细胞免疫功能也进行了大量研究，结果发现慢性肾功能不全患者的红细胞 CD35 在数量上明显减少；红细胞免疫黏附活性下降，其下降趋势与病情有关。上述种种因素导致慢性肾功能不全患者免疫功能低下，容易导致各种各样包括真菌的感染，临床上应引起足够重视。

侵袭性肺曲霉病患者的首选初始治疗推荐静脉或口服伏立康唑。部分患者可将两性霉素 B 脂质体作为初始治疗，好转后改为口服伏立康唑或伊曲康唑。如初始治疗无效，补救治疗可选择卡泊芬净、泊沙康唑、伊曲康唑。慢性肾功能不全的抗真菌治疗是临床难题。本病例选用伊曲康唑治疗并取得良好效果，值得探讨。伊曲康唑注射剂中的赋形剂羟丙基-β-环糊精从肾脏代谢，因此注射剂不宜用于肌酐清除率<30ml/min 的患者。伊曲康唑的蛋白结合率为 99%，血液透析不影响静脉或口服的半衰期与清除率，但羟丙基-β-环糊精可经血液透析清除，故血液透析时伊曲康唑给药剂量不变，只需在血液透析前给药，以便清除 β-环糊精。本例诊治医生选用了伊曲康唑口服制剂，剂量为 0.2g/d，可能是出于其他方面考虑。但临床医师熟悉相关药物的药物代谢动力学特性，对临床选药和使用有很大帮助。肾损害患者口服伊曲康唑的资料有限，本病例的成功治疗无疑有一定的参考价值和借鉴意义。

（吴诗品　杨敏洁　周嘉璇）

参 考 文 献

[1] Sweeney WE Jr, Avner ED. Pathophysiology of childhood polycystic kidney diseases: new insights into disease-specific therapy. Pediatr Res, 2014, 75 (1-2): 148-157.

[2] Kosmidis C, Denning DW. The clinical spectrum of pulmonary aspergillosis. Thorax, 2015, 70 (3): 270-277.

[3] Godet C, Philippe B, Laurent F, Cadranel J. Chronic pulmonary aspergillosis: an update on diagnosis and treatment. Respiration, 2014, 88 (2): 162-174.

病例 4　胸部不适、心悸伴活动后气喘 1 个月余

【病史摘要】

患者，女性，48 岁，家庭妇女。因"胸部不适、心悸伴活动后气喘 1 个月余"于 2013 年 5 月 6 日入院。1 月前无明显诱因出现胸部不适、胸部灼热，伴有心悸、活动后气喘。无发热、胸痛；无咳嗽、咳痰；无恶心、呕吐等。在当地医院胸部 CT 检查提示"右肺尖实性占位病灶、边缘可见裂隙状空洞"，予"头孢哌酮舒巴坦"抗感染治疗后复查胸部 CT 示"原有病灶无吸收好转"，遂转入我院诊治。起病以来精神、食欲、睡眠可，大小便基本正常，体重无明显下降。

既往史：否认高压病、糖尿病史；否认肝炎、结核病史；否认手术、外伤史等。无烟酒不良嗜好。

家族史：其女 1 年前确诊为肺结核，经抗结核治疗 1 年后复查胸片已愈。

体格检查：T 37.4℃，P 83 次/分，R 18 次/分，BP 137/76mmHg。发育正常，神志清楚，营养良好，正常面容，自动体位，查体配合。全身浅表淋巴结未触及肿大。胸廓正常，双肺呼吸音粗，双肺未闻及干、湿性啰音。心界不大，心率 83 次/分，节律整齐，各瓣膜听诊区未闻及病理性杂音。腹平软，肝脾未及，移动性浊音阴性，肝肾区无叩击痛；肠鸣音正常。

辅助检查：

2013 年 4 月 23 日外院胸部 CT 检查：右肺尖可见一实性占位病灶，边缘可见裂隙状空洞；2013 年 5 月 3 日外院复查胸部 CT 提示右肺尖占位病灶同前（图 2-5-14）。

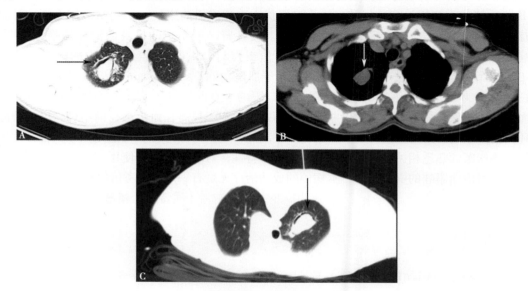

图 2-5-14　胸部 CT

A. 肺窗显示右肺上叶见一结节影，其内球形致密影外见空气新月征，结节周围的外下见少许渗出影；B. 纵隔窗显示右肺上叶见结节影和空气新月征；C. 病人由仰卧位转换为俯卧位后，病灶内低密度结节影随之变换位置，新月形空隙位于病灶背侧

初步诊断：肺部占位性病变：肿瘤？真菌？结核？

【诊疗经过】

入院后予左氧氟沙星抗感染治疗。患者仍有胸部不适感，无发热、气喘及咯血。住院期间真菌 1，3-β-D-葡聚糖<10pg/ml；隐球菌荚膜抗原阴性；2013 年 5 月 9 日癌胚抗原（CEA）0.45μg/L。四次痰涂片均未见细菌、真菌及抗酸杆菌；痰培养未见细菌、真菌。支气管镜示：气管、支气管内炎症改变，可见少量稀薄分泌物，未见新生物及出血；支气管刷片未见癌细胞，未见细菌、真菌，未见抗酸杆菌。2013 年 5 月 8 日 X 线表现为右肺上叶见一团块状稍高密度影，大部分边界尚清，欠规则，可见短毛刺，大小约为 5.1cm×3.7cm（图 2-5-15），考虑右肺上叶占位性病变。外院 CT 提示右肺尖实性占位，边缘见

"月牙征"，建议行 CT 引导下经皮肺穿刺活检术。于入院后第 3 日行经皮肺穿刺活检，右肺组织病理活检示：送检组织内可见大量真菌菌丝及孢子，菌丝分支呈锐角，可见分隔，未见其他结构，病理诊断：（右肺）真菌菌团，形态符合曲霉。

患者于 2013 年 5 月 13 日突发咯鲜红色血，量约 100ml，予以止血治疗后转入重症医学科，经抗真菌及止血治疗后病情趋于稳定。于 2013 年 5 月 22 日行胸腔镜下右上肺占位楔形切除术，术中右上肺触及一单个结节，大小 2cm×3cm×4cm，活动性好，与周围组织无粘连。病理检查可见大量真菌菌丝及孢子，菌丝分支呈锐角，可见分隔，（右肺）真菌菌团，形态符合曲霉。病理诊断：（右上肺）符合曲霉感染（图 2-5-16）。

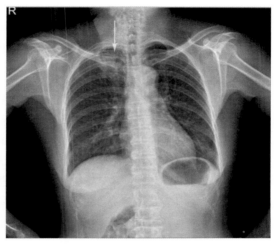

图 2-5-15　X 线胸部正位片

右肺上叶见一团块状稍高密度影，大小约为 5.1cm× 3.7cm 大部分边界尚清，欠规则，可见短毛刺

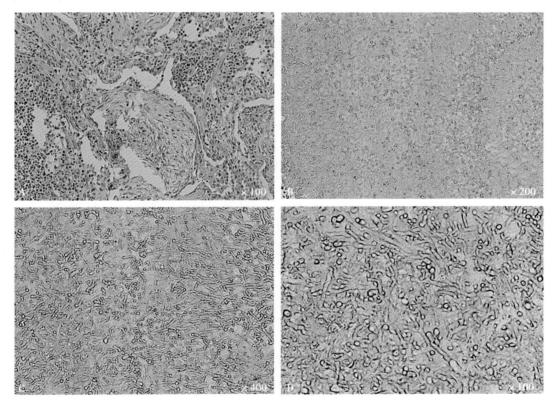

图 2-5-16　胸腔镜下右上肺占位楔形切除术病理

A. 曲霉菌丝壁（H-E 染色）；B. 曲霉菌丝及孢子（H-E 染色）；C. 曲霉真菌菌丝及孢子（H-E 染色）；D. 曲霉的大量菌丝和孢子，菌丝分支呈锐角（H-E 染色）

术后恢复良好，2013年5月27日出院。

最后诊断：肺曲霉球并咯血

转归：出院后病情稳定，随访至今未再出现咯血。

【讨论】

肺曲霉病是一类相对少见的肺部感染性疾病，但随着抗生素、糖皮质激素、免疫抑制剂、抗肿瘤药物的广泛使用，发病率呈现不断增多的趋势。临床上，肺曲霉病分为曲霉球、变应性支气管肺曲霉病（allergic bronchopulmonary aspergillosis，ABPA）和侵袭性肺曲霉病（invasive pulmonary aspergillosis，IPA）三种类型，其中肺曲霉球（pulmonary aspergilloma，PA）是肺曲霉病中最常见且被清楚认识的表现形式之一，通常发生在已经存在的肺空洞病变内，其中最常见的是发生在肺结核的基础之上。寄生型肺曲霉病仅有轻微组织炎症反应，但易造成病变周围的血管损害。

肺曲霉球患者的临床表现无特异性，多数表现为慢性咳嗽、全身不适、体重下降和咯血，也可多年不引起临床症状。咯血是本病常见的症状，患者咯血量可为少量，也可为大咯血甚至危及到生命。咯血的主要原因：①PA周围受炎症刺激形成丰富的血管网，甚至血管瘤，伴随呼吸运动的机械刺激可导致血管破裂；②曲菌产生内毒素和溶蛋白酶导致组织坏死溶解；③原发病出血。本例患者起初仅表现为胸部不适、心悸、气喘，但病程中出现咯血症状，且咯血量较大，与文献中报道的症状特点一致。肺曲霉球好发部位为肺上叶，常为单个，亦可呈多发性分布于多个肺叶。影像学改变呈多样性，除典型的肺曲霉球外，由于混合感染的存在，有时难与结核分枝杆菌、病毒感染相鉴别。X线胸片显示原有的慢性空洞内有一团状影，可随体位改变而在空腔内移动如"钟摆样"。在肺曲霉病中，胸部CT检查对于诊断有很大的帮助。本例患者中，胸部X线表现不典型，由于受投照位的影响未见明显的新月形透亮影，且边缘有短毛刺征并邻近胸膜，易误诊为周围性肺癌。曲霉球的位置随病人体位的改变而改变，在胸片上有时很难显示，CT扫描是必要的。本病例CT检查可见典型"空气新月征"，且患者穿刺时改变体位，空腔内曲菌球随体位移动呈"钟摆样"。本病例穿刺活检术时患者取俯卧位，病灶内的低密度影改变位置，新月形空隙位于病灶背侧边缘。

对肺曲霉球患者来说，手术治疗是一种有效的方法，但前提是肺功能可以耐受。抗真菌药物不能有效到达病灶，药物治疗往往难以奏效。而在所有合并严重咯血的患者中，都需要考虑外科手术治疗。肺叶切除术是最常见的手术方法，应用胸腔镜微创手术具有创伤小、出血量少、术后恢复快的特点。本例患者使用胸腔镜手术，术后恢复快，疗效佳，术后随访至今无复发，这也证实了外科手术的效果。

（陈丹丹　成官迅　邱　晨）

【专家点评】

本病例综合临床表现、肺部影像学及病理活检资料明确诊断为（右上肺）曲霉球。本病多见于免疫功能低下或有肺基础性病变患者，文献报道曲霉球常常好发于慢性肺脓肿空洞、支气管扩张、支气管肺囊肿或结核空洞等疾病，但也有文献报道无基础性肺病变患者中曲霉感染率达18%。往往起病隐匿，常常无明显临床症状，因此在肺部曲霉病诊断过程中，要注意避免漏诊。

本病例当地医院胸部 CT 报告"右肺尖实性占位病灶、边缘可见裂隙状空洞",实际上就是空气新月征。入院后复查胸部 CT 提示"右肺尖占位病灶",与当地医院 CT 结果相同;肺窗显示"右肺上叶见一结节影,其内球形致密影外见空气新月征",纵隔窗显示"右肺上叶见结节影和空气新月征"。病人由仰卧位转换为俯卧位后,病灶内低密度结节影随之变换位置,新月形空隙位于病灶背侧(钟摆样或滚球征)。"空气新月征"和"钟摆样或滚球征"是肺部曲霉球的典型 CT 特征,若进一步行 CT 增强扫描无明显强化则更支持肺曲霉球的诊断。由此可见基层医师对肺曲霉感染影像学表现认识不足,而应用"头孢哌酮舒巴坦"抗感染治疗则缺乏足够证据。

本病确诊有赖于病理活检,患者入院后及时行经皮肺穿刺活检,送检组织内可见大量真菌菌丝及孢子,菌丝分支呈锐角,可见分隔,病理诊断:(右肺)真菌菌团,形态符合曲霉。充分体现主管医师对肺曲霉感染诊疗规范非常熟悉。

关于肺曲霉球的治疗,目前尚存在争议。部分研究认为应用抗真菌药很难渗透到曲霉球的空腔内,全身应用抗真菌药治疗肺曲霉球效果不佳;若肺曲霉球频繁或大咯血时推荐手术切除。若合并有基础疾病或肺功能损害不能耐受手术者可采用支气管动脉栓塞止血,但易复发。本例患者使用胸腔镜下右上肺占位楔形切除术,该方法创伤小,术后恢复快,疗效确切,值得临床推广。

通过本病例,希望临床医生对于无免疫低下或不存在肺部基础病变的肺曲霉球患者保持足够的警惕,避免漏诊、误诊,并对肺曲霉球胸部 CT 影像学特征充分了解与掌握。

(孙雄飞 刘雪燕 金常娥)

参 考 文 献

[1] 中华医学会呼吸病学分会感染学组与中华结核和呼吸杂志编辑委员会,肺真菌病诊断和治疗专家共识. 中华结核和呼吸杂志,2007,30(11):821-834.

[2] Patterson KC,Strek ME. Diagnosis and treatment of pulmonary aspergillosis syndromes. Chest,2014,146 (5):1358-1368.

[3] Franquet T,Müller NL,Giménez A,et al. Spectrum of pulmonary aspergillosis:histologic,clinical,and radiologic findings. Radiographics,2001,21:825-837.

[4] Farid S,Mohamed S,Devbhandari M,et al. Results of surgery for chronic pulmonary aspergillosis,optimal antifungal therapy and proposed high risk factors for recurrence-a National Centre's experience. J Cardiothorac Surg,2013,8:180.

第六节 咳嗽咳痰为突出表现的肺曲霉

病例 1 咳嗽半年

【病史摘要】

患者,男性,35 岁。因"咳嗽半年"于 2011 年 9 月 18 日入院。患者于半年前开始出现咳嗽,呈阵发性,症状较轻,无咳痰、发热、胸闷、胸痛,无盗汗、乏力。在当地医院查胸片发现"右上肺团块影",考虑"念珠菌感染",予"氟康唑"口服治疗约半年,咳嗽无明显好转。1个月前于深圳市某镇医院复查胸片示"右上肺团块高密度影增大，见新月形透亮区，双肺野见散在结节影，考虑双肺真菌感染"，转诊收入我科。

3年前因咳嗽、咳黄痰在当地医院诊断为"肺结核"，治愈出院。

体格检查：T 36.6℃，P 78次/分，R 20次/分，BP 130/76mmHg。神清，呼吸平顺。浅表淋巴结无肿大。口唇无发绀，咽无充血。颈静脉无怒张，气管居中。胸廓无畸形，双肺语颤无增强或减弱，双肺叩诊清音，呼吸音稍粗，未闻及干湿啰音。心率78次/分，律齐，未闻及明显杂音。腹平软，全腹无压痛及反跳痛，肝脾肋下未及，双下肢无水肿。

初步诊断：双肺结节影查因（肺曲霉感染？）

【治疗经过】

入院后完善相关检查。2011年9月22日血常规正常。痰涂片未检出真菌；痰找抗酸杆菌阴性。2011年9月23日行支气管镜检查，见右上肺支气管黏膜稍充血；右上叶支气管肺泡灌洗液培养烟曲霉优势生长。纤支镜刷片未查见真菌菌丝及孢子，纤支镜刷片未检出抗酸杆菌。三次痰培养上呼吸道正常菌群生长。

2011年9月21日胸部CT：右肺上叶尖段见团块状密实影，CT值约25Hu，周围见环形高低密度影，邻近胸膜增厚牵拉，纵隔和两肺门区未见肿大淋巴结（图2-6-1）。影像诊断：右肺上叶团块影及双肺多发高密度灶考虑肺曲霉病可能；双肺上叶少许陈旧性肺结核，右侧胸膜增厚。

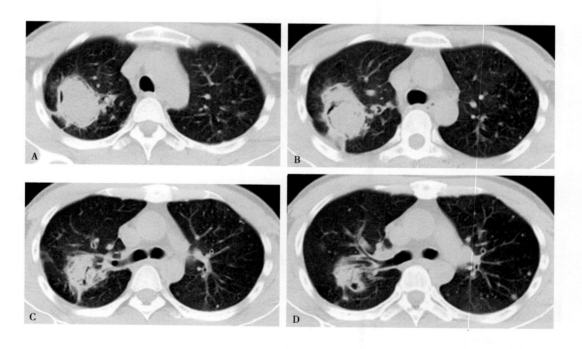

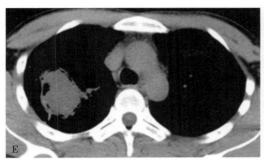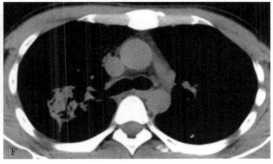

图 2-6-1 胸部 CT

A、B. 肺窗，右肺上叶尖段见团块状密实影，CT 值约 25Hu，周围见环形高低密度影，邻近胸膜增厚牵拉；C、D. 气管分叉层肺窗 CT 显示右上肺团块影内见弧形及圆形透亮区，左肺上叶见散在小结节影，部分结节钙化；E、F. 纵隔窗右上肺团块影外后部见透亮区，纵隔和两肺门区未见肿大淋巴结

　　入院后肺泡灌洗液提示烟曲霉优势生长，诊断为肺曲霉病。考虑病灶体积大，抗真菌治疗效果可能不理想，需手术切除病灶，遂于 2011 年 9 月 26 日转胸外科治疗。2011 年 10 月 8 日在全麻双腔气管插管右侧胸腔镜辅助下行右上肺叶切除术。术后病理示：右上肺灰红组织一块大小约 10cm×8cm×4cm，切开见一 4cm×3.5cm 的囊腔，内充满黄绿色坏死样组织。镜检真菌菌丝粗细较一致，排列比较整齐，部分菌丝呈锐角。符合右上肺深部曲霉病（图 2-6-2）。2011 年 10 月 26 日出现剧咳，伴咳少许黄黏痰、发热，右胸管漏气加重，考虑存在右侧支气管胸膜瘘，予头孢曲松及伏立康唑等治疗，效果欠佳。2011 年 11 月 4 日转上级医院治疗。

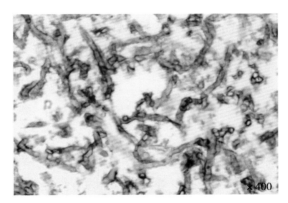

图 2-6-2 镜检

可见菌丝及孢子，菌丝大小较一致，有 45° 锐角分支（H-E 染色）

出院诊断：

1. 右上肺曲霉病

2. 右侧支气管胸膜瘘

3. 陈旧性肺结核

转归：2016 年 1 月 14 日电话随访，患者诉近几年无不适，能坚持日常工作。

【讨论】

本病例以咳嗽半年为主要症状；胸片及胸部 CT 示右上肺病灶内可见新月征；纤支镜肺泡灌洗液培养出曲霉优势生长；病理证实为曲霉病，诊断为右上肺曲霉病明确。

本例患者影像学表现为肺部团块影，应注意与肿瘤、感染、先天性发育异常、血管性病变及结缔组织病等鉴别，其鉴别要点主要为：

（1）肿瘤病灶边缘多毛糙不齐，分叶状或有棘状突起，病灶密度不均匀，一般具有远离肺门侧的偏心空洞，内壁凹凸不平或呈结节状，部分病灶呈非中心性或边缘性钙化，增强 CT 有明显强化，病灶周边可有邻近胸膜凹陷/增厚/粘连或血管聚集。该例患者病灶密度高，其内未见明显分叶，边缘无棘突，空洞内部光滑，不符合肿瘤表现。

（2）结核球为肺内干酪样坏死被纤维组织包绕，多位于上、中肺野，单发多见，周边可见卫星病灶（纤维、增殖性病变），密度较高，不均匀，内可见小空洞及钙化，包膜下裂隙样空洞（尤其靠近肺门者）为结核球特征性表现。而该患者病灶较大，与常见结核球体积相差较远，周围无明显卫星病灶，未见明显钙化，密度相对均匀，影像学表现不符合结核球改变。

（3）曲菌球上肺野多见，球体均匀，上方常有新月形透亮区，可随体位改变而变动，边缘光滑或略毛糙。该患者有结核病史，为曲霉球高发因素。患者入院前已服用氟康唑半年，咳嗽并无减轻，复查胸片提示"右上肺病灶较前扩大"。氟康唑对除光滑、克柔耐药外，对绝大多数酵母菌敏感，但对曲霉无效，应引起临床医生足够重视。

本例患者 3 年前有结核病史，且胸部 CT 提示上肺有钙化，胸膜增厚，双上肺有条索状高密度影，考虑有陈旧性肺结核。肺结核病史为曲霉病高发因素，且该类患者因胸膜粘连等因素行肺叶切除术后可出现支气管胸膜瘘并发症。手术是治疗肺曲霉病的最佳方式，有作者认为胸腔镜下小切口优于开胸手术。对术前术后是否使用抗真菌药物目前尚无统一指南。据袁源报道，对于孤立性病灶切除术后患者可预防性使用抗真菌药物 2 周；对病灶广泛，空洞破裂，免疫功能低下者使用 8 周以上，并依据影像学检查酌情停药。本例患者出现支气管胸膜瘘原因除有结核基础胸膜粘连外、术前术后是否应使用抗真菌药物值得探讨。

（李　娜　卓宋明　彭树松）

【专家点评】

肺假丝酵母菌感染的主要危险因素包括接受广谱抗菌药物治疗、使用中心静脉导管、全胃肠营养、入住 ICU、中性粒细胞减少等。该患者为青年男性，无上述危险因素，无免疫抑制状态，在当地医院胸片发现"右上肺团块影"，考虑"念珠菌感染"，轻率的予"氟康唑"治疗约半年，属于误诊误治，这是该病例带给我们的教训。

该病例入院后查 CT 表现为"右上肺团块影内见弧形及圆形透亮区，可见新月征"，为曲菌球的典型影像学表现；而"双肺上叶见散在小结节影，部分结节钙化"为陈旧性肺结核的影像改变。肺曲霉病常好发于支气管肺囊肿、支气管扩张、肺脓肿或肺结核空洞内，本病例就是发生在肺结核基础上的肺曲菌球，诊断考虑慢性肺曲霉病，临床分型为曲霉球。

关于曲菌球的治疗，肺功能良好的病人首选手术治疗，手术成功取决于是否充分切除曲菌球而没有真菌物质溢漏在胸膜腔。该患者术后 18 天出现病情加重，右胸管漏气加重，考虑存在右侧支气管胸膜瘘，原因除有结核胸膜粘连外，术中真菌物质溢漏在胸膜腔，引起术后感染也可能是该并发症的原因。关于术前术后使用抗真菌治疗的原则，根据 2015 年 ESCMID/ERS 慢性肺曲霉病诊断和处理指南，如果因为手术操作复杂可能会导致真菌物质溢出而造成感染，则术前应用抗真菌治疗数周；术中出现真菌物质溢出者，要使用两性霉素 B 脱氧胆酸盐冲洗胸腔。

（金常娥　王　辉　刘雪燕）

参 考 文 献

[1] Pena TA, Soubani AO, Samavati L. Aspergillus lung disease in patients with sarcoidosis: a case series and review of the literature. Lung, 2011, 189 (2): 167-172.

[2] Panjabi C, Sahay S, Shah A. Aspergilloma formationin cavitary sarcoidosis. J Bras Pneumol, 2009, 35 (5): 480-483.

[3] Hedayati MT, Azimi Y, Droudinia A, et al. Prevalence of chronic pulmonary aspergillosis in patients with tuberculosis from Iran. Eur J Clin Microbiol Infect Dis, 2015, 34 (9): 1759-1765.

[4] 袁源，马翔，周平，等. 26 例肺曲霉球病外科治疗. 中国真菌学杂志，2014，9 (2) 93-95.

[5] Rummens P, Bruyneel M, Lungarella M, et al. Aspergillus tracheobronchitis, bronchopleural fistula and empyema after lobectomy for aspergilloma. Med Mycol Case Rep, 2014 (7), 6: 25-28.

病例 2　反复咳嗽、咳痰、气促 3 年余，加重 1 个月

【病史摘要】

患者，男性，54 岁。因"反复咳嗽、咳痰、气促 3 年余，加重 1 个月"于 2013 年 9 月 10 日入院。患者 3 年余前开始反复出现咳嗽，偶有咳少量白色黏痰，无咯血，无午后潮热、无盗汗。咳嗽呈阵发性，伴有气促，快步行走或重体力活动时症状明显，但生活能自理。在当地医院门诊治疗（具体不详），症状反复，天气转凉时多发。于 2013 年 8 月 10 日劳累后再次出现上述症状，咳嗽增多，咳黄色黏稠痰，于 8 月 12 日到当地医院住院，诊断"慢性阻塞性肺疾病"，予"抗感染、雾化、化痰、平喘"等治疗，病情无改善，且出现低热，体温波动在 37.8℃左右；痰涂片检查发现"真菌孢子"，予"氟康唑"抗感染，病情仍无好转，遂转到我院进一步诊治。起病以来精神尚好、食欲正常。近半年来体重下降约 3kg。

既往史：否认高血压病、糖尿病、肾病、结核病、肝炎等病史。吸烟 30 多年，每天约 20 支。

体格检查：T 36.7℃，P 106 次/分，R 23 次/分，BP 144/86mmHg。发育正常，营养中等，呼吸稍促，自主体位，查体配合。全身浅表淋巴结未触及肿大。双肺叩诊呈过清音，听诊双肺呼吸音减弱，双肺可闻及吸气相细湿性啰音。心界不大，心率 106 次/分，节律整齐，各瓣膜听诊区未闻及病理性杂音。腹平软，肝脾未及，移动性浊音阴性，肝肾区无叩击痛；肠鸣音正常。

辅助检查：

一、实验室检查

外院住院期间白细胞 31×10^9/L；痰涂片检查发现真菌孢子。

二、影像学检查

2013年8月25日外院胸部CT检查（图2-6-3）：两肺多发斑片状影、磨玻璃影，边缘模糊，见晕征；两肺多发小结节状影，部分小结节边缘伴晕征，主要沿支气管血管束分布；左上肺舌段及左下肺胸膜下见实变影，边缘模糊。

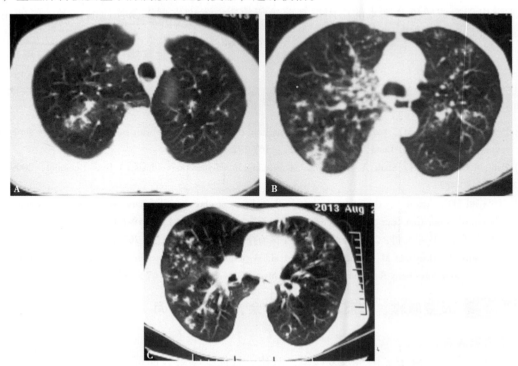

图2-6-3 外院胸部CT检查
A. CT肺窗，右上肺尖段见斑片状影，磨玻璃影，边缘见晕征；
B、C. CT肺窗两肺见多发小结节影，沿支气管血管束分布，大部分结节周围见晕征

初步诊断：

1. 肺部感染（真菌感染？结核？）
2. 慢性阻塞性肺疾病急性加重期

【诊疗经过】

入院后完善相关检查。白细胞 $24.0 \times 10^9/L$，中性粒细胞 86.1%。降钙素原检测6.01ng/ml（正常 0.05ng/ml）。血沉 112mm/h。D-二聚体：3410ng/ml（正常 494ng/ml）。念珠菌抗原、隐球菌抗原、G试验阴性。结核分枝杆菌抗体测定（各种免疫学方法）阴性；痰 TB-DNA 阴性；痰涂片未找到抗酸杆菌。痰培养无致病菌生长，无真菌生长。

临床予哌拉西林钠/他唑巴坦钠抗感染治疗。2013年9月13日行胸部CT检查见图2-6-4，提示：两肺病灶较前进展，部分斑片状影及磨玻璃影进展为片状实变影，右上肺、左上肺舌段及左下肺胸膜下见多发实变影，部分实变影内见空气支气管征，病灶较前增多增大；增强扫描后实变影明显强化，增强扫描前后 CT 值约45/90Hu，右上肺尖段实变影内见无强化坏死区（低密度征）；左上肺尖后段见多发小空洞形成。部分支气管壁增厚，

管腔轻度扩张；左侧少量胸腔积液。考虑侵袭性肺曲霉病可能性大。

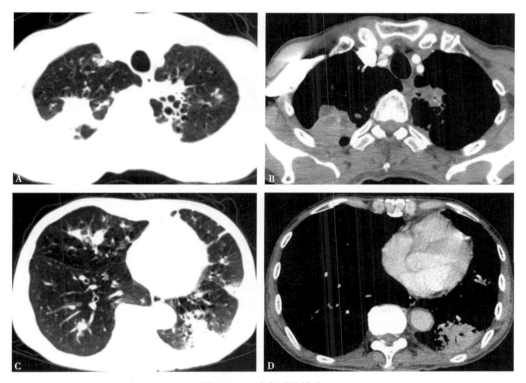

图 2-6-4 胸部 CT 检查

A. CT 肺窗右上肺尖段见团片状实变影，左上肺尖段实变影内见多个小空洞；B. 增强扫描纵隔窗右上肺尖段实变影内见低密度无强化区（低密度征）；C、D. CT 肺窗和增强扫描纵隔窗左上肺舌段及左下肺基底段见胸膜下分布的楔形实变影，内见空气支气管征

2013 年 9 月 13 日行支气管镜检查，结果显示：气管通畅，隆凸锐利，右主支气管通畅，上叶、中叶、下叶支气管及各段、亚段支气管通畅，黏膜光滑，少量白色分泌物。左主支气管通畅，上叶、下叶支气管及各段、亚段支气管通畅，黏膜光滑，少量白色分泌物。伸入右上叶后段支气管行活检及刷检（图 2-6-5）。

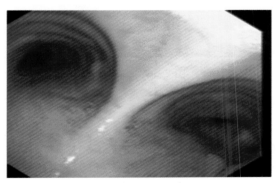

图 2-6-5 支纤镜

示气管隆凸锐利，两侧主支气管内少量白色分泌物

病理组织结果（图 2-6-6）：送检肺组织支气管腔内大量的中性粒细胞、淋巴细胞、浆细胞渗出，管壁增厚、纤维化，其中见一扩张的支气管内有大量的菌丝及孢子，伴有大量的中性粒细胞渗出，特殊染色：六胺银（+）、PAS（+）、AB（-）、抗酸（-）。病理组织诊断为肺曲霉病。

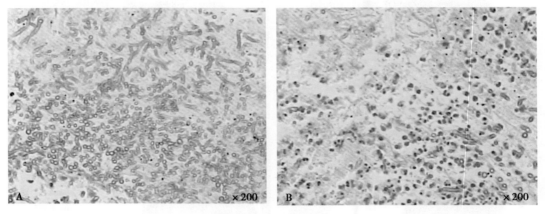

图 2-6-6 肺组织病理

A、B. 支气管内坏死组织见大量曲菌菌丝及孢子，菌丝锐角分支状，有分隔；
支气管黏膜组织见大量中性粒细胞、淋巴细胞及浆细胞渗出（H-E 染色）

最终诊断：COPD 合并侵袭性肺曲霉病

确诊 IPA 后予伏立康唑抗真菌治疗，症状逐渐好转。治疗 48 天后复查胸部 CT（图 2-6-7），两肺病灶明显吸收。

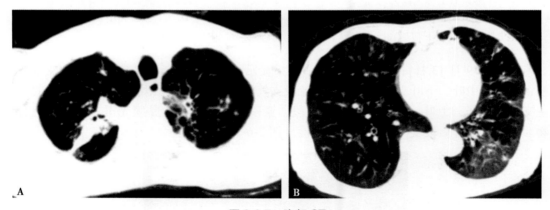

图 2-6-7 胸部 CT

抗真菌治疗 48 天后复查，两肺病灶明显吸收

【讨论】

根据 2008 年欧洲癌症研究和治疗组织/侵袭性真菌感染协作组和美国国立变态反应和感染病研究院真菌病研究组（EORTC/MSG）发表的侵袭性真菌病的诊断标准，诊断为侵袭性曲霉病。

近期关于严重 COPD 以及因各种重症入住 ICU 的患者 IPA 发病的报道有增多趋势。

COPD 患者支气管肺结构的改变、反复使用激素、反复住院、广谱抗生素的使用等被认为是 COPD 并发 IPA 的主要原因。

IPA 可分为气道侵袭型和血管侵袭型。气道侵袭型曲霉病侵犯气道基底膜和细支气管，引起气管支气管炎、支气管肺炎、细支气管炎等。CT 上可表现为沿支气管血管束分布的斑片状模糊影及磨玻璃影、多发小叶中心结节。血管侵袭型病理改变首先为局部肺血管被菌丝堵塞，造成局部肺梗死，然后肺实质也受累发生梗死、坏死，最后形成空洞。CT 上多表现为多发胸膜下实变影或结节/团块影，伴有晕征，空洞等。两种表现形式并不是绝对的，常可重叠出现，表现为混合型。本例患者病变开始以气道侵袭型为主，两肺多发小结节及斑片状模糊影，沿支气管血管束分布，并见磨玻璃密度影。有文献指出，斑片状磨玻璃密度影为 IPA 早期 CT 表现，其病理基础为曲霉支气管肺炎引起的肺泡渗出，或菌丝破坏肺部小血管导致肺泡内积血。随着病情进展，病变以片状实变影为主，出现空洞及胸腔积液，演变为血管侵袭型为主，提示气道侵袭及血管侵袭为 IPA 不同发展阶段的表现。

IPA 早期为磨玻璃影、结节伴晕征（halo sign）和实变影；中、晚期出现低密度征、空洞、空气新月征（air crescent sign）及空洞分隔征。IPA 多发结节影分布有一定的规律性，病灶主要以支气管血管束周围分布；实变灶位于胸膜下多见，容易出现坏死（低密度征），出现空洞；CT 上实变影周围可见斑片状模糊影，多数结节周围亦可见"晕征"。

该例病人是 COPD 患者，开始是两肺多发斑片状渗出模糊影，经抗感染治疗无效，CT 检查病变增大，出现坏死及小空洞，就要考虑合并 IPA。但同时要注意与 COPD 合并肺结核鉴别。浸润型结核好发于上叶尖后段及下叶背段，但在 COPD 患者也可两肺多发浸润，CT 征象可多样，包括磨玻璃阴影、小叶中心结节影、树芽征、肺实变、坏死、厚壁空洞及支气管壁增厚等。本例单从影像上不能排除结核病的可能，但临床不支持结核。

（周嘉璇　曾庆思　黄晓燕）

【专家点评】

侵袭性肺曲霉病的危险因素分为高、中、低危，其中 COPD 是发生侵袭性肺曲霉病的中危因素。2007 年 Bulpa 等提出了慢性阻塞性肺疾病（COPD）合并 IPA 的诊断标准，并在宿主因素中，特别强调了"应用糖皮质激素治疗的 COPD 患者以及重度、极重度 COPD 患者"，所以当 COPD 患者出现病情加重，充分治疗无效时，应注意合并肺曲霉病，并注意追问有无糖皮质激素治疗史。

G 试验可用于诊断多种致病真菌如念珠菌、曲霉、卡氏肺孢子菌等的感染。该患者此次入院后查 G 试验阴性，原因考虑可能与标本放置时间过长及免疫复合物形成等可能有关。如果在临床发现念珠菌感染的患者，如果是近平滑念珠菌感染也可能出现假阴性，原因目前尚不清楚。某些抗真菌药如卡泊芬净，能非竞争性抑制（1，3）-β-D 葡聚糖合成，也可能造成检测的假阴性。

从该病例诊疗经验告诉我们，临床医生诊治 COPD 急性加重的患者，除了考虑常见的细菌感染外，应警惕真菌病及其他机会性感染的可能。

（刘雪燕　何玉麟　韩雪梅）

参 考 文 献

［1］De Pauw B，Walsh TJ，Donnelly JP，et al. Revised Definitions of Invasive Fungal Disease from the Europe-an Organization for Research and Treatment of Cancer/Invasive Fungal Infections Cooperative Group and the National Institute of Allergy and Infectious Diseases Mycoses Study Group（EORTC/MSG）Consensus Group . Clinical Infectious Diseases，2008，46（12）：1813-1821.

［2］He H，Jiang S，Zhang L，et al. Aspergillus tracheobronchitis in critically ill patients with chronic obstructive pulmonary diseases . Mycoses，2014，57（8）：473-482.

［3］Ader F，Nseir S，Le Berre R，et al. Invasive pulmonary aspergillosis in chronic obstructive pulmonary dis-ease：an emerging fungal pathogen . Clinical Microbiology and Infection，2005，11（6）：427-429.

［4］Park S Y，Lim C，Lee S，et al. Computed tomography findings in invasive pulmonary aspergillosis in non-neutropenic transplant recipients and neutropenic patients，and their prognostic value . Journal of Infection，2011，63（6）：447-456.

［5］Walsh TJ，Petraitis V，Petraitiene R，et al. Diagnostic imaging of experimental invasive pulmonary aspergil-losis. Medical Mycology，2009，47（s1）：S138-S145.

［6］徐思成，董旭南，拜合提尼沙，等. 侵袭性肺曲霉病的初次 CT 特点 . 中华危重病急救医学，2013，25（4）：229-232.

［7］陈淮，伍筱梅，李新春，等. 免疫功能正常者肺曲霉病的影像学表现. 中国医学影像技术，2013（04）：557-560.

病例 3 反复咳嗽、咳痰 1 年余

【病史摘要】

患者，女性，65 岁，家庭妇女。因"反复咳嗽、咳痰 1 年余"于 2012 年 3 月 16 日入院。患者 1 年多前开始无明显诱因反复出现刺激性咳嗽，咳黄色黏痰，量不多，以晨起时明显，无咯血、胸痛、气促，无发热、盗汗等，曾在当地医院抗感染治疗（具体用药不详），症状有好转，但时有反复。入院前一周咳嗽、咳痰症状加重，在我院查胸部 CT 示"左肺上叶团块影"，遂收入我院胸外科治疗。起病以来精神尚可，食欲好，体重无明显变化。

既往史：否认高血压、糖尿病等病史。曾在"棉花厂"工作 20 余年，无烟酒嗜好。

体格检查：T 36.0℃，P 72 次/分，R 20 次/分，BP 111/82mmHg。发育正常，营养中等，神志清楚，精神一般，自主体位，查体合作。皮肤无黄染，浅表淋巴结未触及肿大。巩膜无黄染，口唇无发绀。颈软，颈静脉无怒张，气管居中。双侧触觉语颤对称，双肺叩诊清音，双肺呼吸音清，未闻及干湿性啰音。心界不大，心率 72 次/分，律齐，各瓣膜听诊区未闻及病理性杂音。腹平软，全腹无压痛及反跳痛，肝脾肋下未触及，肝肾区无叩痛，移动性浊音阴性。双下肢无水肿。无杵状指。

辅助检查：

1. 血液检查 血常规：WBC 14.72×10⁹/L，N% 92.9%，Hb101g/L；CRP 3.6mg/L；ESR 28mm/h；1，3-β-D 葡聚糖 234.0pg/ml。

2. 痰液微生物检查 痰培养细菌、真菌、结核分枝杆菌均为阴性。

初步诊断：左肺占位查因（曲霉病？结核？肺癌？）

【诊疗经过】

入院后完善相关检查：肝肾功能正常；CEA、CA125、CA19-9、Cyfra21-1 和 NSE 均正常；凝血功能正常。

入院后给予头孢哌酮/舒巴坦抗感染、氨溴索化痰等对症治疗后，患者咳嗽、咳痰症状未明显好转。胸部 CT 示：左肺上叶空洞性病变伴软组织肿块，似感染性病变（空洞并真菌球？）（图 2-6-8）。

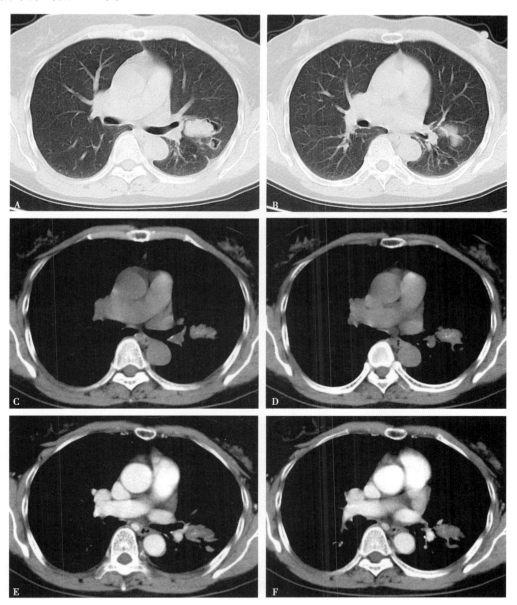

图 2-6-8　胸部 CT

A、B. 肺窗，左肺上叶见空洞性病变伴软组织肿块，较大空洞影侧见小空洞影，且与侧胸膜粘连；C、D. 纵隔窗显示左上肺类团块影中心点状钙化影，似空洞并真菌球感染；E、F. 增强扫描左上肺病灶未见明显强化

因治疗后症状无明显改善，于 2012 年 3 月 20 日行胸腔镜下左全肺切除、胸膜粘连烙断及胸腔闭式引流术。术后病理结果示：曲菌球形成，镜下可见多个菌团，大量菌丝和孢子密集排列，菌丝缠绕形成团状，侵犯周围组织，界限不清；周围组织可见大量炎性细胞浸润；机化性坏死伴有肺出血，血管炎，嗜酸性肺炎。特殊染色：PAS 染色（+），六胺银染色（+）。病理诊断：（左）肺真菌病，形态符合曲霉病（图 2-6-9）。

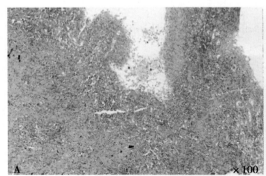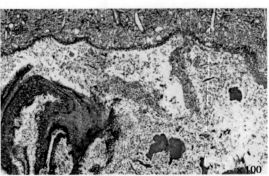

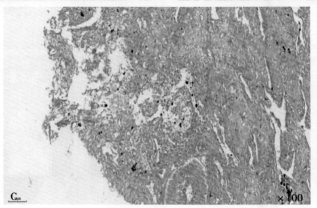

图 2-6-9 肺组织病理

A. 曲菌菌丝壁呈淡紫蓝色（H-E 染色）；B. 菌丝丝壁和孢子呈棕黑色（PASM 染色）；
C. 菌丝丝壁呈红紫色（PAS 染色）

术后恢复良好，同时使用伏立康唑静脉点滴，于 2012 年 3 月 23 日起改用伏立康唑口服。

最后诊断：左肺曲霉球

转归：出院后病情稳定，随访至今未再出现咳嗽、咳痰等症状。

【讨论】

侵袭性肺曲霉绝大多数发生于免疫功能低下人群。但近年来，非粒细胞缺乏者罹患 IPA 的报道日益增多，应予以重视。这些人群多长期暴露于大量曲菌孢子的环境中，如饲养鸽子、晾晒谷物、处理动物皮毛、居住环境拥挤、通风差、旧房拆迁等。一旦吸入的曲菌孢子量超出了机体防御负荷，就可能引发 IPA。通常情况下，患者的临床表现没有特异性，可表现为呼吸道症状，如咳嗽、咳痰、胸痛、咯血、喘息、喘鸣等，也可伴发全身中毒症状，如发热、全身乏力、盗汗、食欲缺乏等，主要与曲霉侵袭的部位及其产生的内毒素、溶血蛋白酶作用有关。

本患者为免疫功能正常的老年人，既往体健，无特殊接触史；首发症状为慢性咳嗽、咳黄色黏痰，曾在外院诊断为细菌性肺炎，使用静脉抗生素治疗，但疗效不佳；后因咳嗽、咳痰加重查胸部 CT 示左上肺团块影而住院。虽然血常规白细胞总数及中性粒细胞比例增高，1，3-β-D 葡聚糖偏高，但由于 G 实验对 IPA 的诊断特异度较低，仅根据上述实验室检查结果仍难以确定患者肺部团块影的性质。随后的胸部增强 CT 提示团块影内有空洞，不除外真菌球可能。最后通过手术标本病理证实左上肺结节为曲霉感染。

从该病例诊疗中可总结如下：

（1）对于免疫力正常的人群，如有反复咳嗽、咳痰等呼吸道症状，规范抗感染治疗效果不佳，影像学提示团块影内有空洞时，应注意怀疑肺曲霉感染可能，应该进一步行 CT 引导下穿刺或胸腔镜下肺活检以明确诊断。

（2）肺曲霉感染早期 CT 检查可出现光环征，晚期可出现新月征。但这些特征性影像出现的时间较为短暂，75% 的光环征可在 1 周内消失，且并非所有肺曲霉病患者均能出现特征性 CT 改变，故单纯用 CT 影像学作为排查肺曲霉感染具有一定的局限性。

（3）IPA 一般见于免疫缺陷者，半侵袭性肺曲霉病多见于轻度免疫抑制者，而真菌球多见于免疫正常者。因此，对于有肺部结节影的免疫正常者，尤其是结节内有空洞时，除肺部肿瘤外，应注意有无肺曲霉病的可能，确诊方法依赖于经皮肺穿刺活检或外科手术切除。

（史 菲 卢月梅 苏冬娜）

【专家点评】

这是一例免疫功能正常宿主感染肺曲霉的病例。曲霉广泛分布在大自然界中，如土壤、马棚、牛栏、谷仓等。曲霉也可寄生于正常人的皮肤和上呼吸道，属于条件致病菌之一。正常健康人吸入曲霉可能不致病，但若机体抵抗力下降或原有肺疾病时，则容易发病。感染曲霉的主要危险因素包括中性粒细胞减少症、长期使用激素和广谱抗生素、器官移植（如骨髓移植等）、慢性疾病如糖尿病、肝硬化及获得性免疫缺陷综合征等。肺曲霉病也常继发于支气管扩张、空洞性肺结核、肺癌等慢性肺部疾病。该病例最大的意义在于拓宽了临床医师既往对肺曲霉感染的认识，那就是即使无免疫缺陷的基础疾病存在，也不能轻易否认肺曲霉感染的可能，应引起临床医生重视。

本病例病情并不复杂，治疗也是成功的，手术后恢复良好。但围手术期使用伏立康唑治疗还是值得探讨。有研究发现术后辅助抗真菌药物治疗对预后并无改善作用。2015ESCMID/ERS 慢性肺曲霉病诊断和处理指南也指出：单一型曲霉球完全切除且没有证据表明有真菌物质外泄时不需要术后辅助抗真菌治疗。因此术后是否需要进一步抗真菌治疗还有待研究总结。

（吴诗品 孙雄飞 成志强）

参 考 文 献

[1] Prattes J, Flick H, Prüller F, et al. Novel tests for diagnosis of invasive aspergillosis in patients with under-

lying respiratory diseases. Am J Respir Crit Care Med, 2014, 190（8）：922-929.

［2］Sulahian A, Porcher R, Bergeron A, et al. Use and limits of（1-3）-β-d-glucan assay（Fungitell）, compared to galactomannan determination（Platelia Aspergillus）, for diagnosis of invasive aspergillosis. J Clin Microbiol, 2014, 52（7）：2328-2333.

［3］Desoubeaux G, Bailly É, Chandenier J. Diagnosis of invasive pulmonary aspergillosis：updates and recommendations. Med Mal Infect, 2014, 44（3）：89-101.

［4］Shroff S, Shroff GS, Yust-Katz S, et al. The CT halo sign in invasive aspergillosis. Clin Case Rep, 2014, 2（3）：113-114.

病例4 咳嗽2个多月

【病史摘要】

患者，女性，43岁。以"咳嗽2个多月"为主诉于2013年3月20日入院。2月余前因"左肾结石"入惠州市中心医院行取石治疗，入院后3天因受凉后出现发热，最高体温38.6℃，伴咳嗽，为干咳，呈阵发性，无咳痰、咯血，对症治疗（具体不详）2天后热退，但仍咳嗽，出院后患者咳嗽持续，2013年3月5日在惠州市某医院诊治，胸部CT检查示：右肺下叶内基底段支气管囊状扩张伴结节影，考虑曲菌球。患者为求进一步诊治，入住我院呼吸内科。起病来，患者精神好，饮食、睡眠正常，大小便正常。

既往史：有肾结石10余年，余无异常。

体格检查：T 36.3℃，P 93次/分，R 19次/分，BP 120/76mmHg。发育正常，营养中等，神志清楚，精神一般，自主体位，查体合作。皮肤无黄染，无皮疹、皮下出血。全身浅表淋巴结未触及肿大。巩膜无黄染，口唇红润，口腔黏膜未见异常，咽无充血，两侧扁桃体无肿大。颈软，颈静脉无怒张，气管居中，胸廓对称无畸形，双侧触觉语颤对称，双肺叩诊呈清音，听诊双肺呼吸音清，未闻及干湿性啰音。心前区无隆起，未触及震颤，心界不大，心率93次/分，律齐，心音正常，各瓣膜听诊区未闻及病理性杂音。腹软，全腹无压痛及反跳痛，肝脾肋下未触及，肝肾区无叩痛，移动性浊音阴性，肠鸣音4次/分。双下肢无水肿。无杵状指。神经系统查体未见异常体征。

辅助检查：

一、实验室检查

血常规：WBC 11.8×10⁹/L，N 8.8×10⁹/L，N 74.7%，L 17.7%，Hb 96g/L，PLT459×10⁹/L。ESR 58mm/h。CRP 18.6mg/L。IgE 363kIU/L。真菌D-葡聚糖检测655μg/L。真菌抗原三项未见异常。

二、影像学检查

2013年3月5日肺部CT检查：右肺下叶内基底段支气管囊状扩张伴结节影，考虑曲菌球。

初步诊断：右肺下叶曲菌球

【诊疗经过】

入院后完善相关检查。痰一般细菌培养：48小时无致病细菌生长；痰涂片见G⁺球菌，未见真菌孢子及菌丝。痰真菌培养：5天无真菌生长。为明确病变性质，除外结核球及肿瘤，于2013年3月20日行CT引导下病灶穿刺（图2-6-10），病理结果示：少许穿刺组织，大部分为真菌菌落，菌丝锐角分支、有隔，少量肺泡上皮、炎性渗出物，肺泡上皮增生。特殊染色：真菌六胺银（＋）、PAS（＋）（图 2-6-11）。病理诊断：右下肺符合曲菌病。遂使用两性霉素 B 及伏立康唑抗真菌治疗，咳嗽明显好转出院。2 月后复查胸部 CT 示：病灶无变化（图 2-6-12）。经胸外科会诊后，考虑曲菌球抗真菌治疗效果不佳，2013 年 5 月 18 日转入心胸外科。于 2013 年 5 月 31 日行胸腔镜下右肺下叶切除术。术中见右肺下叶内基底段结节，结节位于囊内，呈暗褐色，质软，直径约为 15mm。术后病理结果示：支气管扩张，腔内大量菌丝、孢子及坏死物，菌丝锐角、分支，有隔，黏膜间质水肿，多量淋巴细胞、嗜酸性粒细胞浸润，未见肿瘤；特殊染色：真菌六胺银（＋）、PAS（＋）（图 2-6-13）。病理诊断：右下肺符合曲菌病；支气管扩张。

术后恢复良好，于 2013 年 6 月 23 日出院。

最终诊断：右肺下叶内基底段支气管扩张伴曲霉球。

转归：出院后病情稳定。

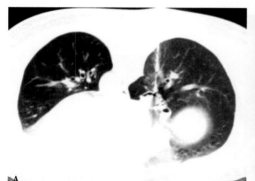 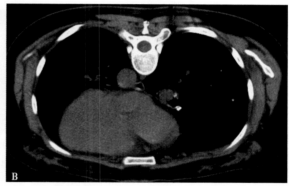

图 2-6-10 CT 引导下病灶穿刺
A. 心室水平俯卧位肺窗示右肺下叶内基底段结节，上部见空气新月征；
B. 心室水平俯卧位纵隔窗显示结节密度均匀，大小约为 2cm×1.2cm

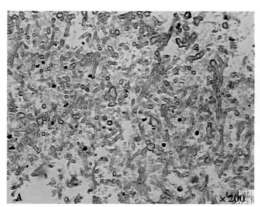 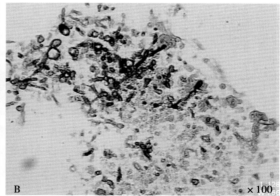

图 2-6-11 镜检
A. 大量杆状菌丝和孢子，周围组织可见大量炎性细胞浸润（H-E 染色）；
B. 菌丝丝壁和孢子呈棕黑色（PASM 染色）

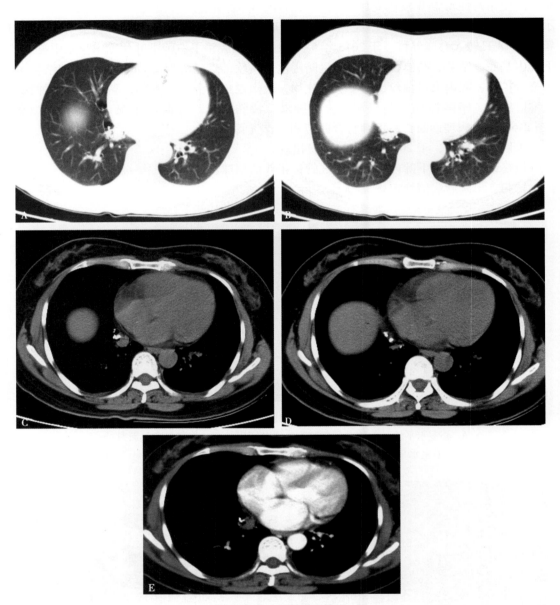

图 2-6-12　肺部 CT 检查

A、B. 心室水平肺窗显示右肺下叶内基底段纵隔旁见一结节影，结节周围见串珠样透光区（串珠征）；C、D. 心室水平纵隔窗显示结节密度均匀，大小约为 2cm×1.2cm，右肺门见钙化灶；E. 纵隔窗增强显示结节无强化，与前片比较，结节大致相仿

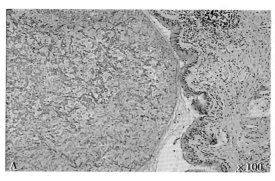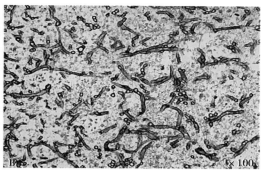

图 2-6-13　肺组织病理

A. 大量菌丝和孢子，菌丝缠绕形成团状，周围组织可见大量炎性细胞浸润（H-E 染色）；

B. 菌丝丝壁呈红紫色（PAS 染色）

【讨论】

肺曲菌球病属于肺曲菌病中的一种腐生型。曲霉进入肺内原有的空洞（腔）中，曲霉菌丝与纤维、黏液、细胞碎片等混合而形成团块，即曲菌球。可发生于肺结核、肺癌、肺脓肿、支气管扩张、肺大疱及肺囊肿等慢性肺部疾病的空洞/腔中，以肺结核空洞内最常见。肺曲菌球的临床症状多不典型，患者常有肺部原发病的症状，如慢性咳嗽、咳痰、咯血或痰中带血等非特异性症状，部分患者可无症状。有作者报道最常见症状为反复间断性咯血或痰中带血，也是促使患者就医的主要症状。本例患者仅有咳嗽，干咳、无痰，无咯血。

由于痰检曲菌阳性率低，同时正常上呼吸道也有曲霉的存在，故痰中找到曲霉并不能明确诊断为曲霉感染。纤支镜检查可发现气管黏膜充血水肿、息肉样增生，如活检和肺泡灌洗液培养找到曲菌菌丝可确诊。纤支镜检查对诊断肺曲霉感染有一定作用。但本例患者在外院行纤支镜检查仅显示黏膜慢性炎症。文献报道以 ELISA 法检测血清、肺泡灌洗液中的半乳甘露聚糖（GM）对侵袭性肺曲霉病有较高的敏感度、特异性，但在局限性肺曲菌球中应用较少，罕见报道。

肺曲菌球影像表现有一定特征，对提示诊断有重要帮助。肺曲菌球病的典型 CT 表现为肺空洞或空腔性病变内球形内容物，球形内容物与空洞壁之间可见新月状、环形透亮影，即新月征、气环征；部分球形内容物与空洞壁间见索条影相连，形成串珠状透光区，即串珠征；部分球内容物见气体密度影，称"球中含气征"，考虑为曲菌菌丝与纤维、黏液、细胞碎片间残留空隙所致；球形内容物可因重力作用发生位置移动。CT 发现上述征象可初步诊断为曲菌球，如俯卧位扫描发现曲菌球随体位改变而移动则基本可确诊。曲菌球一般密度均匀，也可有钙化。另外，文献报道曲菌球内无血管结构，增强后无强化。本例增强后无强化，与文献相符。本例曲菌球表现典型，行 CT 引导下穿刺活检，发现曲菌菌丝，得到证实。

鉴别诊断：

（1）结核球：结核球空洞一般位于肺门侧，不随体位改变而移动。

（2）肺癌性空洞壁结节：壁结节的组织结构与癌性空洞壁结构相同，CT 增强扫描时，壁结节的 CT 值与癌性空洞壁一样强化；癌性空洞内壁多不规则。

文献报道曲菌球一旦形成，抗真菌药物很难在空洞内达到有效药物浓度，内科保守治疗效果差，且抗真菌药物疗程长、花费昂贵，毒副作用大。目前国内外多数作者主张，只要无手术禁忌证，外科手术应为首选，尤其适合病灶局限且反复咯血者。胸腔镜微创手术具有创伤小、出血量少的特点，对无严重粘连、病变局限的单纯型肺曲菌球患者是一种安全、可行的手术方法。本例患者使用胸腔镜手术，术后恢复良好，无并发症。

（马　威　喻　晴　陈培芬）

【专家点评】

肺曲霉球是肺曲霉病的一种较常见类型，属于寄生型（腐生型）曲霉病。曲霉球患者通常有肺部基础疾患，如空洞型肺结核、肺癌性空洞、支气管囊肿、肺大疱、支气管扩张症等。近年来随着肺结核发病率的上升以及免疫抑制剂的广泛使用，肺曲霉球有逐年增多的趋势。本例肺曲霉球就是发生在支气管扩张基础上的。

影像学检查对于曲霉球的诊断具有重要意义。典型曲霉球 CT 特征为空气新月征。本病例于 2013 年 3 月 5 日在院外肺部 CT 检查就考虑曲霉球，因此有典型影像学特征者的肺曲霉球，对有经验的影像学医师来说并不困难。对于影像学改变不典型者可行支气管镜、经皮肺穿刺、呼吸道分泌物培养、血清沉淀抗体检测等进一步诊断。本病例于 2013 年 3 月 20 日 CT 引导下病灶穿刺，最终获得病理诊断。

本病例确诊后曾使用两性霉素 B 和伏立康唑抗真菌治疗 2 个多月，最终证明治疗是无效的。这有两点值得我们讨论。其一是，对于不同种类抗真菌药物联合用药的疗效和安全性目前仍缺少临床研究数据的支持。美国感染病学会曲霉病诊治指南明确指出，不推荐在初始治疗时联合用药。指南认为，当单药治疗无效时添加抗菌机制不同的第二种药物往往是不得已的选择。其二是，目前还没有充分证据证明抗真菌药物治疗曲霉球有效，这可能与抗真菌药物很难在空洞内达到有效药物浓度有关。因此，对于无症状的曲霉球患者无需特殊治疗，可给予定期观察。若曲霉球患者有症状时特别是严重咯血时，可考虑治疗。多数学者认为手术是治疗咯血最好的治疗方式。本病例经外科治疗恢复良好，也说明只要没有手术禁忌证，可进行外科手术治疗。我们认为，对于肺曲霉球的临床治疗还需进一步规范，以免无谓增加抗真菌治疗带来的药物毒性，同时也加重患者医疗费用的负担。

（吴诗品　成志强　邓国防）

参 考 文 献

[1] Yuan P，Wang Z，Bao F，et al. Is video-assisted thoracic surgery aversatile treatment for both simple and complex pulmonaryaspergilloma？J Thorac Dis，2014，6（2）：86-90.

[2] 郭立人，陈树兴，许德新，等. 全胸腔镜肺切除术治疗肺曲菌球 41 例临床分析. 中国微创外科杂志，2014，14（9）：809-811.

[3] Park Y，Kim TS，Yi CA，et al. Pulmonary cavitary mass containing a mural nodule：differential diagnosis between intracavitary aspergjllom and avitating lung cancer on contrast-enhanced computed tomography Clinical Radiology，2007，62：227-232.

[4] Ichinose J，Kohno T，Fujimori S. Video-assisted thoracic surgery for pulmonary aspergilloma. Interact Cardiovasc Thorac Surg，2010，10（6）：927-930.

[5] Aydoğdu K，İncekara F，Sahin MF，et al. Surgical management of pulmonary aspergilloma：clinical expe-

rience with 77 cases. Turk J Med Sci, 2015, 45 (2): 431-437.

病例 5　咳嗽 3 个月余

【病史摘要】

患者，男性，41 岁，广东人，行政人员。因"咳嗽 3 个月余"于 2013 年 9 月 3 日入院。3 个多月前无明显诱因出现阵发性咳嗽，无咳痰、咯血、胸闷、气喘，无发热、盗汗等不适。近期咳嗽较前剧烈，就诊我院门诊，查肺功能提示"轻度通气功能障碍，组胺支气管激发试验阳性"；胸部 CT 示"左肺上叶感染性病变，内见囊样病灶；右上肺少许纤维灶，伴相邻胸膜增厚、粘连"。为进一步诊治收入院。起病来，精神、食欲、睡眠尚可，大小便正常，体重无明显改变。

既往体健。

体格检查：T 37.3℃，P 100 次/分，R 20 次/分，BP 138/86mmHg。神清。浅表淋巴结未触及肿大。双肺呼吸音粗，左中下肺散在干啰音，未闻及湿性啰音。心律齐，未闻及明显杂音。腹软，无压痛反跳痛，肝脾肋下未及，肝区、肾区无叩痛。双下肢无水肿。无杵状指。神经系统查体未见异常体征。

辅助检查

一、实验室检查

1. 血常规　白细胞计数 6.21×10^9/L，中性粒细胞 49%，血红蛋白 114g/L，血小板 344×10^9/L。

2. 痰　痰涂片未见真菌及抗酸杆菌。

3. 其他　肺功能提示轻度通气功能障碍，组胺支气管激发试验阳性。

二、影像学检查

1. 胸片　2013 年 8 月 28 日胸片（图 2-6-14）。

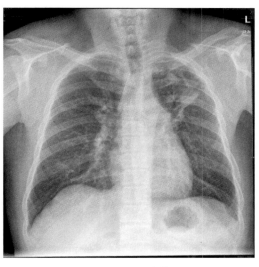

图 2-6-14　胸片

左中上肺野见斑片状、条片状密度增高影，边缘较模糊

2. CT 2013 年 8 月 29 日胸部 CT（图 2-6-15）。

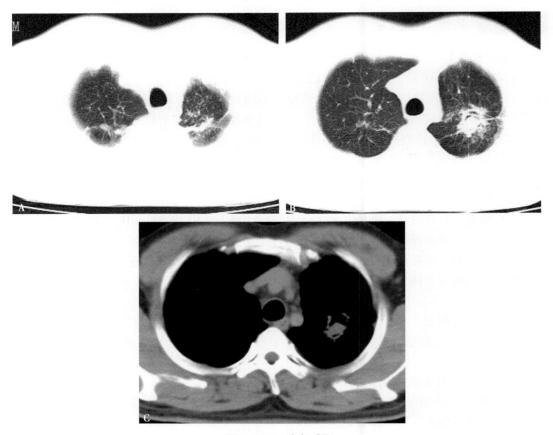

图 2-6-15　胸部 CT

A. 肺窗，右肺上叶尖后段见多发斑片状和条索状高密度影，边缘清楚，内见点状钙化影，伴相邻胸膜增厚、粘连；B. 肺窗，左肺上叶尖后段见厚壁空洞，外缘毛糙，模糊，周围见条索状高密度影、多发斑片状密度增高影，并见胸膜牵引，内壁光滑；C. 纵隔窗，左肺上叶尖后段见厚壁空洞，外缘毛糙，模糊，周围见条索状高密度影、多发斑片状密度增高影，并见胸膜牵引，内壁光滑

初步诊断：支气管哮喘？肺部感染？

【诊疗经过】

入院后予完善相关检查。血沉 2mm/h；C 反应蛋白 3.7mg/L；癌胚抗原、甲胎蛋白、鳞状细胞癌相关抗原、糖类抗原、前列腺特异抗原两项均正常。结核抗体阴性；真菌 D 葡聚糖<10pg/ml。

入院后给予莫西沙星抗感染治疗，症状无缓解。为进一步明确诊断，于 2013 年 9 月 5 日行纤维支气管镜（图 2-6-16）检查。镜下见：气管、隆凸正常，右肺各管腔黏膜光滑、管腔通畅，未见新生物；左肺主支气管黏膜光滑，少许白色黏稠分泌物；左肺上叶前段白色坏死物堵塞管腔，予灌洗、刷检、活检。内镜诊断：左上叶前段白色坏死物：真菌感染？

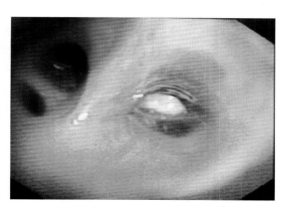

图 2-6-16　纤维支气管镜
左肺上叶前段白色坏死物堵塞管腔

　　肺泡灌洗液真菌培养见丝状真菌。刷检及肺泡灌洗液涂片找抗酸杆菌阴性。纤维支气管镜刷检查病理见图 2-6-17：涂片中可见较多的纤毛柱状上皮细胞及中性粒细胞，局灶见少量伴有退变的菌丝样物。纤维支气管镜活检病理见图 2-6-18：镜下见真菌菌丝较均匀，有隔，形成锐角分枝。六胺银染色（＋）。考虑为曲霉感染可能性大。

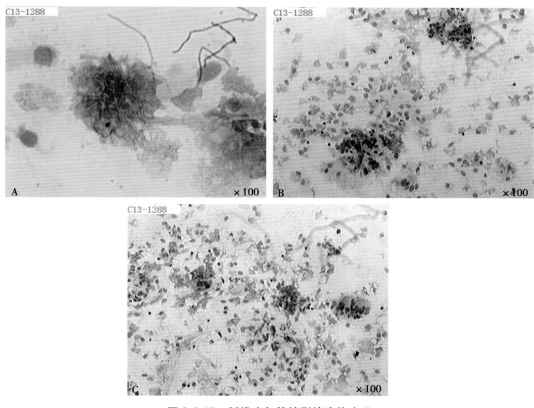

图 2-6-17　纤维支气管镜刷检涂片病理
可见较多的纤毛柱状上皮细胞及中性粒细胞，局灶见少量伴有退变的菌丝样物（H-E 染色）

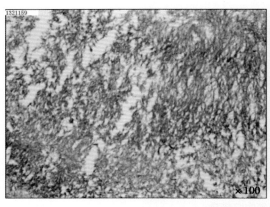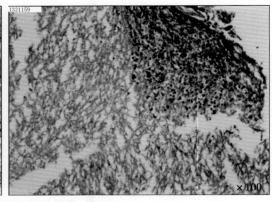

图 2-6-18　纤维支气管镜下坏死物活检病理
镜下见真菌菌丝较均匀，有隔，形成锐角分枝（PASM 染色）

病理回报后，加用伏立康唑抗真菌治疗 2 周后，咳嗽症状明显改善，予出院并改口服伏立康唑片序贯治疗。

最后诊断：左上肺曲霉球

转归：出院后病情稳定，咳嗽症状明显缓解。

【讨论】

曲霉球最常发生在已经存在的肺空洞内，包括肺结核、支气管扩张、肺囊肿、恶性肿瘤等疾病形成的肺空洞内，偶见于胸膜腔特别是外科瘢痕或胸膜粘连形成的腔隔内。本病例患者既往无肺空洞病史，说明既往无肺空洞存在的患者，也应该警惕曲霉球的发生。

曲霉球患者一般无明显全身症状，最常见的症状是咯血，发生率为 50%~90%，其他常见症状有慢性咳嗽，偶有体重下降。除非合并细菌性感染，患者一般无发热。部分患者呈现隐匿性过程，持续多年无症状。咳嗽为主要症状的患者，临床上需要与哮喘、咳嗽变异性哮喘、慢性支气管炎等疾病进行鉴别。本病例患者在诊疗过程中行组胺支气管激发试验阳性，也曾怀疑哮喘、咳嗽变异性哮喘可能。曲霉球病以咳嗽为主要症状在临床常常被忽视，需引起注意。

1-3-β-D 葡聚糖试验（G 试验）是近年来发展起来的一项针对真菌感染的早期快速诊断指标。主要用于假丝酵母菌血流感染的诊断，对曲霉属也有一定诊断价值，其敏感性为 63.0%，特异性为 74.0%。本病例 G 试验结果为阴性，说明 G 试验对曲霉病的诊断存在局限性。

曲霉半乳甘露聚糖抗原检测（GM 试验）对肺曲霉病的早期诊断有重要意义。研究显示，血清 GM 试验敏感性在 70%~90%，特异性也在 70%~90%。引起 GM 试验假阳性结果的原因有：使用哌拉西林钠/他唑巴坦钠、食用谷类食物含有 GM 抗原、定期的曲霉进入血液循环。支气管肺泡灌洗液 GM 试验要比血清 GM 试验及支气管肺泡灌洗液标本培养、活组织病理切片的敏感性更高。若条件允许，应完善该检查，以提高肺曲霉病的诊断阳性率。

胸部 CT 特别是高分辨 CT 检查有助于肺曲霉病的诊断。肺部发生曲霉感染早期的 CT 扫描可出现晕轮征，随着感染病程的发展，10~15 天肺实变阴影发生坏死形成半月形的透光区（新月征）。CT检查的缺点在于晕轮等特征性影像出现的时间短暂，75%的晕轮征1周以内会消失。肺曲霉球表现为空洞内可移动团块，上缘弧形，并与周围形成空气半月征，曲霉球的位置随患者体位的改变而改变，呈现易变特征。并非所有曲霉感染患者都能出现特征性的CT影像，此外出现这两种影像也有可能是由于其他病原微生物感染或是一些非感染病因引起的。本病例在影像学上表现为比较典型的新月征，但在诊疗过程中仍应需要鉴别空洞型肺结核等其他疾病，这一点应引起重视。

肺曲霉球咯血频繁或量大时推荐手术切除，若基础疾病不适宜手术或者肺功能损害不能胜任手术者，可行支气管动脉栓塞止血。抗曲霉药物全身应用效果不能肯定。本病例患者以咳嗽为主要临床症状，使用伏立康唑治疗后症状明显缓解，证明治疗有效。

（丁洁珠　涂　力　蔡雅舟）

【专家点评】

肺曲霉球是肺曲霉病中的一种临床类型，属于慢性肺曲霉病，常常没有临床表现或仅有一些非特异性呼吸道症状如慢性咳嗽和咯血等，常发生在慢性阻塞性肺疾病（COPD）、非活动性肺结核、肺囊性纤维化、肺结节病等基础肺病的患者。该病例CT表现为左上叶厚壁空洞病变，洞内可见一密度不均匀结节，结节灶周围显示空气新月征。根据影像学典型的空气新月征不难考虑肺曲霉病。但该患者肺CT显示右肺上叶后段见多发斑片状和条索状高密度影，边缘清楚，内见点状钙化影，伴相邻胸膜增厚、粘连。因此该患者不能排除在陈旧性肺结核基础上合并肺曲霉球。

该患者以"咳嗽"为主要表现，需要与引起慢性咳嗽的疾病相鉴别，尤其是咳嗽型哮喘。该患者虽然肺功能检查显示组胺支气管激发试验阳性但不能诊断为"支气管哮喘"，应注意曲霉引起"哮喘"样发作。

(1-3) -β-D葡聚糖试验（G试验）和曲霉半乳甘露聚糖抗原检测（GM试验）是真菌诊断的一种重要手段，尤其是GM试验对肺曲霉病的早期诊断有重要意义，其特异性可达到70%~90%，但慢性肺曲霉病血清G试验和GM试验阳性率较低，主要原因是慢性肺曲霉病时曲霉抗原没有侵犯血管进入血流。而慢性肺曲霉病的支气管肺泡灌洗液GM试验诊断敏感度和特异度可高达90%，因此该患者进行纤维支气管镜同时可行支气管肺泡灌洗液GM试验，以便提高肺曲霉的诊断。

（傅应云　金常娥　韩雪梅）

参 考 文 献

[1] Onishi A，Sugiyama D，Kogata Y. et al. Diagnostic aucuracy of serum 1--3-β-Dglucan for pneumocystis jiroveci pneumonia. invasive dandidiasis，and invasive aspergillosis：systenmatic review and meta-analysis. J Clin Microbiol，2012，50（1）：7-15.

[2] Gangneux JP，Camus C，Philippe B. Epidemiology of invasive aspergillosis and risk factors in non neutropaenic patients . Rev Malad Res，2010：27（8）：e34-e46.

[3] Hage CA，Knox KS，Davis TE. et al. Antigen detection in bronchoalveolar lavage fluid for diagnosis of fungal pneumonia . Curr Opin Pulmon Med，2011，17（3）：167-171.

[4] Leventakos K，Lewis RE，Kontoyiannis DP，et al. Fungal infections in leukemia patients：how do we pre-

vent and treat．Clin Infect Dis，2010，50（3）：405-415.

［5］Chandrasekar P．Diagnostic challenges and recent advances in the early management of invasive fungal infections．Euro J Haematol，2010，84（4）：281-290.

第七节　无症状的肺曲霉病

病例1　右上肺占位性病变1天

【病史摘要】

患者，女性，46岁，农民。以"右上肺占位性病变1天"于2009年7月1日入院。门诊健康体检时胸片发现"右上肺孤立性结节影"，无发热、消瘦、咳嗽、胸痛等不适，为明确诊断收入胸外科。患者精神、食欲、睡眠尚可，大小便正常，体重无明显改变。

既往史：15年前患支气管扩张症，现偶有痰中带血丝，无发热，无咳嗽、盗汗、呼吸困难等。无糖尿病、高血压、结核等病史。

体格检查：T 36.6℃，P 83次/分，R 20次/分，BP 134/94mmHg。发育正常，营养一般，神志清楚。皮肤巩膜无黄染，浅表淋巴结未触及肿大。头颅五官无畸形，两侧扁桃体不大。甲状腺未见肿大，颈静脉未见怒张。胸廓对称无畸形，气管居中，叩诊呈清音，双肺呼吸音清，未闻及干湿性啰音。心前区无隆起，心率83次/分，律齐，未闻及病理性杂音。腹平软，全腹无压痛及反跳痛，肝脾肋下未触及，肝肾区无叩痛，移动性浊音阴性。神经系统查体未见异常体征。

辅助检查

一、实验室检查

血常规：WBC 5.4×10^9/L，中性粒细胞 3.35×10^9/L，淋巴细胞 1.35×10^9/L，RBC 4.96×10^{12}/L，HB 122g/L，PLT 209×10^9/L。肝功能：Alb 74.6g/L，TB 12.2μmol/L，DB 2.5μmol/L，ALT 10U/L，AST 22U/L，γ-GTT 9U/L；凝血功能正常。

二、影像学检查

2009年7月1日在我院门诊常规胸片发现"右上肺孤立性结节影"。

初步诊断：右上肺结节影（周围型肺癌？）

【诊疗经过】

入院后完善相关检查：痰抗酸染色阴性；抗结核抗体阴性；痰纤维支气管镜刷片找病理细胞未见异型细胞。

入院后2009年7月2日胸部CT平扫示：右肺上叶尖段可见一不规则结节影，周边可见长毛刺，大小约为2.0cm×1.5cm，CT值为33.0Hu（图2-7-1）。于2009年7月3日行胸部薄层增强CT检查，提示：血管期SPN CT值约为36.7Hu；实质期SPN CT值为31.0Hu，结节边缘可见少量小圆形透亮气体影（图2-7-2）。考虑：右上肺孤立性结节，周围型肺癌可能性大；结核球不除外。

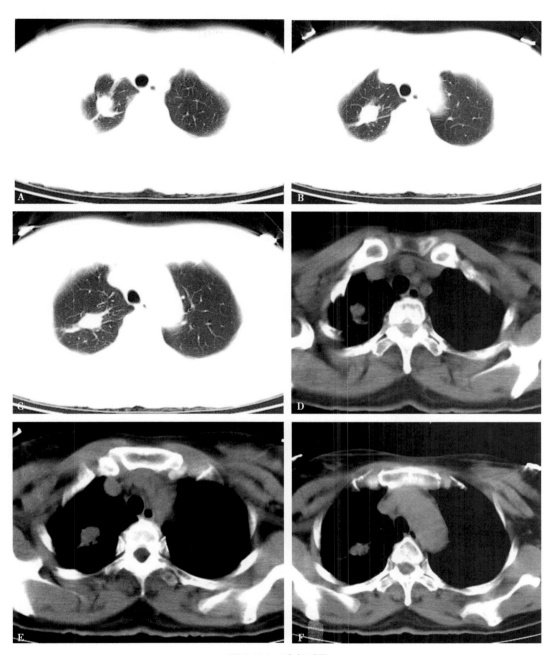

图 2-7-1 胸部 CT

A~C. 胸锁关节层面肺窗显示右肺上叶尖段不规则孤立性结节影，边缘可见长毛刺；

D~F. 胸锁关节层面平扫纵隔窗显示右肺上叶尖段见一稍低软组织密度，CT 值约 33.0Hu

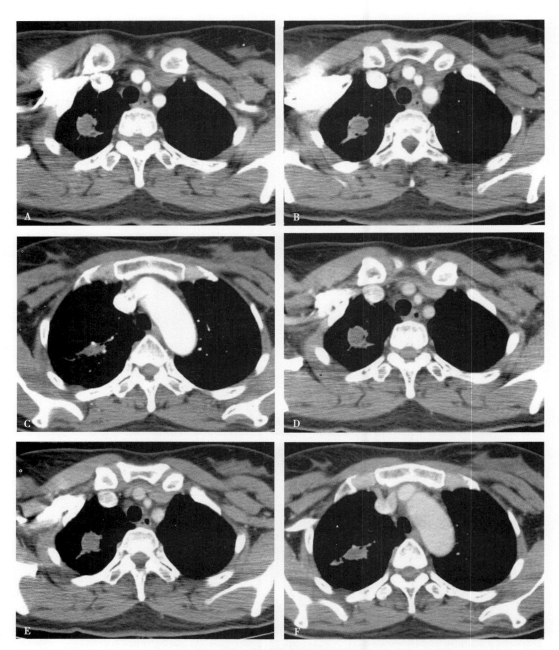

图 2-7-2 胸部薄层增强 CT 检查

A～C. 胸锁关节层面动脉期纵隔窗显示右上肺尖段孤立性结节影，呈低密度坏死改变，无明显强化，CT 值 36.7Hu，边缘见小圆形透亮气体影，周边有长条索状影相连；D～F. 胸锁关节层面静脉期纵隔窗显示，右肺上叶尖段孤立性结节影仍无明显强化，CT 值 31.0Hu，边缘见小圆形透亮气体影，周边有长条索状影相连鉴于结节性质不清，于 2009 年 7 月 8 日行电子支气管镜检查（图 2-7-3），提示：支气管内膜炎症。活检组织病理检查：切片示肺组织、肺泡腔内见少许红染渗出物，间质内见少许有吞噬的组织细胞。

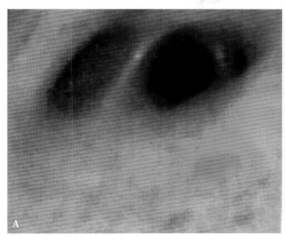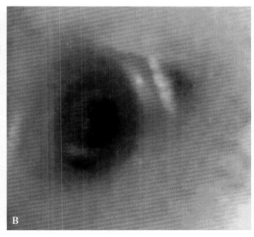

图 2-7-3　电子支气管镜检查

A. 左支气管各段开口通畅，未见新生物，右上叶开口通畅，于右上叶活检及刷片；

B. 右中叶开口通畅，右下叶黏膜充血，开口通畅

鉴于影像学检查提示"周围型肺癌，结核球不除外"，遂在全麻下行"右上肺叶切除术"。病理检查：右上肺叶切除标本大小 13.0cm×8.0cm×2.0cm。距支气管切缘 2.5cm 处见一囊，内容灰褐色豆渣样物，大小 4.0cm×2.0cm×2.0cm。镜检：切片示肺组织，支气管黏膜被覆假复层纤毛柱状上皮，部分区鳞状上皮化生，上皮下间质纤维化；局灶区肺泡腔多量组织细胞渗出，肺泡隔增宽、纤维化。局灶区真菌菌丝及孢子。病理诊断：右肺上叶真菌感染（曲霉感染）（图 2-7-4）。

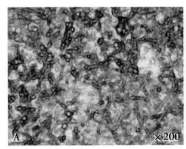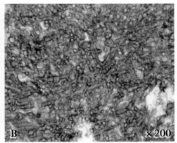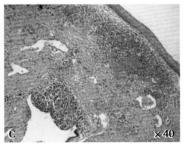

图 2-7-4　肺组织病理

A、B. 可见大量的曲霉菌丝和孢子；C. 可见支气管黏膜鳞状上皮化生，肺泡隔增宽（H-E 染色）

术后使用伏立康唑针剂治疗，一周后改为口服伊曲康唑。经过积极的术后抗曲霉治疗 2 周，复查血象正常，病情好转出院。

最终诊断：右上肺慢性曲霉病（曲霉结节）

转归：出院后病情稳定，随访至今未再出现咯血。

【讨论】

慢性肺曲霉病（CPA）是一种罕见的肺部疾病，指慢性肺部曲霉感染，病程超过3个月。依据2015年欧洲临床微生物和感染学会（ESCMID）、欧洲医学真菌联盟（ECMM）和欧洲呼吸病学会（ERS）指南分型，可分为简单型曲霉球、慢性空洞型肺曲霉、慢性纤维化肺曲霉病、曲霉结节、亚急性侵袭性肺曲霉病。本例表现为单个孤立性结节，直径<3cm，符合曲霉结节（aspergillus nodule）的表现，属于CPA的一种少见类型。曲霉结节常表现为单个或多个结节，直径<3cm，见于既往或当前患有肺部疾病的无免疫功能缺陷的患者，其影像特征是没有典型侵袭性曲霉病的表现（如晕征、空气新月征），大多数结节为圆形，中心可有密度减低区或空洞，有些结节边缘有毛刺；结节可大可小，但偶可见大的团块样病变，常常具有空洞。曲霉结节常见坏死但无周围肺组织侵袭。曲霉结节与结核球、肺癌、肺转移癌、隐球菌结节、球孢子菌病、放线菌病、类风湿结节或其他罕见病原体所形成的影像学表现相似，术前容易误诊，多数病例经术前CT引导下肺穿刺活检或术后组织病理学确诊。如曲霉感染病变形成直径>3cm的结节，伴中心坏死，这时称之为"曲霉所致团块样病变"更为贴切。本例CT仅表现为肺尖的孤立性结节，并无典型晕征，导致术前误诊为周围型肺癌及结核球。

慢性肺曲霉病与周围型肺癌临床表现类似是误诊的重要原因。刺激性干咳、反复咳嗽和咳痰、痰中带血丝、胸背痛、长期发热等临床症状是肺癌的常见表现，但不是肺癌所特有的。影像学上周围型肺癌可表现为肺部孤立性结节或肿块、分叶状结节或肿块，边缘有毛刺，坏死可形成偏心空洞、纵隔或颈部淋巴结肿大等征象，但这些征象同样可见于慢性肺曲霉病或其他病变如结核等疾病，导致"异病同影"的现象发生，给诊断带来困难。此病例术前误诊为右上肺周围性肺癌，但仔细阅读CT片可发现病灶无明显分叶、周围粗长毛刺甚至呈条索状影，边缘小圆形透亮影，增强扫描无明显强化，这些征象都不支持周围型肺癌，而更强烈提示坏死性肉芽肿；由于病灶在肺尖，常常误诊为结核球。

通常曲霉结节的诊断是通过切除活检、经皮肺活检或其他活检得出的。除了免疫功能低下，完全切除的单发曲霉结节无需抗曲霉治疗。如果单发结节没有被完全切除，需密切随访病变的演变，每间隔3个月监测曲霉IgG滴度、炎症指标和影像学的动态变化，以决定是否需要抗曲霉治疗。对多发性结节，当一个被切除，另外的仍然存在时，建议抗曲霉治疗，以期随着时间的推移，多数或全部结节缩小；如结节增大应考虑合并其他疾病，如恶性肿瘤。必须密切随访影像学（最初3个月）动态变化，以确保病变没有进展。在所有的情况下，应尽量减少糖皮质激素的使用。

（何玉麟　漆婉玲　李晓芬）

【专家点评】

本例患者中年女性，无免疫抑制状态，术前影像学表现为单个肺部结节，增强后无强化，临床症状轻微，经病理证实为曲霉感染，诊断应归为慢性曲霉病（CPA）范畴，分型为曲霉结节。

曲霉结节表现为1个或多个结节（<3cm），通常不出现空洞，是CPA的一种少见表现。其与结核球、肺癌、肺转移癌、隐球菌结节、球孢子菌病或其他罕见病原体相似，仅能通过组织学确诊。如曲霉感染病变直径>3cm，伴中心坏死，这时称之为"曲霉所致团块样病变"更为贴切。该患者影像学未见典型的曲菌球特点，影像学改变与肺癌及结核球相似，术前考虑为"周围型肺癌"，不能算是误诊。病灶位于右肺尖，呈周围型，术前依靠经皮肺穿刺或者支气管镜检查取得组织学确诊，有一定的临床难度。患者年龄轻，一般情况可，为低手术风险患者，术前不能排除恶性肿瘤，手术切除病变并协助诊断也不失为好的选择。关于术后的追踪观察，除了免疫功能低下，完全切除的单发曲霉结节无需抗真菌治疗。

此外，该患者有支气管扩张病史，切除曲霉结节后咯血好转，需要注意鉴别是支气管扩张还是曲霉结节引起的咯血。

（金常娥　刘雪燕　史　菲）

参 考 文 献

[1] Denning DW, Cadranel J, Beigelman-Aubry C, et al. Chronic pulmonary aspergillosis: rationale and clinical guidelines for diagnosisand management. European Respiratory Journal, 2015: ERJ-00583-2015.

[2] 郭宪立，宋宁，刘跃，等. 2015 慢性肺曲霉病诊断和治疗临床指南解读. 临床荟萃，2016，31（3）：325-331.

[3] Dabó H, Marinho A, Gomes I. Pulmonary Aspergillus Nodule-Still Challenging?. Archivos de Bronconeumologia, 2015, 51（11）：603-604.

[4] 罗金梅，彭敏，肖毅. 侵袭性肺部真菌感染的临床分析. 中国医学科学院学报，2010（02）：141-146.

[5] 岑玉兰，李勇，黄钰铨. 肺隐球菌病 25 例临床病理分析. 临床与实验病理学杂志，2010（02）：237-238.

病例 2　体检发现肺部占位性病变 3 天

【病史摘要】

患者，女性，45 岁，重庆人。因"体检发现肺部占位性病变 3 天"于 2014 年 8 月 10 日收住院。患者入院前 3 天体检胸片发现"右上肺纵隔旁卵圆形高密度影，性质待定"，胸部 CT 示"右上肺尖占位性病变"。无咳嗽、咳痰；无发热、盗汗；无胸痛、胸闷等。精神、食欲可，大小便正常，体力、体重无明显改变。

既往体健。否认吸烟史。

体格检查：T 37.1℃，P 91 次/分，R 18 次/分，BP 123/84mmHg。神清。双侧锁骨上窝及颈部未触及肿大淋巴结。双肺呼吸音清，未闻及明显干湿啰音。心脏及腹部查体无明显异常，双下肢无水肿。无杵状指。神经系统查体未见异常体征。

初步诊断：右上肺占位性病变，性质待定

【诊疗经过】

入院后完善相关检查。血常规：白细胞计数 $7.01×10^9$/L，中性粒细胞 59%，血红蛋白 131g/L，血小板 $304×10^9$/L。尿、便常规及肝肾功能未见异常。血沉 6mm/h。癌胚抗原 2.48ng/ml（参考范围：非吸烟者 0~5.0ng/ml，吸烟者 0~10.0ng/ml）。（1-3）-β-D 葡聚糖 37.36pg/ml（参考范围<60pg/ml）。连续 3 天痰涂片找真菌、抗酸杆菌未见异常；痰培养 1 次均未见细菌及真菌。

入院后予左氧氟沙星、头孢克肟抗感染治疗。2014 年 8 月 12 日胸部增强 CT 扫描
（图 2-7-5）。

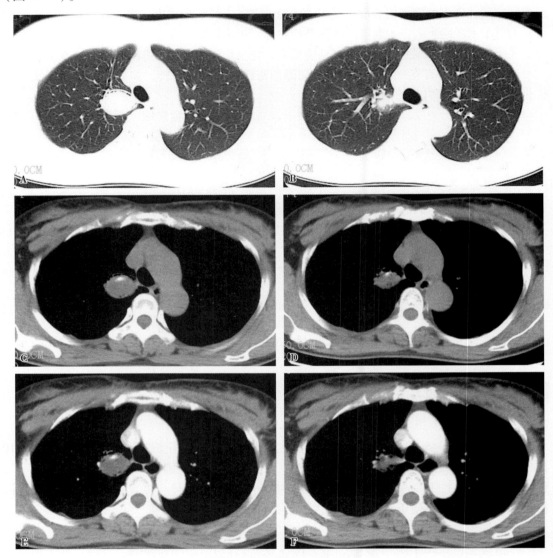

图 2-7-5　胸部增强 CT 扫描

A、B. 主动脉弓层面肺窗，右上纵隔气管旁见椭圆形薄壁低密度影，其内球形致密影内上见半月
形的空气新月征，边缘尚光整。大小约 3.4cm×2.2cm，平扫密度尚均匀，CT 值约 20Hu；C、D. 主
动脉弓层面纵隔窗，其内球形致密影内上见半月形的空气新月征，边缘见斑点状钙化影；E、F.
主动脉弓层面纵隔窗，右上纵隔气管旁见椭圆形薄壁低密度影，增强扫描未见明显强化

为明确占位病灶性质，于 2014 年 8 月 13 日行 CT 引导下肺穿刺检查。穿刺取病灶肺
组织病理学诊断：右上肺曲菌病见图 2-7-6。

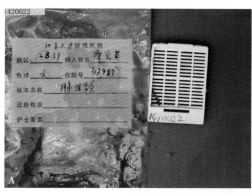
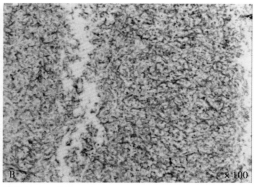
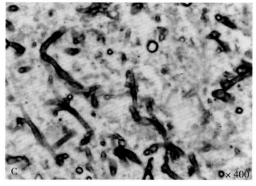

图 2-7-6　行 CT 引导下肺穿刺检查组织病理
肺组织内见较多曲菌菌丝伴炎细胞浸润（PAS 染色）

最后诊断：右肺曲霉球

转归：诊断明确后，患者拒绝手术治疗，回当地医院治疗。

【讨论】

肺曲霉球是肺曲霉病的一种类型，常发生在肺部原有基础疾病病灶处，如空洞型肺结核、支气管扩张、先天性肺囊肿和肺脓肿等，也可见于长期大量接受抗生素或激素治疗及全身性免疫功能低下患者。基础疾病中肺结核最为常见，但近年来，无症状及无肺基础病变的病例呈上升趋势。

肺曲霉球的临床表现缺乏特异性，多数肺曲霉球临床表现为慢性咳嗽和咯血。本例患者无症状亦无肺基础病变，仅体检时发现肺内占位。故无症状及无肺基础病变而肺内占位者亦须警惕肺曲菌病可能。胸部 CT 检查在肺曲霉病的临床诊断上具有重要的意义。胸部 CT 典型的表现为肺内空洞或空洞内球形高密度影或新月形低密度影，该患者符合曲菌球典型表现。但本病在影像学表现上需与肺结核和癌性空洞相鉴别。结核球液化后的空洞或干酪样空洞多位于肺门处，密度不均，洞壁光滑，周围有卫星灶。肺癌性空洞通常是偏心性的、内壁厚薄不均匀，可形成半岛征，肿块呈结节状等，增强 CT 可因其内血流丰富，可见强化；伴周围淋巴结肿大。

对于影像学检查不典型难以诊断时，需结合真菌培养和组织病理学检查，这也是目前确诊肺曲菌病的主要手段。但有文献报道，在确诊的肺曲菌病患者中痰检阳性率不高，仅为 30.0% 的阳性率，而经 BALF 培养阳性率较高。对于身体状况良好者，还可以通过 CT 引导下经皮穿刺活检或开胸肺活检取得组织标本，进行 HE 或特殊染色（如 PAS），在镜下见到分隔呈锐角分支的菌丝，即可确诊为肺曲霉病。本例患者影像学高度怀疑肺曲菌球，考虑患者一般情况良好，故行 CT 引导下经皮肺穿刺活检，取得病理组织确诊。

治疗方面，由于肺曲菌球病多数继发于肺部空洞性疾病，空洞壁较厚，抗真菌药物不易透过，手术治疗是最有效的方法。临床上一旦确诊为肺曲霉球，为避免发生致命性大咯血，在条件允许下建议手术治疗。本例患者一般状况良好，病灶单一，若条件允许可行手术治疗。

（黄文蒂　宋卫东　成官迅）

【专家点评】

肺曲霉球是慢性肺曲霉病的一种临床类型，肺 CT 表现为空洞内团块，上缘弧形，并与周围形成空气半月征。常发生在肺部原有基础疾病病灶处，如空洞型肺结核、支气管扩张、先天性肺囊肿和肺脓肿等，但近年来，无症状及无肺基础病变的病例呈上升趋势。

该病例虽没有症状但影像学表现为比较典型的空洞内团块，上缘弧形，并与周围形成空气半月征，因此临床据此特征可作出诊断。但该患者在临床上还需与肺结核和癌性空洞相鉴别，可行纤维支气管镜检查。

对肺功能较好的患者手术切除肺曲霉球是最终治疗选择，电视胸腔镜手术可减少并发症、减少住院时间，已被建议作为外科开胸切除单发曲霉球和多发空洞病变的一种替代方法。该患者 45 岁，一般情况较好，无基础疾病可考虑手术切除。

（傅应云　刘雪燕　余治健）

参 考 文 献

［1］Soubani AO，Chandraseker PH. The clinical spectrum of pulmonary aspergillosis. Chest，2002，121：988-999.

［2］Akbari JG，Varma PK，Neema PK，et al. Clinical profile and surgical outcome for pulmonary aspergilloma：a single center experience. Ann Thomc Surg，2005，80：1067-1072.

［3］Sharma S，Dubey SK，Kumar N，et al. Monod and air crescent sign in aspergilloma . BMJ Case Rep，2013. doi：10. 1136/bcr-2013-200936.

［4］Trof RJ，Beishuizen A，Debets-Ossenkopp YJ，et al. Management of invasive pulmonary aspegillosis in non-neutroperic critically ill patients . Intensive Care Med，2007，33（10）：1694-1703.

［5］Bochennek K，Abolmaali N，Wittekindt B，et al. Diagnostic approaches for immunocompromised paediatric patients with pulmonary infiltrates. Clin Microbiol Infect，2006，12（3）：199-201.

［6］Moodley L，Pillay J，Dheda K. Aspergilloma and the surgeon. J Thorac Dis，2014，6：202-209.

病例3　体检发现右下肺结节影9个月余

【病史摘要】

患者男性，13 岁，因"体检发现右下肺结节影 9 月余"反复多次住院。9 个月前骨髓移植术后复查发现"右下肺结节"，偶有咳嗽、咳痰，无胸闷、气促，无胸痛、咯血，无低热、盗汗、乏力。2013年8月7日胸部CT示：右肺下叶前基底段内结节影，多考虑为真菌感染。遂予以伏立康唑、利奈唑胺、哌拉西林钠/他唑巴坦钠抗感染治疗5个月，病情好转后出院，继服伏立康唑、百炎净及阿奇霉素，症状较前稍有好转。期间胸部CT复查示"右下肺叶病灶较前大致相同"。2014年3月21日胸部CT示：右肺上叶炎症较前吸收；右肺下叶前基底段及后基底段病灶，大致相同。为进一步治疗，2014年3月22日门诊以"右下肺结节"再次收住入院。起病以来，精神、食欲、睡眠一般，大小便正常，体重无明显变化。

既往史：2011年9月26日因急性淋巴细胞白血病（B、MLL+、IGH+）行化疗，骨髓完全缓解后于2012年3月23日行造血干细胞移植。2013年7月6日因"急性淋巴细胞白血病骨髓移植术后15个月，肝功能异常2周"入院，诊断病毒性心肌炎，给予替考拉宁抗感染、膦甲酸钠抗病毒治疗。否认肝炎、结核等传染病史。否认高血压、糖尿病史。

体格检查：T 36.9℃，P 89次/分，R 20次/分，BP 112/70mmHg。发育正常，营养一般，神志清楚，慢性病容，自主体位，查体配合。全身浅表淋巴结未触及肿大。双肺呼吸音清，双肺未闻及干、湿性啰音。心界不大，心率89次/分，节律整齐，各瓣膜听诊区未闻及病理性杂音。腹平软，肝脾未及，移动性浊音阴性，肝肾区无叩击痛；肠鸣音正常。

辅助检查：

一、实验室检查

血常规：（2013年7月7日）WBC $2.63×10^9$/L，PLT $21×10^9$/L，N $2.1×10^9$/L，RBC $3.6×10^{12}$/L，Hb 102g/L；（2013年8月27日）WBC $2.03×10^9$/L，PLT $133×10^9$/L，N $1.59×10^9$/L，RBC $1.06×10^{12}$/L；（2013年10月19日）WBC $1.07×10^9$/L，PLT $37×10^9$/L，N $0.53×10^9$/L，RBC $2.72×10^{12}$/L，Hb 85g/L；（2014年2月23日）PLT $308×10^9$/L，WBC $5.01×10^9$/L，N $2.12×10^9$/L，RBC $2.72×10^{12}$/L，Hb 88g/L；

2013年7月7日肝功能：GPT 106.0U/L，GOT 70.6U/L。

2013年10月19巨细胞病毒定量<$6.82×10^2$copies/ml；2014年4月2日EB细胞病毒定量检测<500copies/ml；巨细胞病毒定量<500copies/ml；腺病毒：阴性；单纯疱疹病毒：阴性；人细小病毒：阴性。

2013年8月27日真菌β-D-葡聚糖：<10pg/ml；2013年12月5日50.61pg/ml；2014年4月2日24.11pg/ml。

2013年10月19日CRP 387.3mg/L；降钙素原7.02ng/ml；2013年11月11日CRP 16.2mg/L；2013年12月3日CRP 6.3mg/L；降钙素原0.277ng/ml；2013年12月5日CRP 29.3mg/L；2014年2月23日CRP 10.1mg/L；降钙素原0.238ng/ml；2014年4月17日CRP 26.3mg/L；降钙素原0.106ng/ml。

2013年9月16日痰培养为洋葱伯克霍尔德氏菌。

二、影像学检查

2013年7月18日至2014年3月21日胸部CT结果（图2-7-7~图2-7-14）。

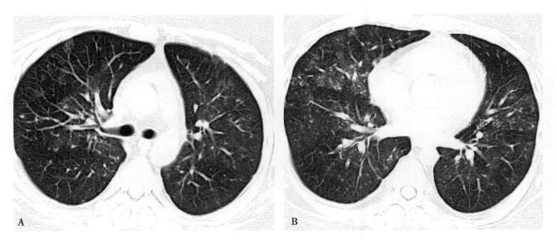

图 2-7-7 胸部 CT

A、B. 肺窗示两肺见弥漫性斑片状、点状及条片状高密度影，边界模糊

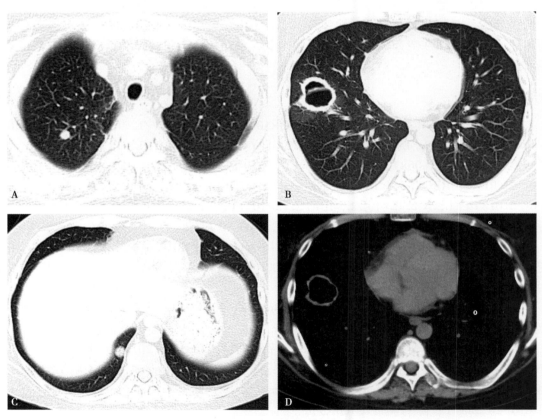

图 2-7-8 胸部 CT

A~C. 肺窗示右肺上叶尖段内及右肺下叶后基底段近膈面新见两个结节状病灶，直径约为 0.6cm 及 1.2cm，边界光滑，右肺中叶外侧段病灶中央出现空洞；D. 纵隔窗，右肺中叶外侧段见空洞影，空洞壁较薄，密度高，其内见一小片状稍高密度影

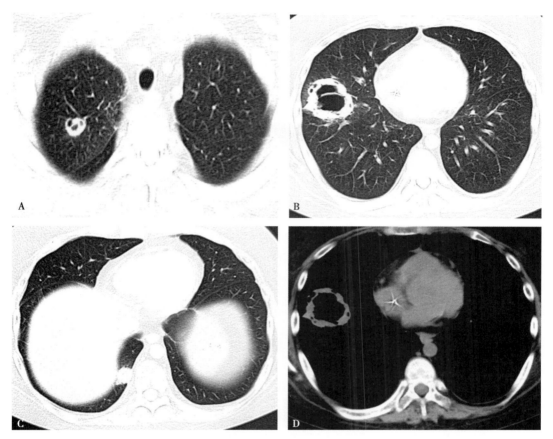

图 2-7-9　胸部 CT

A. 肺窗，原右肺上叶尖段结节状病灶出现多个小空洞；B. 右肺中叶空洞壁较前增厚，大小无明显变化；C. 右下叶结节影较前增大；D. 纵隔窗，右肺中叶外侧段空洞壁增厚，壁内见多个小的透亮区

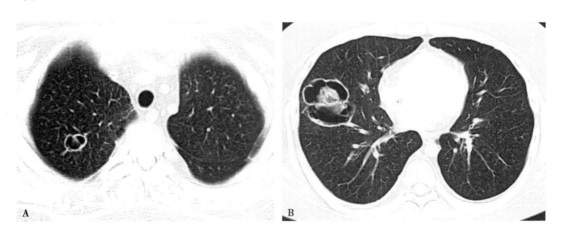

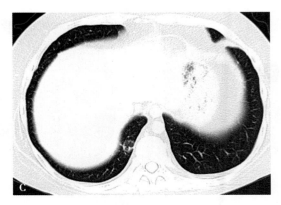

图 2-7-10　胸部 CT

A. 右肺上叶尖段可见薄壁空洞样病变，大小分别约为 4.9cm×4.1cm 及 1.5cm×1.2cm，较前有所吸收；B. 原右肺中叶空洞性病变有吸收，空洞壁变薄，其内结节影增大；C. 右肺下叶后基底段内结节影较前明显吸收变淡，并见薄壁空洞形成

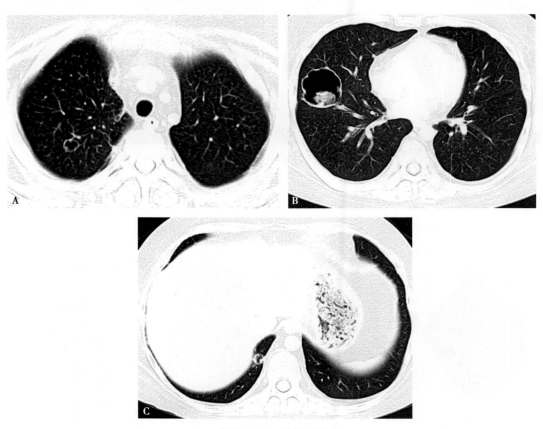

图 2-7-11　胸部 CT

A. 右肺上叶尖段空洞壁变薄，空洞影缩小；B. 右肺中叶外侧段薄壁空洞样病变较前略缩小，现大小约 4.3cm×4.0cm，其内结节状影稍有缩小；C. 右肺下叶内基底段空洞影较前无明显变化

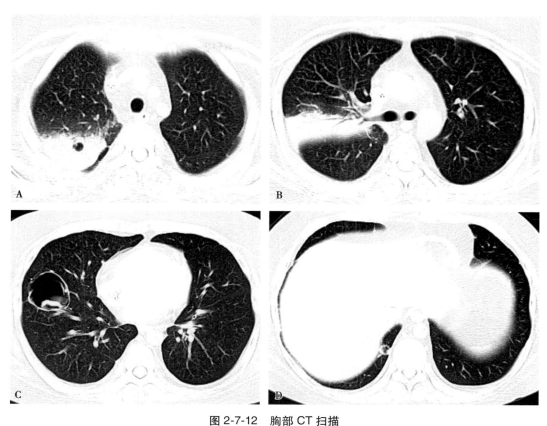

图 2-7-12　胸部 CT 扫描

A、B. 右肺上叶尖段及后段新增片状实变影，其内可见空洞及气管支气管充气征；
C. 右肺中叶薄壁样空洞较前片变化不大，其内结节影有吸收缩小；D. 右下肺结节影大致同前片

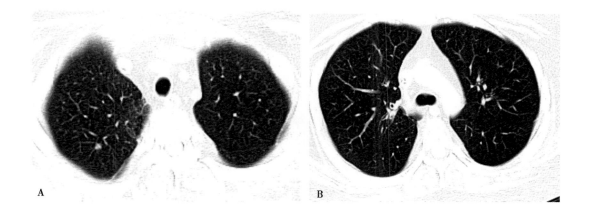

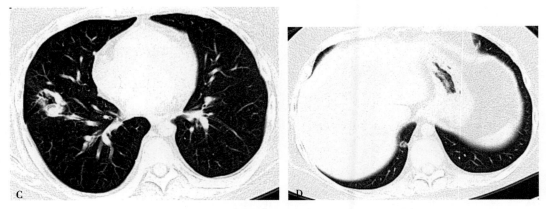

图 2-7-13　胸部 CT

A、B. 右肺上叶见小结节影，原大片实变影基本吸收；C. 右肺中叶空洞影较前稍缩小，
但仍见结节状密度增高影；D. 右肺下叶薄壁空洞影较前变化不大

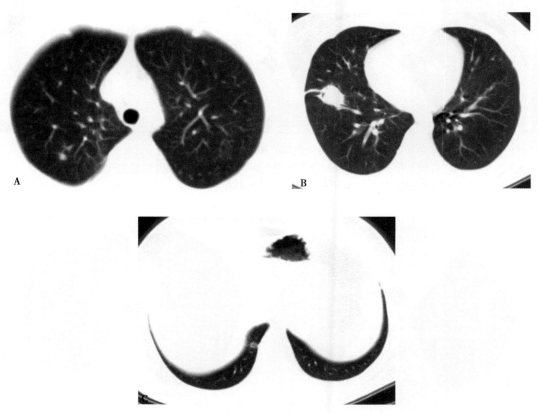

图 2-7-14　胸部 CT

A. 右肺上叶尖段及后段可见斑点状、片状高密度影，较前稍吸收；B. 右肺中叶可见结节状高密度
影，边界欠清，大小约为 2.8cm×2.1cm，空洞较前减小；C. 右肺下叶后基底段内空洞样结节影，
直径约为 0.4cm 和 0.9cm，大致同前

三、其他检查

2014 年 4 月 2 日肺功能、心电图未见明显异常。

初步诊断：

1. 右下肺结节：真菌感染？
2. 急性淋巴细胞白血病骨髓移植术后

【诊疗经过】

患者自 2013 年 7 月 6 日至 2014 年 4 月 17 日期间反复住院治疗 15 次。8 月 28 日胸部 CT 示 "右肺结节灶较前增大，并出现空洞，考虑真菌感染，曲霉可能性大"，给予伏立康 唑抗真菌，并联合利奈唑胺、哌拉西林钠/他唑巴坦钠抗感染治疗。9 月 9 日胸部 CT 复查 示 "空洞增大"，咳嗽加重，痰多，联合两性霉素 B 抗真菌后咳嗽等症状好转，9 月 16 日 痰培养检出洋葱伯克霍尔德氏菌，予哌拉西林钠/舒巴坦钠静滴治疗。9 月 18 日胸部 CT 见 "右肺中叶、下叶薄壁空洞，较前缩小，但空洞内有内容物"。9 月 19 日因药物性肾功 能不全停用两性霉素 B。9 月 22 日患者各项感染指标改善，好转出院。2013 年 10 月 11 日因咳嗽再次入院，查血 CMV DNA 定量增高，复查胸部 CT 示 "仍可见薄壁样空洞， 较前吸收不显著"，再予伏立康唑抗真菌治疗，并予静滴人免疫球蛋白。10 月 19 日出 现发热，监测血氧饱和度下降，10 月 20 日胸部 CT 示 "上叶新增实变影"，予伏立康 唑、更昔洛韦、替考拉宁、美罗培南等联合抗感染治疗好转出院。2013 年 12 月 5 日再 次入院，给予口服伏立康唑治疗。2014 年 1 月 2 日胸部 CT 示 "右肺薄壁空洞较前缩 小"。2 月 5 日、2 月 23 日因低热、呼吸急促等不适多次再入院，此次入院后给予抗真 菌治疗，复查胸部 CT 示 "肺内病灶仍未完全吸收"，遂于 4 月 8 日在全麻下行胸腔镜 下右肺中叶、下叶肿物楔形切除术。术中冰冻病理报告：右肺中下叶炎性病变伴坏死。 术后病理报告为：右肺中下叶组织局部坏死灶形成，内见大量真菌菌丝。特殊染色：AAS （-）、PSA（+）、GMS（+）、GRAM（-）。术后病理诊断：真菌性肺炎，镜下形态符合曲 霉感染（图 2-7-15）。

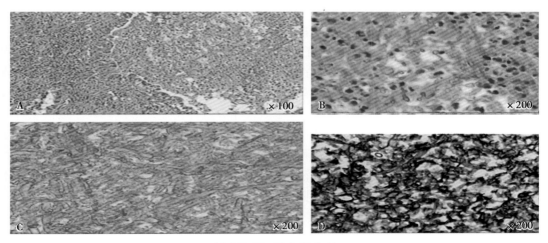

图 2-7-15　肺组织病理

A、B. H-E 染色；C. PAS 染色；D. PASM 染色。可见曲菌菌丝及孢子，见有多量炎细胞浸润术后病情好转出院。

出院诊断：

1. 亚急性侵袭性肺曲霉病

2. 右肺中下叶肿物楔形切除术后

3. 急性淋巴细胞白血病（B、MLL+、IGH+）骨髓移植术后

转归：术后患者长期随访，未见复发。

【讨论】

该患儿因急性淋巴细胞白血病行骨髓移植术，术后免疫抑制治疗，病程中出现中性粒细胞减少，属于免疫功能低下人群，构成真菌等机会性致病菌发病的危险因素条件。这一点也是在复查发现肺内结节病灶，即经验性给予抗真菌治疗的重要依据。

患者病程长达 9 个月余，根据 2015 年肺曲霉病新修定指南，符合慢性肺曲霉病（chronic pulmonary aspergillosis，CPA）病程特点。CPA 最常见类型为慢性空洞性肺曲霉病（chronic cavitary pulmonary aspergillosis，CCPA），其胸部 CT 在致病不同阶段表现多样，可表现为单发或多发肺曲霉球、新的和（或）不断进展的洞壁薄厚不一的空洞样病变，常伴有空洞周边肺实质破坏和（或）纤维化，以及明显的胸膜增厚，也可见曲霉脓胸。该患者病程早期以新发结节为表现，抗真菌治疗后病灶仍进展，出现空洞，内可见曲菌球，符合 CCPA 特点。然而，2013 年 10 月 20 日 CT 可见新发实变、渗出病灶，患者出现发热、呼吸增快、血氧饱和度下降，符合亚急性侵袭性肺曲霉病（subacute invasive aspergillosis，SAIA）病情特点。SAIA 与 CCPA 具有相似的临床和影像学特征，但进展相对更快。因此，对于免疫抑制患者的抗曲霉治疗应持续至病灶消散。

血清半乳甘露聚糖（galactomannan，GM）试验作为曲霉感染的诊断方法已得到临床的认可，支气管肺泡灌洗液（bronchoalveolar lavage fluid，BALF）GM 试验的临床应用价值也得到重视，尤其在抗真菌治疗疗效评价方面的作用正在引起关注。由于该患者就诊医院尚未开展 GM 试验，缺乏对病程进展中及抗真菌治疗后 GM 试验结果的动态观察，无法了解 GM 试验结果与病情的关联性。此外，患者年幼，家长未能同意行纤维支气管镜检查，亦无法尽早取得肺泡灌洗液标本，给明确肺内真菌诊断造成困难。

肺活检组织病理具有重要诊断价值，有助于明确区分 SAIA 和 CCPA，并更好地观察曲霉感染后组织的反应。CCPA 在切除的空洞内可发现有隔膜的菌丝，有时将空洞填充或使其闭塞，同时伴有慢性炎症反应，偶尔可见肉芽肿，周围可伴有纤维化或混有炎细胞浸润。相反，SAIA 组织学表现为菌丝侵入肺实质，伴有急性炎症反应或坏死。该例患者经长时间抗真菌治疗后，空洞病灶虽有所吸收减小，但仍留有团块状病灶，考虑患者免疫受损，仍有病情反复，甚至进展出现侵袭性肺曲霉病，引起大咯血可能，积极给予外科胸腔镜下切除手术治疗是恰当的。术后长期随访患者病情稳定，提示在保守治疗后病灶吸收不完全，存在咯血风险时，应考虑手术切除病灶。

（高 伟　成官迅　陈延伟）

【专家点评】

白血病异基因骨髓移植后曲霉感染分为超早、早及晚期 3 期。在超早期，患者中性粒细胞计数极低，免疫功能处于较低水平，为感染曲霉的第一个高峰期；而晚期由于移植物

抗宿主反应（GVHD）、继发其他微生物感染等合并症的出现及大量的激素及抗生素的使用，导致患者免疫功能下降，因而形成了曲霉感染的第二个高峰。从该患儿起病时间及实验室检查，考虑为早期曲霉感染。期间反复给予抗真菌、球菌及大环内酯类治疗，病灶逐渐增大并出现空洞，经伏立康唑和两性霉素 B 长达 8 个月治疗，效果欠佳。

　　病程中 G 试验阴性，但最终病理证实曲霉感染，见大量菌丝侵袭如何解释呢？对于免疫功能低下的患者，在真菌感染同时，炎症指标不一定增高，该患儿骨髓移植后因服用免疫抑制剂，多次查血常规白细胞低，甚至有粒细胞减少-缺乏。因粒细胞缺乏时，真菌进入血液但没有被吞噬细胞处理，(1-3)-β-D 葡聚糖没有释放出来或释放的很少，造成临床假阴性。故有条件应该行血及肺泡灌洗液 GM 试验，尤其肺泡灌洗 GM 试验阳性率高。有研究显示支气管肺泡灌洗液（BALF）中曲霉 GM 抗原检测的敏感度和特异度分别为 85.7% 和 76.3%，而血清 GM 实验的敏感度仅为 23%。

　　该患儿结节空洞除了考虑真菌感染，其他如结核菌、病毒、金黄色葡萄球菌、厌氧菌感染也应做排查。

　　该患儿治疗的难点在于历经 8 个月的正规抗曲霉治疗，病灶仍无明显好转，这也是促使外科手术的动因。术后患者长期随访，未见复发，证明治疗是成功的。

（刘雪燕　金常娥　孙雄飞）

参 考 文 献

［1］Denning DW, Cadranel J, Beigelman-Aubry C, et al., Chronic pulmonary aspergillosis: rationale and clinical guidelines for diagnosis and management. Eur Respir J, 2016. 47 (1): 45-68.

［2］Walsh TJ, Anaissie EJ, Denning DW, et al., Treatment of aspergillosis: clinical practice guidelines of the Infectious Diseases Society of America. Clin Infect Dis, 2008. 46 (3): 327-360.

［3］Leeflang MM, Debets-Ossenkopp YJ, Wang J, et al., Galactomannan detection for invasive aspergillosis in immunocompromised patients. Cochrane Database Syst Rev, 2015 (12): CD007394.

［4］Park SY, Lee SO, Choi SH, et al., Serum and bronchoalveolar lavage fluid galactomannan assays in patients with pulmonary aspergilloma. Clin Infect Dis, 2011, 52 (7): e149-152.

［5］Ba PS, Ndiaye A, Diatta S, et al., Results of surgical treatment for pulmonary aspergilloma. Med Sante Trop, 2015. 25 (1): 92-96.

索 引